Dr. Arthur Agatston

DIE SOUTH BEACH DIÄT

Die Sensationsdiät aus Amerika

In drei Schritten zum Wohlfühlgewicht

**Deutsch von Regina van Treeck
und Antje Lorbeer**

W0038959

Weltbild

Originaltitel: *The South Beach Diet*
Originalverlag: Rodale Press, Inc.

Besuchen Sie uns im Internet
www.weltbild.de

Der Autor

Arthur Agatston wurde 1947 in New York geboren. Er absolvierte die University of Wisconsin und bildete sich in verschiedenen Krankenhäusern im Großraum von New York weiter. 1979 zog er nach Florida, um im Mount Sinai Medical Center seine Tätigkeit als Leiter der Abteilung für nichtinvasive Kardiologie und der Abteilung für Kardiale Rehabilitation aufzunehmen. Agatston ist international anerkannt für seine Kenntnisse auf dem Gebiet der Herzerkrankungen. Er entwickelte die Elektronenstrahl-Tomographie sowie den nach ihm benannten Agatston-Score, der weltweit zur Messung von Kalkablagerungen an den Herzkranzgefäßen angewendet wird. Agatston ist verheiratet und hat zwei Kinder.

Weltbild Taschenbuch

DIE SOUTH BEACH DIÄT

Meiner Frau Sari gewidmet
für ihre Unterstützung, ihre Begeisterung
und ihre Liebe.

Inhalt

Teil I

Warum ist die South-Beach-Diät so erfolgreich?

Seite 13

Teil II

Ernährungspläne und Rezepte

Seite 191

Geleitwort

Wie kann man sein Gewicht verringern, ohne zu hungern, sich dabei auf Dauer wohlfühlen und gleichzeitig die Gesundheit von Herz und Gefäßen verbessern? Diese Frage stellte sich Dr. Arthur Agatston, ein bekannter Kardiologe aus Florida. Dr. Agatston suchte für seine Herzpatienten nach Möglichkeiten zur Verbesserung des Stoffwechsels. Maßgeblich ist dabei die richtige Kombination von Fetten und Kohlenhydraten. Einfach gesagt: Wenn Sie einen Braten mit Knödeln essen, lockt der Knödel das Insulin, und das Bratfett wandert in die Hüften. Mit dem richtigen Gemüse als Beilage passiert Ihnen das nicht. Die South-Beach-Diät basiert deshalb auf einem ausgewogenen wie einfachen Diätplan. Dazu haben Dr. Agatston und seine Mitarbeiter die Wirkungsweise zahlreicher Lebensmittel auf den Stoffwechsel untersucht und ihren sogenannten glykämischen Index bestimmt. Entsprechend dieses Blutzuckerindexes wurden sie in günstige und ungünstige Lebensmittel eingestuft.

Die Diät besteht aus drei Phasen oder Schritten. In der ersten Phase wird zunächst die durch viele Weißmehlprodukte entstandene Insulinresistenz verbessert. Fleisch, Fisch und Geflügel und Gemüse stehen in diesen ersten vierzehn Tagen auf dem Speiseplan, und Zwischenmahlzeiten helfen beim kleinen Appetit zwischendurch. In der zweiten Phase der South-Beach-Diät erscheint wieder Brot auf dem Speiseplan, und zur marinierten Hähnchenbrust können leckere Beilagen aus der mediterranen Küche wie zum Beispiel Couscous verwendet werden. In der letzten Phase der Diät, in der auch die Lieblingsspeisen wieder in Maßen genossen werden dürfen und die insgesamt durch regelmäßige körperliche Bewegung unterstützt werden kann, gilt es darum, die veränderten Essgewohnheiten zu bewahren, um dauerhaft ein normales Gewicht zu halten und Herz und Kreislauf vor Krankheiten zu schützen.

Nicht nur wegen der schmackhaften Rezepte, auch wegen ihres Erfolges ist die South-Beach-Diät in aller Munde. Doch aus der Perspektive der Medizin ist die South-Beach-Diät vor allem eines: eines der modernsten Ernährungsprogramme der letzten Jahre.

Dr. med. Christiane May-Ropers

Danksagung

Diese Danksagung zu schreiben, ist für mich unbefriedigend, da hier unmöglich all jene Personen erwähnt werden können, die mir zur Seite gestanden und meine Arbeit beeinflusst haben. Die Forschung, die zu der South-Beach-Diät führte, war eine Gemeinschaftsarbeit, und so möchte ich diejenigen nennen, die mich direkt unterstützt haben.

Meine Präventionsforschung begann mit dem Nachweis koronarer Kalkeinlagerungen durch die Elektronenstrahl-Tomografie. Bei diesem Projekt war und ist Dr. Warren Janowitz ein hervorragender Partner. David King und Dr. Manuel Viamonte jr. gewährten Dr. Janowitz und mir die ganze Zeit hindurch große Unterstützung und ihren Rat.

Als ich beschloss, mit einer Diät zu arbeiten, die sich über die konventionelle Denkweise hinwegsetzte, ging ich zunächst zu Marie Almon, einer Ernährungswissenschaftlerin, die für mich zu einer unschätzbaren Mitarbeiterin wurde. Auch von meinen Kollegen und Mitarbeitern, den Drs. Gervasio Lamas, Eric Lieberman, Charlie Hennekens, Robert Superko und Wade Aude, erhielt ich gute Ratschläge und große Unterstützung.

Kristi Krueger und Jana Ross vom WPLG Channel 10 wurden bei der Verbreitung der South-Beach-Diät in der Öffentlichkeit von Südflorida wunderbare Partnerinnen. Als das Buchprojekt schließlich gefährdet war, kam Linda

Richman, Autorin, Lektorin und Freundin, die mich mit meinem vorzüglichen Agenten Richard Pine zusammenbrachte.

Mein Dank gilt auch den Küchenchefs, die mir gestatteten, ihre Kreationen in dieses Buch aufzunehmen; ihre Rezepte sind mit einem Sternchen gekennzeichnet und im Rezeptnachweis auf Seite 411 f. aufgeführt. Ebenfalls mit einem Sternchen gekennzeichnet sind Rezepte, die nicht in den Menüplänen auftauchen, die Sie aber jederzeit als Alternativen in Ihren Tagesplan einbauen können.

Arthur Agatston

TEIL I

Warum ist die South-Beach-Diät so erfolgreich?

1. Weniger Körpergewicht, mehr Lebenszeit

Die South-Beach-Diät ist keine kohlenhydratarme Diät. Sie ist auch keine fettarme Diät.

Die South-Beach-Diät lehrt Sie, die richtigen – die günstigen – Kohlenhydrate und Fette zu sich zu nehmen, und ermöglicht Ihnen, auch ohne die ungünstigen Kohlenhydrate und Fette durchaus glücklich zu leben. Die Folge ist, dass Sie gesund werden und allein in den nächsten zwei Wochen zwischen 3,5 und 6 Kilogramm abnehmen werden.

Sie erfahren hier, wie das zu bewerkstelligen ist.

Sie verzehren Fleisch, Huhn, Pute, Fisch und Schalentiere in normalen Portionen.

Sie nehmen viel Gemüse zu sich. Eier. Käse. Nüsse.

Sie essen Salate mit gutem Olivenöl an der Salatsauce.

Sie gönnen sich am Tag drei ausgewogene Mahlzeiten; dabei sollen Sie so essen, dass Ihr Hunger gestillt ist, denn nichts untergräbt einen Plan zur Gewichtsreduzierung mehr als das quälende Empfinden, noch hungrig zu sein. Kein vernünftiges Ernährungsprogramm kann von Ihnen erwarten, dass Sie mit einem unbehaglichen Gefühl durchs Leben gehen. Sie müssen vormittags und nachmittags einen kleinen Imbiss einnehmen, ganz gleich, ob Sie ihn brauchen oder nicht. Nach der Hauptmahlzeit essen Sie eine Nachspeise.

Sie trinken natürlich Wasser und, wenn Sie wollen, Kaffee oder Tee.

In den nächsten 14 Tagen essen Sie keinerlei Brot, Reis, Kartoffeln, Teig- oder Backwaren. Auch kein Obst. Sie brauchen an dieser Stelle nicht in Panik zu geraten, denn diese Dinge kommen in zwei Wochen nach und nach wieder auf Ihren Speiseplan. Im Moment jedoch sind sie verboten.

Zwei Wochen lang auch keine Süßigkeiten, keine Kekse, weder Kuchen noch Eis noch Zucker. Keinerlei Bier oder Alkohol. Nach dieser Phase dürfen Sie Wein trinken. Er ist aus vielerlei Gründen förderlich. Keinen Tropfen davon jedoch während der ersten beiden Wochen.

Sind Sie ein Mensch, der für Teigwaren, Brot oder Kartoffeln lebt, oder glauben Sie, dass Sie den Tag nicht überstehen, ohne drei- oder viermal Süßigkeiten zu naschen, lassen Sie es sich von mir gesagt sein: Sie werden sich wundern, wie schmerzlos zwei Wochen ohne diese Dinge vergehen. Der erste oder auch zweite Tag mag vielleicht schwierig sein; doch wenn Sie die überstanden haben, wird es Ihnen großartig gehen. Nicht, dass Sie Ihren Heißhunger bekämpfen müssen – während der ersten Woche verschwinden die Begierden praktisch von selbst. Ich sage das nur deshalb mit solcher Überzeugung, weil so viele übergewichtige Menschen, die mit diesem Programm schon Erfolg hatten, mir das immer wieder erzählen. Die South-Beach-Diät ist Ihnen vielleicht neu, doch es gibt sie bereits seit einigen Jahren – so lange, dass sie schon Hunderten Menschen geholfen hat, auf einfache Weise ihr Gewicht zu reduzieren und nicht wieder zuzunehmen.

Das ist Phase I, die strengste Etappe.

Nach dieser zweiwöchigen Phase sind Sie zwischen 4 und 6 Kilogramm leichter als heute. Den Großteil dieser Kilos verlieren Sie in der Körpermitte; Sie stellen den Unterschied sofort an Ihrer Kleidung fest. Der Reißverschluss Ihrer Jeans lässt sich leichter schließen als vorher, und den Blazer können Sie auch wieder zuknöpfen.

Das ist jedoch nur der äußerliche, sichtbare Unterschied zu dem, was vorher war. Mit dem Auge wahrnehmbar ist nicht, dass Sie sich während dieser zwei Wochen auch innerlich verändert haben. Sie haben die Reaktion Ihres Körpers auf genau die Nahrungsmittel reguliert, die Ihr Übergewicht verursacht haben. In Ihrem Innern gibt es einen Schalter, mit dem etwas in Gang gesetzt worden war. Mit der Umstellung Ihrer Ernährung haben Sie das nun wieder abgeschaltet. Die physischen Begierden, die Ihre Essgewohnheiten beherrschten, sind verschwunden, und sie bleiben es auch, solange Sie sich an das Programm halten. Der Gewichtsverlust tritt nicht ein, weil Sie versuchen weniger zu essen. Aber Sie essen weniger von den Speisen, die jene alten unguten Begierden hervorbrachten, weniger von den Dingen, die Ihren Körper dazu brachten, unangemessen viel Fett anzusammeln.

Als Folge dieser Veränderung nehmen Sie nach dem Ende dieser 14-tägigen Etappe weiter ab, selbst dann, wenn Sie einige der verbotenen Dinge nach und nach wieder in Ihr Leben aufnehmen. Sie halten dann immer noch Diät, doch wenn Sie Brot mögen, essen Sie eben Brot. Haben Sie viel für Teigwaren übrig, nehmen Sie diese in den Speiseplan auf. Ebenso Reis oder Getreide. Kartoffeln. Obst kommt unbedingt wieder dazu.

Schokolade? Gewiss, greifen Sie ruhig zu, wenn sie Ihnen zu Wohlbefinden verhilft. Sie müssen entscheiden, welche von diesen Leidenschaften Sie sich gestatten wollen. Sie können nicht jederzeit allen frönen. Sie müssen lernen, sie auf etwas andere Weise zu genießen als vorher – vielleicht etwas weniger enthusiastisch. Doch Sie werden sich an diesen Dingen bald wieder erfreuen können.

Das ist Phase II.

Sie bleiben in dieser Phase und reduzieren Ihr Gewicht weiter, bis Sie Ihr Ziel erreicht haben. Wie lange das dauert, hängt davon ab, wie viele Kilos runter müssen. In Phase II verliert man in einer Woche durchschnittlich ein halbes bis ein Kilo. Sind Sie am Ziel angelangt, gehen Sie zu einer großzügigeren Programmvariante über, die Ihnen hilft, Ihr Idealgewicht zu halten.

Das ist Phase III, also die Etappe, die für den Rest Ihres Lebens andauert. Kommen Sie an diesen Punkt, werden Sie feststellen, dass dieser Plan weniger eine Diät, sondern vielmehr eine Lebensweise ist. Sie essen im Grunde normale Speisen in normalen Portionen. Sie dürfen die South-Beach-Diät vergessen, solange Sie deren wenige Grundregeln beherzigen und danach leben.

Da Sie Ihr Gewicht reduzieren und die Reaktion Ihres Körpers auf die Nahrung ändern, findet ein dritter Wandel statt. Dieser verändert merklich die chemische Zusammensetzung Ihres Blutes, was Ihrem Herz-Kreislauf-System langfristigen Nutzen bringt. Sie verbessern die unsichtbaren Faktoren, die nur Kardiologen und Herzpatienten Sorgen machen. Dank dieses letzten Wandels vermehren Sie Ihre Aussichten auf ein langes, gutes Leben – das heißt, dass Sie sich Ihre Gesundheit und Vitalität bis ins hohe Alter erhalten.

Vielleicht beginnen Sie mit der South-Beach-Diät lediglich in der Hoffnung abzunehmen. Wenn Sie sich die Regeln der Diät zu eigen machen und dabeibleiben, wird sich diese Hoffnung zweifellos erfüllen. Sie tun sich damit allerdings viel mehr Gutes, als lediglich an Körpergewicht abzunehmen.

Es ist keine Übertreibung, wenn ich sage, dass diese Diät Ihnen nebenbei das Leben retten kann.

2. Günstige und ungünstige Kohlenhydrate

Ich bin kein Diätarzt. Meine berufliche Laufbahn in der Medizin war bisher größtenteils der Wissenschaft, der nichtinvasiven Untersuchung des Herzens gewidmet – der Entwicklung einer Technik, mit deren Hilfe ausgezeichnete Bilder vom Herzen und den Herzkranzgefäßen erzeugt werden. Mithilfe dieser Technik können wir Veränderungen erkennen und frühzeitig behandeln, ehe sie einen Herzinfarkt oder Schlaganfall verursachen. Ich kann mit Stolz sagen, dass man weltweit das Ausmaß der Kalkablagerungen an den Herzkranzgefäßen, das mittels CT (Computertomografie) nachgewiesen wird, Agatston-Score und die Untersuchungsmethode das Agatston-Verfahren nennt. Ich betreibe eine kardiologische Ganztagespraxis, in der ich Patienten behandle und meine Forschungen betreibe.

Wie kommt es also, dass ich gleichzeitig für ein Programm zur Gewichtsabnahme verantwortlich zeichne, das hier in Südflorida zu einem regelrechten Phänomen geworden ist; für eine Diät, die unzähligen Frauen und Männern – vielen in den Zwanzigern und Dreißigern und so jung, dass sie die Enkel meiner üblichen Herzpatienten hätten sein können – geholfen hat, die richtige Figur für einen knappen Bikini oder eine schicke Badehose zu erreichen?

Ich muss zugeben, dass ich nicht mit so viel Resonanz gerechnet habe. Heute halten mich regelmäßig Leute an, die meine Fernsehauftritte gesehen oder in Zeitungen und Zeitschriften etwas über den Erfolg meiner Diät gelesen haben. In Anbetracht des weltweiten Rufs der South Beach am Strand von Miami als ein Mekka der körperlichen Schönheit und des Körperbewusstseins und ihrer Rolle als schicker Außenposten der Modeindustrie ist es doch eine überraschende Position, in der ich mich befinde.

All das begann als ein großes medizinisches Unternehmen. Ich war in den 1990er-Jahren nur einer von vielen Herzspezialisten, die nichts mehr auf die fettarme, kohlenhydratreiche Diät gaben, welche die American Heart Association als richtige Ernährung und zur Beibehaltung eines gesunden Körpergewichts empfohlen hatte. Keine der fettarmen Diäten aus dieser Zeit schien zuverlässig zu funktionieren, vor allem nicht auf lange Sicht. Meine Sorge galt nicht der äußeren Erscheinung meiner Patienten; ich wollte eine Diät finden, mit deren Hilfe sich die unzähligen, von Fettleibigkeit herrührenden Herz- und Gefäßprobleme verhüten oder rückgängig machen ließen.

Ich fand eine solche Diät nie. Stattdessen entwickelte ich selbst eine.

Heute fühle ich mich auf dem Gebiet der Ernährung fast ebenso zu Hause wie unter Kardiologen. Ich trete regelmäßig vor Ärzten, Forschern und anderen Fachleuten der Gesundheitsfürsorge auf, die sich der Aufgabe widmen, ihren Patienten zu vernünftiger Ernährung und zu einer Reduzierung ihres Körpergewichts zu verhelfen.

Mein Interesse an der Ernährung entwickelte sich zwar unter einem therapeutischen Blickwinkel, doch ich verstehe jetzt, dass auch die kosmetischen Vorteile des Abnehmens äußerst wichtig sind, da sie Jung und Alt so wirkungsvoll motivieren – wie es häufig scheint, sogar mehr als die Hoffnung auf ein gesundes Herz. Der psychologische Auftrieb, der von einem schöneren Aussehen herrührt, gereicht der ganzen Persönlichkeit zum Nutzen und hält manch einen Patienten davon ab, rückfällig zu werden. Das Ergebnis ist ein gesundes Herz und gesunde Gefäße, mein einziges Ziel am Anfang dieses Weges.

Was als ein zeitlich begrenzter Ausflug in die Welt der Ernährung begann, hat mich dazu gebracht, eine einfache, medizinisch vernünftige Diät zu entwickeln, die bei einem großen Prozentsatz der Anwender wirkt, ohne sie dabei zu belasten. Das Programm wurde wissenschaftlich geprüft (wie es bei nur wenigen Diäten der Fall ist) und erwies sich zur Gewichtsabnahme wie auch zur Heilung des erkrankten sowie zur Erhaltung des gesunden Herz-Kreislauf-Systems als wirkungsvoll.

Als all dies begann, hatte ich natürlich keine Vorstellung, was sich daraus ergeben würde. Alles, was ich wusste, war, dass viele meiner Patienten – ihre Zahl wuchs von Jahr zu Jahr – übergewichtig waren und dass dies ein großes Risiko für ihr Herz darstellte. Ich konnte sie zwar mit den neuesten Heilmitteln und Verfahren behandeln, doch solange sie nicht ihre Ernährung unter Kontrolle bekamen, führten wir oftmals einen aussichtslosen Kampf. Ihre Essgewohnheiten beeinflussten die chemische Zusammensetzung ihres Blutes, das gefährlich viel Cholesterin und Triglyzeride, die maßgeblichen Risikofaktoren für verengte Arterien und deren Entzündung, aufwies. Die Patienten hatten alle ein weiteres, wissenschaftlich noch nicht ausreichend verstandenes Problem, das mit der Ernährung zusammenhängt – das klinisch nicht manifeste sogenannte metabolische Syndrom (Prädiabetes), das man bei nahezu der Hälfte aller Amerikaner findet, die Herzinfarkte erleiden.

Die Suche nach dem richtigen Plan zum Abnehmen

Mein Weg zur Krankheitsverhütung durch Diät begann eigentlich mit meiner Ausbildung zum Kardiologen vor 30 Jahren. Bereits während meines Studiums Ende der 1970er-Jahre konnte ich es kaum erwarten, Patienten mit Herzerkrankungen zu behandeln – trotz der Tatsache, dass uns damals nur eine begrenzte Anzahl vorbeugender Maßnahmen zur Verfügung stand. Ich fragte den angesehensten Kardiologen, den ich kannte: »Was ist die beste Methode zur Verhütung eines Herzleidens?« Seine Antwort lautete: »Sich die richtigen Eltern aussuchen.« Hatte man das Gen für ein langlebiges Herz geerbt, erreichte man wahrscheinlich ein hohes Alter. War in einer Familie schon früher eine Herzerkrankung aufgetreten, konnte man kaum etwas tun, um sein Schicksal zu ändern.

Später, im Jahr 1984, nahm ich an einem Kurs am Heart House in Bethesda (US-Bundesstaat Maryland), der nationalen Zentrale des American College of Cardiology, teil. Dort hörte ich einen Vortrag von Bill Castelli, einem hervorragenden Forscher und charismatischen Lehrer, der die weltberühmte Framingham Heart Study leitete. Dr. Castelli berichtete über die Ergebnisse des von den National Institutes of Health (NIH) geförderten und kurz zuvor abgeschlossenen Lipid Research Clinics Primary Prevention Trial (LRCPPT). Es handelte sich hierbei um die allererste Studie, die nachwies, dass eine Senkung des Cholesterinspiegels durch Diät das Risiko von Herzinfarkten reduzieren kann. Zu der Zeit war das einzige bekannte Mittel gegen einen zu hohen Cholesterinspiegel ein unangenehmes körniges Pulver, und zwar ein Harz, das mehrmals am Tag vor den Mahlzeiten eingenommen wurde. Wie waren daher alle begeistert, als Dr. Castelli der Konferenz mitteilte, dass wir den Cholesterinspiegel unserer Patienten senken und Amerika von der Geißel der Herzerkrankungen befreien könnten, wenn wir den Patienten die allererste Diät der American Heart Association verordnen würden.

Wir Ärzte kehrten alle voller Feuereifer nach Hause zurück, bereit, unsere Herzpatienten zu wiederhergestellter Gesundheit und kluger Ernährungsweise zu führen. Ich kam voller Vertrauen in mein neu erworbenes Wissen darüber, wie ich das Leben meiner Patienten retten kann, nach Miami zurück. Meine Frau bemerkte mir gegenüber sogar im Scherz, dass ich vielleicht lieber zu einem im Wachstum begriffenen Gebiet, der plastischen Chirurgie, überwechseln sollte, da Herzleiden wohl bald von der Bildfläche verschwänden. Es dauerte nicht lange, bis ich erfahren musste, dass man als Kardiologe wahrscheinlich nicht arbeitslos wird.

Ich begann meinen Patienten die von der American Heart Association befürwortete fettarme, kohlenhydratreiche Diät zu empfehlen, doch die Ergebnisse blieben weit hinter meinen Erwartungen zurück. Es gab häufig eine anfängliche bescheidene Verbesserung der Cholesterinwerte und zugleich eine leichte Gewichtsabnahme. Dem folgte jedoch stets wieder ein Anstieg des Cholesterinspiegels auf das vorherige Niveau oder darüber und eine Rückkehr zum früheren Körpergewicht. Dieses Szenario erlebte nicht nur ich; meine Kollegen machten die gleiche Erfahrung. Sie spiegelte sich in den vielen Studien über Cholesterin-Diäten wieder, die in der Literatur dokumentiert sind: Wir waren nicht in der Lage, die Verminderung der Cholesterinwerte und/oder die Reduzierung des Körpergewichts mit fettarmen, kohlenhydratreichen Diäten zu halten. Es gab keine überzeugenden Studien, die belegten, dass die Diät der American Heart Association Leben retten konnte.

Die ganzen Jahre hatte ich die meisten der hoch geschätzten Diäten empfohlen, angefangen von der Pritikin-Diät (siehe Kapitel Drei) bis zu den verschiedenen neueren herzgesunden fettarmen Diäten, zu denen auch der Ornish-Plan und verschiedene Diäten der American Heart Association gehören. Alle schlugen aus unterschiedlichen Gründen kläglich fehl. Entweder waren sie zu schwer zu befolgen, oder die Hoffnung auf bessere Blutwerte und ein gesundes Herz blieb nichts weiter als das – nämlich eine Hoffnung. Ich war entmutigt und hätte es fast aufgegeben, meine Patienten bezüglich ihrer Ernährung zu beraten, da ich nichts empfehlen konnte, was wirklich half. Wie die meisten Kardiologen jener Zeit ging ich zu den Statinpräparaten über, die damals gerade auf den Markt kamen; es handelte sich dabei um Medikamente, die, wenngleich nicht gewichtsreduzierende, so doch äußerst wirksame Mittel zur Senkung der Cholesterinwerte waren.

Doch ich beschloss auch, einen letzten verzweifelten Versuch zu machen und der Ernährung sowie der Fettleibigkeit eine eigene ernsthafte Untersuchung zu widmen. Wie die meisten Ärzte kannte ich mich auf dem Gebiet der Ernährungswissenschaft nicht besonders gut aus. Meine erste Aufgabe bestand also darin, alle kursierenden Programme zur Reduzierung des Körpergewichts zu untersuchen – sowohl die ernsthaften, wissenschaftlichen Ansätze als auch die supermodernen Versuche, die die Listen der Verkaufsschlager anführten. Bei der Aneignung dieser Kenntnisse las ich auch in der kardiologischen Literatur über eine Insulinresistenz genannte Erscheinung und deren Auswirkung auf Fettleibigkeit und Herzgesundheit.

Die Erfolgswissenschaft

Wie wir heute wissen, besteht ein Nebeneffekt des Übergewichts darin, dass es die Fähigkeit des Hormons Insulin beeinträchtigt, Betriebsstoffe wie Fette und Zucker richtig zu verarbeiten. Dieser Zustand wird gewöhnlich Insulinresistenz genannt. Sie hat zur Folge, dass der Körper vor allem im mittleren Bereich mehr Fett speichert, als er soll. Seit dem Erscheinen des Homo sapiens in der Geschichte sind wir genetisch so beschaffen, dass wir als Überlebensstrategie Fett speichern, um für Hungerzeiten vorzusorgen.

Das Problem ist nun natürlich, dass wir nie beide Seiten der Sache zu spüren kommen, nie Hunger leiden, sondern nur den Überfluss kennen. Wir speichern also Fett, ohne dass unser Körper je gezwungen ist, diese Reserven auszuschöpfen. Ein Großteil unseres Übergewichts kommt von den Kohlenhydraten, die wir zu uns nehmen, und insbesondere von den hochgradig bearbeiteten Kohlenhydraten in Backwaren, Brot, Snacks und anderen bequemen Favoriten. Die moderne industrielle Verarbeitung entzieht diesen Speisen die Faserstoffe, und sind die Faserstoffe einmal weg, ändert sich die eigentliche Natur der Speisen und die Art, wie wir sie verdauen, deutlich zum Schlechten.

Untersuchungen haben gezeigt, dass sich die Insulinresistenz bei reduziertem Verbrauch dieser »ungünstigen« Kohlenhydrate von selbst erledigt. Das Gewicht verringert sich ziemlich rasch, und man beginnt die Kohlenhydrate ordentlich zu verdauen. Selbst der Heißhunger auf Kohlenhydrate verschwindet, wenn man deren Konsum eingeschränkt hat. Der Verzicht auf bearbeitete Kohlenhydrate verbessert schließlich die chemische Zusammensetzung des Blutes, das dann weniger Triglyzeride und Cholesterin enthält.

Also lautete der erste Grundsatz meines Ernährungsplanes, günstige Kohlenhydrate (Obst, Gemüse und Vollkorn) zu erlauben und den Verbrauch ungünstiger Kohlenhydrate (der bereits bearbeiteten, denen während der Bearbeitung die Faser- oder Ballaststoffe größtenteils entzogen wurden) einzuschränken. Damit würden wir eine Hauptursache der Fettleibigkeit beseitigen. Das stand in deutlichem Gegensatz beispielsweise zur Atkins-Diät, die praktisch alle Kohlenhydrate verbietet und die betreffende Person vor allem von Proteinen leben lässt. Diese Diät gestattet auch den uneingeschränkten Verzehr von Fetten mit vorwiegend gesättigten Fettsäuren, die in rotem Fleisch und in Butter vorkommen. Diese Fette sind, wie die meisten Menschen wissen, ungünstige Fette – sie können Herz-Gefäß-Erkrankungen, Herzinfarkte und Schlaganfälle hervorrufen. Das hat Millionen Diät lebender Menschen allerdings nicht davon abgehalten, diesen Ernährungsplan zu befolgen. Als ich von dem Plan erfuhr, schrillten in meinem Kardiologenkopf sofort die Alarmglocken. Selbst wenn man abnimmt und das neue Gewicht hält, kann doch die chemische Zusammensetzung des Blutes durch den Verzehr so vieler Fette mit vorwiegend gesättigten Fettsäuren Schaden nehmen.

Mein Plan schränkte bestimmte, aber nicht alle Kohlenhydrate ein. Genau gesagt unterstützte er den Verzehr günstiger Kohlenhydrate. Ich verbot beispielsweise Weißmehl und Weißzucker. Doch unsere Diät erlaubt Vollkornbrot, Getreide und Vollkornteigwaren. Wir schreiben auch viel Gemüse und Obst vor. Für diese Entscheidung gab es abgesehen vom offensichtlichen Nährwert und dem Gehalt an nützlichen Faserstoffen auch einen praktischen Grund. Nicht jedermann ist gewillt, für immer auf Gemüse, Obst, Brot und Teigwaren zu verzichten, selbst nicht im Tausch gegen eine Diät, die zum Frühstück ein Pfund Frühstücksspeck erlaubt, zu Mittag ein Pfund Hamburger (natürlich ohne Brötchen) folgen lässt und zum Abendessen obendrein mit einem dicken Steak aufwartet. Wenn die Menschen Brot, Teigwaren oder Reis wünschen, dann sollte ein humaner Ernährungsplan auch in der Lage sein, einen solchen Wunsch zu erfüllen. Als Ersatz für die gesamte Beschränkung bei den Kohlenhydraten ließ meine

Diät reichlich Fette und tierische Eiweiße zu. Diese Entscheidung stand in offenem Widerspruch zu den berühmten Diäten, die beispielsweise von Pritikin oder Ornish speziell für Menschen mit Herzproblemen entwickelt worden waren. Damit bewegte sich ein Kardiologe auf dünnem Eis. Doch meine Erfahrung mit den Patienten zeigte, dass es nahezu unmöglich war, die sogenannten »herzgesunden« Diäten zu befolgen, denn diese bauten zu stark darauf, dass die betreffenden Personen in der Lage waren, über einen langen Zeitraum außerordentlich fettarm zu essen. Die South-Beach-Diät erlaubte daher mageres Fleisch vom Rind, vom Schwein, vom Kalb und vom Lamm.

Die strengen Einschränkungen der fettarmen Diäten bei Fleisch waren unnötig – die neuesten Untersuchungen hatten gezeigt, dass mageres Fleisch keinen schädigenden Einfluss auf die chemische Zusammensetzung des Blutes hat. Selbst Eigelb ist – im Gegensatz zu dem, was wir einst glaubten – gut für Sie. Es ist eine Quelle des natürlichen Vitamins E und hat einen neutralen bis günstigen Einfluss auf das Gleichgewicht zwischen »gutem« und »schlechtem« Cholesterin.

Mein Diätplan empfahl aus diesem Grund Hähnchen, Pute und Fisch (insbesondere die fetthaltigen Arten wie Lachs, Thunfisch und Makrele), daneben Nüsse, fettarmen Käse und Joghurt. In der Regel müssen fettarm zubereitete Speisen nicht unbedingt gut sein – dabei werden die Fette durch Kohlenhydrate ersetzt, die dick machen. Eine Ausnahme von dieser Regel bilden fettarme Molkereiprodukte wie Käse, Milch und Joghurt – sie sind nahrhaft und setzen nicht an.

Ich habe auch viele gesunde Fette mit einfach und mehrfach ungesättigten Fettsäuren wie die aus dem Mittelmeerraum zugelassen: Olivenöl, Rapsöl und Erdnussöl. Sie zählen zu den günstigen Fetten. Sie können sogar das Risiko eines Herzinfarkts oder eines Schlaganfalls mindern. Diese Fette sind nicht nur nützlich, sondern machen die Nahrung schmackhafter. Sie sättigen zudem, was bei einer Diät, die Ihnen verspricht, dass Sie nicht zu hungern brauchen, eine wichtige Rolle spielt.

Als Nächstes fand ich für vorbereitende Testzwecke ein passendes Versuchskaninchen, einen Mann mittleren Alters, der Probleme hatte, seinen immer dicker werdenden Bauch unter Kontrolle zu halten. Das war ich. Ich begann mit der Diät. Ich verzichtete auf Brot, Teigwaren, Reis und Kartoffeln. Kein Bier. Zumindest ganz am Anfang nicht einmal Obst, da Früchte viel Fructose oder Fruchtzucker enthalten. Ansonsten war ich fest entschlossen, möglichst normal zu essen, also täglich drei Mahlzeiten und wenn ich hungrig war, einen Happen zu mir zu nehmen.

Bereits nach einer Woche bemerkte ich einen Unterschied. Ich nahm in den ersten sieben Tagen fast 3,5 Kilo ab, und das ohne Probleme. Ich litt keine Hungerqualen, noch setzte mir schrecklicher Heißhunger zu. Kein spürbarer Mangel.

Fast schüchtern begab ich mich zu Marie Almon, ihres Zeichens Magister rerum naturalium, geprüfte Diätetikerin und Chefdiätassistentin unseres Krankenhauses, des Mount Sinai Medical Center in Miami Beach, und erzählte ihr von meinem Experiment. Sie gab zu, dass die fettarme Diät, die wir unseren Herzpatienten empfohlen hatten, nicht funktionierte. So nahmen wir die von mir entwickelten elementaren Grundsätze und erweiterten sie zu einem annehmbaren Ernährungsplan.

Praktische Lösungen

Wir bauten auf einigen weiteren Richtlinien auf, die auf meiner klinischen Erfahrung und Literaturstudien basierten. Zunächst gestanden wir den grundlegenden Mangel der Diäten ein, die wir mit den Patienten ausprobiert hatten: Sie waren zu kompliziert und zu streng. Eine Diät mag vom medizinischen oder ernährungswissenschaftlichen Standpunkt zwar vernünftig sein, doch wenn man nur schwer damit leben kann, wenn sie nicht berücksichtigt, wie der ganze Mensch und nicht nur sein Verdauungstrakt und sein Stoffwechsel funktioniert, dann ist sie ein Misserfolg. Diese unsere Diät würde flexibel und einfach sein und möglichst wenig Regeln beinhalten. Sie würde den Menschen erlauben, so zu essen, wie sie gern essen, und dabei ihre Blutwerte zu verbessern, ihr Körpergewicht zu reduzieren und das neue Gewicht langfristig, das heißt nicht drei Monate oder ein Jahr, sondern ein Leben lang beizubehalten. Nur wenn das Programm diese Zwecke erfüllen könnte, würde es den entscheidenden Übergang von seiner Eigenschaft als Diät zu der einer Lebensweise zuwege bringen – einer Lebens- und Ernährungsweise, die normale menschliche Wesen für den Rest ihres Lebens durchhalten können.

Eingedenk dieser Absichten beschlossen wir also, unsere Patienten nicht dazu aufzufordern, sich auf unbestimmte Zeit jedes Essvergnügen zu versagen. Typischerweise ist man bei einer Diät ganz auf sich gestellt. Die Experten nehmen keine Rücksicht auf die menschliche Schwäche und sagen einem nie, wie man die unvermeidlichen Fehltritte in seinem Ernährungsplan unterbringen soll. Die Folge davon ist, dass jemand, der heute ein wenig schummelt, morgen für gewöhnlich etwas mehr mogelt, und dann geht es unaufhaltsam bergab – dorthin, wo die Diät nur noch ein Scherbenhaufen ist, jegliche Regel übertreten und man selbst deprimiert und entmutigt ist und wieder ganz von vorn anfängt. Deshalb setzen wir reichlich Süßspeisen ein, die sich Marie Almon speziell für dieses Programm ausgedacht hat. Diese feinen Sachen schmecken sehr gut, doch dürfen dafür nur »legale« Zutaten verwendet werden.

Wir haben auch einfach anerkannt, dass es Tage gibt, an denen Sie das Schokoladeneis oder den Zitronenbaiserkuchen geradezu brauchen. Ich bin Schokoholiker; Sie können mir also glauben, dass ich dafür Verständnis habe. Nach unserem Plan dürfen Diät lebende Personen die Regeln abwandeln oder brechen, solange sie genau verstehen, welchen Schaden sie anrichten und wie dieser wieder zu beheben ist. Hat ein Mogelpeter ein paar Pfund zugenommen oder tritt er beim Abnehmen auf der Stelle, wäre der Rückschlag kein großes Verhängnis, sondern minimal und einfach zu beheben. Eine gute Seite des Drei-Phasen-Aufbaus der South-Beach-Diät besteht darin, dass Sie problemlos von einer Stufe zur anderen übergehen können. Wenn Sie beispielsweise während der Phase II Urlaub machen und den Süßigkeiten übermäßig zusprechen, können Sie einfach eine Woche lang in Phase I zurückgehen, die von den Süßigkeiten herrührenden

Kilos wieder abnehmen und dann zu dem Punkt zurückkehren, an dem Sie Phase II verlassen haben.

Zum Schluss sei noch Folgendes gesagt: Der Mensch ist ein praktisches Wesen. Diäten, die komplizierte Speisenfolgen oder die Einnahme von ergänzenden Zusätzen zu bestimmten Tageszeiten oder auch den Verzehr der Nahrungsmittel in genau festgelegter Zusammenstellung verlangen, sind einfach zu lästig, als dass man sie lange durchhält. Viele bekannte Diäten sind in dieser Hinsicht äußerst verzwickt – ungeachtet der Tatsache, dass es dafür in der Wissenschaft keine Grundlage gibt. Und deshalb schlagen sie fehl. Das Leben ist doch für die meisten von uns recht kompliziert, sodass man nicht noch alle zwei Stunden den Kühlschrank in Reichweite haben muss. Niemand möchte andauernd eine Pillenschachtel oder ein Buch mit Verhaltensmaßregeln (oder beides) mit sich herumtragen.

Deshalb würde unsere Diät auf Speisen aufbauen, die einfach zuzubereiten sind und deren Zutaten gewöhnlich in Supermärkten oder in den meisten Restaurants angeboten werden. Der Plan sieht zwischen den Mahlzeiten kleine Zwischenmahlzeiten vor, die man morgens in die Aktentasche oder den Rucksack steckt und unterwegs isst.

Unsere Diät zeichnet sich auch dadurch aus, dass sie auf jegliche Zählerei von Kalorien, Fett-, Kohlenhydrat- und Eiweißanteilen und selbst auf Regeln zur Größe der Portionen verzichtet. Unser hauptsächliches Anliegen ist, dass Diät lebende Personen günstige Kohlenhydrate und Fette zu sich nehmen. Hat man das alles unter Kontrolle, passen Portionen und Prozente wie von selbst auf sich auf. Wählen Sie die richtigen Kohlenhydrate und die richtigen Fette, werden Sie die ganze Zeit einfach nicht hungrig sein.

Unsere Diät soll wirken, unabhängig davon, ob der Patient viel körperliche Bewegung hat oder nicht. Bewegung erhöht zweifellos den Stoffwechsel des Körpers und macht die Diät dadurch effektiver. Sie ist auch ein wichtiger Bestandteil jedes Planes zur Behandlung oder Gesunderhaltung des Herzens. Das Funktionieren der South-Beach-Diät hängt jedoch nicht von der körperlichen Aktivität ab. Regelmäßige sportliche Betätigung verringert Ihr Gewicht stärker und schneller. Aber Sie nehmen auch dann ab, wenn Sie nicht regelmäßig Sport treiben.

Flexibilität und gesunder Menschenverstand, gelenkt von ernsthafter Wissenschaft – im Gegensatz zu den Populärwissenschaften, die sich heute oftmals als Ernährungslehre ausgeben –, waren die Leitprinzipien der South-Beach-Diät. Wir hofften, eine durchführbare, praktische Lösung für das Problem der Fettleibigkeit gefunden zu haben, denn darunter litten so viele Menschen, die wir in unserer Praxis und im Krankenhaus sahen. Wir glaubten, dass unsere Diät bei den meisten von ihnen funktionieren würde. Doch natürlich konnten wir das erst mit Sicherheit wissen, nachdem wir sie ausprobiert hatten.

Meine South-Beach-Diät

*Karen G.: Ich habe 13,5 Kilo abgenommen und
halte mein Gewicht.*

Ich war nach meiner Scheidung gerade von Arizona nach
Miami Beach zurückgekehrt. Und natürlich macht jeder
in dieser Situation das, was ich die Scheidungsdiät nenne
– man trifft sich erst nach langer, langer Zeit zum ersten
Mal wieder mit Leuten. Jene zusätzlichen 13,5 Kilo, die
man in 30 Ehejahren zugelegt hat? Damals, als man
glaubte, es spiele keine Rolle?

Jedenfalls las ich in der Zeitung über die South-Beach-
Diät, und weil sie einfach klang, beschäftigte ich mich
ausführlich damit. Mein großes Problem ist, dass ich nicht
gern Hunger habe. Ich mag dieses Gefühl einfach nicht.
In der Vergangenheit hatte ich eine Menge fettarmer Diäten gemacht und war dabei immer hungrig gewesen. Bei
dieser Diät jedoch lautet die Regel, dass man isst, wenn
man Hunger hat. Wenn man sich zu einer Mahlzeit hin-
setzt, dann soll man essen, bis man satt ist.

Meine schwache Seite waren immer die salzigen und
stärkehaltigen Sachen – Kartoffelchips, Pommes frites
und Popcorn –, viel mehr noch als die Süßigkeiten. Im
Supermarkt kaufte ich als Erstes immer eine große Tüte
Popcorn; wenn ich mit dem Einkaufen fertig war, hatte ich
nur noch die leere Tüte. Ich ging auch nie ins Kino, ohne
dabei mit Butter zubereiteten Puffmais zu essen, nie – und
immer wieder Popcorn. Ich hatte einen Ehemann, der sein
Abendmenü von der Suppe bis zu den Knabbernüssen
wollte. Jeden Abend Salat, Fleisch, Kartoffeln, ein Gemüse, Brot – immer Brot. Es war ein großes Opfer für mich,

in ein Restaurant zu gehen und auf Butter und Brot zu verzichten. Bei den meisten Diäten heißt es nämlich, dass Sie zwar das Brot, nicht aber die Butter essen dürfen. Oder wenn Sie Brot essen, dann Vollkornbrot, das in Olivenöl gestippt statt dick mit Butter bestrichen ist.

In den ersten Wochen, während der ersten Phase, war es nicht so einfach für mich. Ich musste all die Dinge weglassen, die ich so mochte – Brot, Kartoffeln, Reis, Teigwaren und Kartoffelchips. Es ging mir eigentlich nicht so gut. Ich fühlte mich … nicht gerade schlecht, doch auch nicht ganz wie ich selbst. Während der ersten drei Wochen hatte ich das Gefühl, als ob ich all das schlechte Zeug aus meinem Körper loswürde. Und obwohl ich nie Hunger hatte, gierte ich immer noch nach all den Dingen, die ich nicht haben konnte.

Immerhin habe ich heute nicht einmal den Wunsch danach. Der Heißhunger ist verschwunden. Wenn ich jetzt Appetit auf einen Salat habe, kann ich ihn essen, auch mit einer Sauce darauf. Mit richtiger Salatsauce, nicht mit irgendeinem widerlich schmeckenden Scheißzeug.

Als meine Mutter sah, wie viel ich abnahm, machte sie auch die Diät. Sie ist 81 Jahre alt und hat auch schrecklich hohe Cholesterinwerte. Nach den ersten beiden Wochen meinte sie: »Weißt du, ich habe richtigen Hunger.« Und ich sagte ihr: »Mom, der springende Punkt bei dieser Diät ist, dass du nicht hungrig sein musst. Du darfst essen. Wenn du Hunger hast, hol dir ein Stück Käse.« Sie hatte angenommen, dass man hungrig sein muss, weil es doch um eine Diät ging. Sie hielt sich an meinen Rat und begann zu essen, und sie verlor noch fast 7 Kilo, so viel, wie sie nie hatte abnehmen können.

Ich fühle mich wie neugeboren bei dieser Diät. Ich schummle nicht viel. Keinerlei Teigwaren. Keinerlei Reis. Ich kann teilgeschälten Reis essen, doch den mag ich nicht. Keine Kartoffeln außer Süßkartoffeln, und dann auch nur gebacken. Und nicht so oft. Keine Süßigkeiten. Brot ist wieder dazugekommen, weil ich es immer noch gern esse. Nicht jeden Tag, vielleicht zwei- oder dreimal in der Woche. Und niemals weißes. Ich esse Weizen- oder Roggenvollkornbrot oder Pumpernickel, doch selbst dann frage ich mich noch, ob es nicht doch Weißmehl enthält. Denn oftmals ist welches drin. Das Roggenbrot aus dem Supermarkt beispielsweise enthält weißes Mehl. Man muss also aufpassen.

Ehrlich gesagt, das Beste an dem South-Beach-Programm ist, dass es kein Restaurant gibt, in das ich nicht gehen kann.

Zu Mittag kann Ihnen so gut wie jedes Restaurant einen Salat mit Gemüse und Käse oder Fleisch oder Fisch machen. Sie bekommen auch überall Geflügelsalat oder Thunfischsalat. Ich kann zu Burger King gehen, ein Sandwich mit gegrilltem Hähnchen kaufen und das Brot wegwerfen. Ich gehe in ein italienisches Restaurant, in dem die Kalbs-Parmigiana für mich ohne Semmelbrösel zubereitet wird, nur mit Tomatensauce und Käse drauf. Wir können in ein Steakrestaurant gehen, und ich esse dort Krabbencocktail und ein Steak mit Gemüse – gedämpfter Spargel oder grüne Bohnen –, und ich kann auch Butter daraufstreichen. Ich übertreibe nicht, doch es ist richtige Butter. Und ich esse auch einen köstlichen Salat mit einer Blauschimmelkäse-Salatsauce. Das ist kein Schwindel!

Ich habe mit der Diät vor drei Jahren begonnen, habe 13,5 Kilo abgenommen und nicht wieder zugenommen. Es geht mir wieder gut. Ich habe jetzt Konfektionsgröße 42, und so wie ich jetzt bin, fühle ich mich wohl. Ich würde gern noch 5 Kilo abnehmen, aber ich bringe mich nicht um deswegen. Früher habe ich Größe 46 getragen. Deshalb musste ich in ein Warenhaus für übergewichtige Damen gehen.

Es macht keinen Spaß, in ein Geschäft für Dicke zu gehen.

3. Neue Diäten

Sollten die vielen Programme zur Gewichtsabnahme Sie verwirren, so sind Sie nicht allein damit. Zur gleichen Zeit kursieren verschiedene populäre Diäten, die die ganze Skala von fettarm und kohlenhydratreich bis fettreich und kohlenhydratarm bedienen. Manche legen Wert auf eine hohe Proteinzufuhr. Andere verlangen für jede Mahlzeit eine exakte Zusammenstellung von Nährstoffen. In meiner medizinischen Praxis habe ich festgestellt, dass ein richtiges Verständnis der Überlegungen, die hinter einer Diät stehen, auch zu einer hohen Erfolgsquote führt, was bedeutet, dass sich die betreffende Person an den Ernährungsplan hält. Davon ausgehend, will ich versuchen Ihnen ein Grundverständnis der Prinzipien der South-Beach-Diät zu vermitteln.

Zur Einstimmung zunächst eine kurze Geschichte der Diäten.

Das heutige Zeitalter einer besseren Gesundheit durch Gewichtsreduzierung begann mit den Diätempfehlungen der American Heart Association. Diese Empfehlungen basierten auf den Untersuchungen, die der Forscher und Wegbereiter Dr. Ansel Keys von der Universität Minnesota nach dem Zweiten Weltkrieg durchgeführt hatte. Er hatte Vergleiche zwischen der Ernährung und der Zahl der Herzinfarkte in verschiedenen Ländern der Erde angestellt und bemerkt, dass sich die Menschen dort, wo der Fettverzehr gering war, einer besseren Gesundheit von Herz und Gefäßen erfreuten. Das erwies sich auch als größtenteils zutreffend und half uns, den Einfluss der Nahrung auf unsere Gesundheit besser zu verstehen.

Es galt allerdings nicht hundertprozentig, und wir haben viele Jahre gebraucht, um unser Wissen über die Verbindung zwischen Ernährung und Gesundheit (insbesondere der Herzgesundheit) zu vervollständigen.

Bei der Untersuchung des Zusammenhangs zwischen Fettkonsum und Herzleiden fand Dr. Keys eine Ausnahme auf der griechischen Insel Kreta, wo die Quote der Herzinfarkte trotz eines hohen Fettverbrauchs der Bewohner sehr gering war. Diese Feststellung lief allem, was seine bisherigen Studien ergeben hatten, zuwider, und so wurde der Ausnahmefall Kreta unberücksichtigt gelassen. Das erwies sich jedoch als unglückliche Entscheidung.

Die Empfehlungen, den Fettverzehr insgesamt einzuschränken, beruhten größtenteils auf Dr. Keys' Erkenntnissen und anderen ähnlichen Untersuchungen. Damals wurde beschlossen, keine Millionen Dollar teure Studie über die Auswirkungen einer fettarmen Diät durchzuführen. Stattdessen wurden Richtlinien auf der Grundlage der besten vorhandenen Ergebnisse festgelegt. Der Gerechtigkeit halber muss gesagt werden, dass es schwierig ist, die Langzeitwirkung einer Diät auf das Herz-Kreislauf-System einzuschätzen. Eine Arteriosklerose entwickelt sich in den Wänden der Blutgefäße über viele Jahre hinweg, ehe sie so schlimm ist, dass sie einen Herzinfarkt oder Schlaganfall auslöst. Die ideale Diätstudie hätte daher bis zu ihrem Abschluss viele Jahre gedauert; über diesen Zeitraum hinweg wären die Kosten für die medizinische Beobachtung der beteiligten Personen vielleicht unerschwinglich geworden.

Die Richtlinien zur fettarmen Ernährung hatten auch eine politische Komponente – eine Art »nutritional correctness«, ähnlich der »political correctness« der letzten Jahre. Die Rolle, die ein Senatskomitee unter dem Vorsitz von George McGovern damals bei der schriftlichen Festlegung der amerikanischen Diätrichtlinien spielte, wurde von dem Journalisten Gary Taubes im März 2001 glänzend im Magazin Science dokumentiert. Das McGovern-Komitee war ursprünglich zur Bekämpfung der Fehlernährung eingesetzt worden, wechselte in den 1970er-Jahren jedoch zu einer neuen Aufgabe – der Bekämpfung der Überernährung. Die Kampagne begann mit einer vorgefassten Meinung: Fett war von Natur aus schlecht, und sein übermäßiger Genuss bei den Amerikanern war die Hauptursache für Fettleibigkeit und Herzkrankheiten in den Vereinigten Staaten. Das Komitee argwöhnte auch, dass jeder, der Fett nicht für den Staatsfeind Nummer eins hielt, übermäßig von der Fleisch-, Eier- und Molkereibranche beeinflusst war. Als Fazit wurde zur richtigen Ernährungsweise ein niedriger Fett- und hoher Kohlenhydratverzehr erklärt, obwohl der Nachweis fehlte, dass eine solche Diät den allgemeinen Gesundheitszustand verbessern würde.

Die Debatte zum Thema Fette kontra Kohlenhydrate

Wie ist es Amerika seit der Befürwortung der fettarmen, kohlenhydratreichen Diät ergangen? Die Amerikaner sind dicker und dicker geworden. Zudem ist der Erwachsenendiabetes, sicheres Anzeichen einer ungesunden Blutchemie, inzwischen weitverbreitet. Was ist schiefgegangen?

Zunächst glaubte man, dass die neue fettarme amerikanische Diät eine Nachahmung der fettarmen, kohlenhydratreichen Ernährungsweise in Ländern wie China und Japan sei, in denen nur sehr wenig Herzinfarkte zu verzeichnen waren.

Doch die US-amerikanische Nahrungsmittelindustrie stieg ein und versorgte uns mit fettarmen Lebensmitteln, die gut schmeckten. Sie kreierte schmackhafte, hochgradig bearbeitete Kost wie süße Kekse und Backwaren, die deutlich sichtbar (und zutreffend) als fettarm und cholesterinfrei angepriesen wurden. Das ist die Quelle der »leeren Kalorien«, die von den Ernährungswissenschaftlern abgelehnt werden.

In Vollkornprodukten sind die Zucker- und Stärkebestandteile mit den Faser- und Nährstoffen verknüpft; wenn wir also Vollkornreis essen, bekommen wir etwas Komplexes, Vollwertiges. Durch Bearbeitung werden die Faser- oder Ballaststoffe (und folglich auch die Nährstoffe) entfernt, damit der Reis leichter und schneller zubereitet werden kann. Am Ende bleiben uns nur noch Stärke und Kalorien – ohne die notwendigen Faser- und Nährstoffe.

Dazu kommt, dass die Nahrungspyramide des US-amerikanischen Landwirtschaftsministeriums (USDA) auf einer Basis aus sogenannten »komplexen Kohlenhydraten« – Brot, Teigwaren, Reis – aufgebaut war. Wie die meisten Amerikaner verstand auch ich das so, dass man diese Nahrungsmittel in großen Mengen essen und trotzdem schlank, gesund und glücklich bis an mein Ende leben konnte. Die medizinische Schule lehrte mich, dass die einzige schädliche Wirkung von Zucker Karies sei. Wenn Sie sich die 1970er-Jahre ins Gedächtnis zurückrufen, werden Sie sich erinnern, wie man Brot, Teigwaren und Reis im Vergleich zu den angeblichen Übeln von Fleisch als gesund darstellte.

Was haben wir seit jener Zeit gelernt? Eine ganze Menge.

Die Vorstellung, dass Ballaststoffe wichtige Bestandteile unserer Nahrung sind, war zur Zeit der Untersuchungen Ansel Keys' unbekannt. Wir begannen die entscheidende Rolle der Faserstoffe erst in den 1970er-Jahren richtig einzuschätzen. Doch selbst damals war unsere Aufmerksamkeit vor allem auf die Auswirkung der Faserstoffe auf die Darmfunktion gerichtet. 1980 schrieb Dr. Keys ein Buch, in dem er seine Untersuchungen kurz zusammenfasste; darin wies er darauf hin, dass die Faserstoffe eine wichtige Variable gewesen sein können, die in seinen früheren Arbeiten nicht erfasst worden sei.

Es stellte sich heraus, dass die Vereinigten Staaten und die Länder Nordeuropas mit ihrem hohen Fettverbrauch und der hohen Zahl von Herzinfarkten auch den niedrigsten Gehalt von Faserstoffen in den Kohlenhydraten ihrer Lebensmittel aufwiesen. In weniger entwickelten Ländern mit kohlenhydratreicher, fettarmer Ernährungsweise dagegen enthielten die Kohlenhydrate eine Menge Faserstoffe. In den 1990er-Jahren wurde an der Harvard School of Nutrition unter Leitung von Dr. Walter C. Willet die Wechselbeziehung zwischen Faserstoffen und der Anzahl der Herzinfarkte untersucht. Das Ergebnis lautete: Wenn die Menschen Kohlenhydrate mit hohem Faserstoffanteil wie etwa Gemüse und unbearbeitetes Getreide und Mehl zu sich nehmen, minimiert sich die Gefahr, die die meisten Nahrungsfette mit sich bringen. Nur Fett mit vorwiegend gesättigten Fettsäuren gilt als Risikofaktor für Herzinfarkte, und nicht einmal als ein sehr überzeugender.

Zu der Zeit, da die American Heart Association und andere amerikanische Einrichtungen zum ersten Mal ihre Empfehlungen zur fettarmen Ernährung veröffentlichten, konsumierte man in den Vereinigten Staaten größtenteils ungesunde Fette mit vorwiegend gesättigten Fettsäuren. Über die Wirkung anderer Fette (Olivenöl, Fischöle, Erdnussöle und dergleichen) war nicht viel bekannt. Da nicht einmal die Experten verstanden, welche Rolle Fette für die Gesundheit spielten, liefen die Empfehlungen darauf hinaus, den Fettverzehr einzuschränken. Als Antwort darauf ging der Konsum von Fetten mit vorwiegend gesättigten Fettsäuren auch wirklich beträchtlich zurück. Die Cholesterinwerte sanken sogar, als wir immer dicker wurden. Warum? Die Gesamtcholesterinwerte sind gesunken, weil wir weniger Fette mit vorwiegend gesättigten Fettsäuren und mehr von den günstigen Fetten zu uns nehmen. Aber obgleich unsere »schlechten« Cholesterinwerte niedriger sind, ist auch unser »gutes« Cholesterin, das die Herz-Kreislauf-Funktion verbessert, reduziert. Eine dritte Form der Blutfette, die Triglyzeride, weist ebenfalls höhere Werte auf – ein weiterer übler Effekt der Fettleibigkeit. Triglyzeride tragen zur Verstopfung der Arterien bei.

Im Zusammenhang mit der Gewichtszunahme haben wir schließlich mehr über das unterschiedliche Wesen der Fette und Kohlenhydrate erfahren. Fette haben mehr Kalorien als Kohlenhydrate. Das wussten wir schon immer, doch wir haben die Bedeutung dessen falsch verstanden. Für uns hieß es, dass Kohlenhydrate weniger dick machen.

In Wirklichkeit kann das Gegenteil richtig sein. Wenn wir Fette verzehren, werden wir satt. Folglich wissen wir, wann wir aufhören müssen zu essen. Raffinierte Kohlenhydrate verursachen eine rasche Veränderung des Blutzuckerspiegels, regen weiteres Hungergefühl an und fördern dadurch eine übermäßige Nahrungsaufnahme und die Fettleibigkeit. Auch das war zu der Zeit, als man die fettarme, kohlenhydratreiche Ernährungsweise empfahl, nicht bekannt.

Ende der 1970er-Jahre stellte Dr. David Jenkins von der University of Toronto sein Konzept vom glykämischen Index vor. Der glykämische Index gibt an, in welchem Grad der Verzehr eines bestimmten Nahrungsmittels den Blutzuckerspiegel steigen lässt und daher zur Erhöhung des Körpergewichts beiträgt. Eines der überraschenden Ergebnisse war, dass bestimmte Stärketräger wie Weißbrot und Kartoffeln den Blutzuckerspiegel rascher erhöhen als Haushaltzucker. Die besten Absichten der USDA und ihrer Pyramide entpuppten sich als eine auf Zuckern basierende Diät! Gerade die allgemeine Übernahme dieses Denkens hat die Verfettung Amerikas verursacht. Die nationalen Richtlinien, die erarbeitet wurden, um uns schlank und gesund zu machen, haben uns in Wirklichkeit dicker und kranker gemacht.

Zum Verständnis populärer Diäten

Worum geht es bei den Diäten, die in den dreißig Jahren seit der Bekanntmachung dieser Richtlinien der breiten Öffentlichkeit nahegebracht wurden? Anfangs folgten die meisten Programme dem Dogma von der fettarmen, kohlenhydratreichen Ernährungsweise. Am bekanntesten war die Pritikin-Diät. Dieses Ernährungsprogramm verlangt eine strikte Einschränkung des Fettkonsums. In den letzten Jahren hat Pritikin seine Ansichten über Fette mit ungesättigten Fettsäuren jedoch liberalisiert. Ich bewundere die Pritikin-Jünger für ihren Einsatz für die Verhütung von Herzerkrankungen, in dessen Rahmen sie erfolgreich für mehr körperliche Bewegung werben. Doch das auch von den Befürwortern erkannte Problem besteht darin, dass die Diät schwer einzuhalten ist und ein enormes Engagement vonseiten des Patienten erfordert. Zudem kann der hohe Kohlenhydratgehalt der Speisen bei bestimmten Patienten zur Verschlechterung der Cholesterin- und Triglyzeridwerte führen.

Diese Diät eignet sich also bestimmt nicht für die breite Öffentlichkeit.

Anfang der 1970er-Jahre schrieb Dr. Robert Atkins sein Buch Dr. Atkins' Diet Revolution, in dem er das genaue Gegenteil des Evangeliums von der fettarmen Ernährung empfahl und damit alle schockte. Er forderte eine Diät mit wenig Kohlenhydraten und viel Fett mit vorwiegend gesättigten Fettsäuren und wurde deshalb sofort vom medizinischen und ernährungswissenschaftlichen Establishment angeprangert. Die Kritik wurde von der Tatsache untergraben, dass die Diät viel besser zu wirken schien als die von der American Heart Association vorgeschlagene fettarme, kohlenhydratreiche Ernährungsweise. Die Diät wurde zum Teil auch deshalb angegriffen, weil Dr. Atkins den Kohlenhydratverzehr so strikt beschränkte, dass Körperfett zur Verbrennung zerlegt wurde, was eine Vermehrung von Ketonkörpern im Blut zur Folge hat. Bei übergewichtigen oder fettleibigen, ansonsten aber gesunden Personen ist mir kein Beleg dafür bekannt, dass eine solche Ketose ein Risiko darstellt. Eine Ketose geht allerdings mit einer Verringerung der Flüssigkeitsmenge im Körper und einer gewissen Dehydrierung einher, was bei Patienten mit Nierenleiden oder bei Personen, die mit Medikamenten zur Blutdrucksenkung behandelt werden, problematisch sein kann. Allgemein wird das Schreckgespenst der Ketose jedoch überbewertet.

Das Hauptproblem, das ich bei der Atkins-Diät sehe, ist die großzügige Zufuhr von Fetten mit vorwiegend gesättigten Fettsäuren. Es ist nachgewiesen, dass unmittelbar nach einer Mahlzeit mit diesen Fetten die Funktion der Arterien, auch jener, die den Herzmuskel mit Blut versorgen, gestört ist. Das macht die Innenhaut der Arterien (das Endothel) anfällig für Verengung und Verstopfung. Stellen Sie sich vor: Unter den richtigen (oder vielmehr falschen) Umständen kann der Verzehr einer Mahlzeit, die viel Fett mit vorwiegend gesättigten Fettsäuren enthält, einen Herzinfarkt auslösen! Hinzu kommt, dass nach einem fettreichen Essen bestimmte Elemente im Blut, die sogenannten Remnants, länger erhalten bleiben, als gesund ist. Diese Partikel tragen zur Entstehung von Arterioseroseherden in den Gefäßwänden bei. Davon war damals, als Dr. Atkins seine Diät entwickelte, noch nichts bekannt. Heute jedoch wissen wir es.

Diese nachteiligen Auswirkungen treten nicht bei der Zufuhr von Fetten mit ungesättigten Fettsäuren auf. Daher unterstützen wir in der South-Beach-Diät nachdrücklich den Verzehr der »richtigen« Fette. Diese lassen das Essen gut schmecken und tragen daneben zur Gesundheit der Blutgefäße bei.

Die andere bedeutende Erscheinung der letzten Jahre auf dem Gebiet der Diäten ist der Ernährungsplan von Dr. Dean Ornish. Der Ansatz von Ornish ähnelt dem von Pritikin. Er fordert eine starke Einschränkung der Fettzufuhr und erlaubt den großzügigen Verzehr von Kohlenhydraten. Eine wichtige Rolle spielen auch bei der Ornish-Diät körperliche Bewegung und Entspannungstechniken. Ornish wies in mehreren kleinen Studien nach, dass eine verbesserte Gesundheit der Gefäße das Ergebnis seiner Diät ist. Das größte Problem, das ich bei seiner Methode sehe, akzeptiert auch er ohne Weiteres: Seine Diät ist sehr schwer durchzuhalten. Ein weiterer Punkt ist die unterschiedslose Einschränkung der Fettzufuhr. Dabei sind die meisten Fette mit einfach und mehrfach ungesättigten Fettsäuren für Sie und Ihre Blutgefäße nämlich gut. Weshalb also soll man sie nicht zum Zweck des Sattwerdens und zur geschmacklichen Verbesserung unserer Speisen einsetzen?

Problematisch ist auch, dass der hohe Kohlenhydratkonsum bei ausgewählten Patienten das Prädiabetes-Syndrom auslösen kann, das wir in Kapitel Neun besprechen werden. Da mindestens ein Viertel der Amerikaner für dieses Syndrom anfällig ist und mehr als 50 Prozent der Menschen, die bereits Herzinfarkte erlitten haben, dieses Krankheitsbild aufweisen, ist das kein kleines Problem. Ornish erarbeitete seinen Ernährungsplan, als die schädliche Wirkung raffinierter Kohlenhydrate praktisch noch unbekannt war. Heute misst er den ballaststofffreien Kohlenhydraten, die keine Prädiabetes hervorrufen, größere Bedeutung bei.

Ich kenne und bewundere Dr. Atkins und Dr. Ornish. Sie sind mit Erfolg dem allgemeinen Glauben entgegengetreten und haben beide dazu beigetragen, dass man sich in Amerika zunehmend auf die Vorbeugung gegen Herzinfarkte mithilfe einer besseren Ernährungs- und Lebensweise konzentriert. Sie wurden wegen des kommerziellen Erfolgs Ihrer Programme kritisiert, doch sie sind beharrlich geblieben. Wenn es niemanden gibt, der die Ernährungswissenschaft populär macht, wird Amerika niemals seine Probleme mit Fettleibigkeit und Herzerkrankungen unter seine Kontrolle bekommen.

Ich habe nicht die Absicht, für einen niedrigen Fettverbrauch oder eine niedrige Kohlenhydratzufuhr zu plädieren. Ich möchte, dass Sie lernen, die richtigen Fette und die richtigen Kohlenhydrate auszuwählen. Sie werden lernen, Speisen zu genießen, die gut schmecken, die Ihren Appetit befriedigen und die nicht Stunden später schon wieder Hungergefühle aufkommen lassen. Auf diese Weise können Sie Speisepläne entwickeln, die Ihnen am besten dabei helfen, Ihr Körpergewicht in kurzer Zeit zu reduzieren, das neue Gewicht langfristig zu halten und einen optimalen Gesundheitszustand zu erreichen.

Meine South-Beach-Diät

Ellen P.: Ich habe in 2 ½ Monaten 9 Kilo abgenommen.

Die Bat-Mizwa meiner ältesten Tochter rückte näher, und ich wollte etwas abnehmen – vielleicht 10 Kilo oder so. Mein ganzes Leben lang konnte ich immer alles essen, und es war nie etwas davon zu sehen. Ich mag Süßigkeiten. Schokolade. Meine Freundinnen waren immer neidisch. Sie sagten: »Wie kannst du nur so viel essen und dabei so schlank sein?«

Es war also ein richtiger Schock für mich, als ich 40 wurde und urplötzlich zuzunehmen begann. Ich schätze, mein Stoffwechsel änderte sich damals. Jedenfalls wusste ich eigentlich nicht viel über Diäten, weil ich nie hatte diätleben müssen. Aber als ich mich nach solchen Dingen umschaute und all die Pläne zum Abnehmen sah, sagte ich mir, dass ich unmöglich mit jedem bisschen, das ich esse, übervorsichtig sein oder irgendeinen von diesen Diät-Shakes oder etwas Ähnliches trinken kann. Die Diät hier war genau das Richtige für mich, denn ich hatte nie das Gefühl, unangenehme Dinge essen und hungrig vom Tisch gehen zu müssen.

Das Schlimmste ganz am Anfang war für mich, dass ich all das Obst weglassen musste. Ich mag Obst und Fruchtsäfte. Dazu kommt, dass ich mit meinen drei Kindern viel zu Hause bin und ihnen immer kleine Happen anbiete. Mindestens zweimal die Woche kaufte ich mit meinen Kindern backfertige Schokoladenplätzchen. Ich habe auch immer eine Menge Eis eingekauft. Ich habe mich mitten am Tag hingesetzt und eine Schüssel davon verdrückt. Oder Käsekuchen gegessen. Kekse.

Zuerst wusste ich nicht, ob ich die Diät durchhalten kann. Wenn mir jemand sagt: »Das kannst du nicht essen«, dann ist mir fast, als wollte ich das nun erst recht haben. Doch diese Diät war eigentlich von Anfang an ziemlich gut. Mein Mann hat sie mit mir zusammen gemacht, und es wurde fast wie ein kleiner Wettbewerb zwischen uns. Es wird zwar nicht verlangt, doch wir haben uns jeden Tag auf die Waage gestellt.

Was mir an der Diät gefallen hat, war, dass man wirklich sofort abnimmt und sich dabei gut fühlt. Wenn ich Hunger habe, kann ich Hummer und Krabben und Steak essen und Gemüse, und ich brauche mich nicht allzu sehr einzuschränken. Es war nicht einmal so schwer, mit den Süßigkeiten aufzuhören. Nach einer Weile hat man auf das Zeug nicht einmal mehr Appetit. Wenn ich Hunger hatte, habe ich ein Stück Pute oder so etwas gegessen. Oder Käse. Ich erinnere mich, dass mein Mann immer sein Brot haben musste. Sobald wir in ein Restaurant kamen, roch er es schon. Sowie er auf Diät war, sagte er dem Kellner: »Bringen Sie es bloß nicht an unseren Tisch. Wir wollen uns nicht verführen lassen.«

Ich habe zweieinhalb Monate Diät gelebt. In dieser Zeit habe ich neun Kilo abgenommen. Ich weiß, dass man sich nur zwei Wochen lang an die strenge Phase halten muss, ich bin einige Wochen länger dabeigeblieben. Ich wollte sichergehen, dass ich diese Kilos rechtzeitig für Bat-Mizwa loswerde. Und die strenge Phase war gar nicht so schlimm.

Ich denke, ich bin nun in der Phase, in der ich mein Gewicht halte. Ich achte nicht sehr streng darauf, doch ich bin auch nicht mehr so gierig wie früher. Beim Einkaufen sehe ich Eiscreme nicht mal mehr an, und dabei mochte ich sie vorher so sehr. Früher habe ich die ganze Zeit Sandwiches gegessen, heute esse ich Pute oder etwas anderes in Salatblätter gehüllt statt in Brot. Ich schneide Reste wie etwa vom Steak klein und mische sie unter einen Salat. Früher habe ich das Frühstück meistens übergangen, doch jetzt verzichte ich nie darauf; wie es scheint, fällt es mir damit leichter, die Diät einzuhalten. Ich esse ein Ei mit Putenschinken, und das macht mich satt bis zum Mittagessen. Früher habe ich nicht gefrühstückt, aber wenn ich ein paar Krapfen fand, habe ich die gegessen. Hin und wieder esse ich noch Kekse. Aber das ist auch schon alles an Süßigkeiten.

4. Ein Tag mit der South-Beach-Diät

Zu Beginn des Buches habe ich kurz beschrieben, wie Sie die ersten Wochen der South-Beach-Diät bewältigen. Jetzt will ich darauf zurückkommen und Ihnen etwas detaillierter erzählen, wie so ein typischer Diättag abläuft.

Beginnen wir mit dem ersten Tag der Phase I. Sie haben sich am Abend zuvor zweifellos ein denkwürdiges Mahl gegönnt, indessen keinen weiteren Schaden angerichtet, ganz gleich, welche von Kohlenhydraten gelenkte Begierden sich regten, während Sie schliefen. Wenn Sie heute aufwachen, ist in Ihrem Blut schon ziemlich reiner Tisch gemacht worden. Das unmittelbare Ziel ist nun, diesen Zustand zu erhalten. Wir erreichen das auf einfache Weise, indem wir Ihrem Körper keinerlei ungünstige Kohlenhydrate zuführen.

Wir beginnen mit einem Omelett aus zwei Eiern, das mit zwei Scheiben magerem Frühstücksspeck ergänzt und in einem Spritzer Olivenöl oder Rapsöl zubereitet wird. Sie sehnen sich vielleicht nach Ihrem üblichen Brot oder Hefekringel, doch wenn es Ihnen gelingt, das Brot aus Ihrem Kopf zu verbannen, wird der Rest Ihres Körpers sich auch daran halten. Das ist für Sie die erste Prüfung der neuen Diät. Es mag einige Tage dauern, bis Sie von der üblichen morgendlichen Kohlenhydratration entwöhnt sind. Doch es ist unser Ziel in Phase I, die eventuelle Unfähigkeit Ihres Körpers, Zucker und Stärken ordentlich zu verdauen, allmählich rückgängig zu machen; diese Unfähigkeit ist nämlich die Wurzel der meisten Gewichtsprobleme. Um das zu erreichen, müssen wir alle Kohlenhydrate, einmal abgesehen von den gesündesten Arten, weglassen. Das heißt, wir erlauben diejenigen Kohlenhydrate, die die meisten Faser- und Nährstoffe und die wenigsten Zucker und Stärken aufweisen – mit anderen Worten, nur Gemüse und Salate, zumindest in diesen zwei Wochen.

Die Kombination von Proteinen (Eier und Frühstücksspeck) und günstigen Fetten (Öl und Frühstücksspeck) für den heutigen Morgen füllt Ihren Magen und beschäftigt ihn eine Weile mit Verdauungsaufgaben. Sie werden weder jetzt noch im Laufe des Vormittags gegen Hungerqualen ankämpfen müssen. Es brauchte heute auch nicht gerade ein Omelett mit Frühstücksspeck zu sein – zwei Eier und etwas Spargel, Brokkoli, Pilze oder Gemüsepaprika hätten genauso gepasst. Letztere hätten das Mahl noch mit ein paar Gemüsefaserstoffen angereichert. Aber auch ein Omelett mit Schinken oder fettarmem Käse wäre gut gewesen.

Zu dieser Mahlzeit können Sie nach Wunsch Kaffee oder Tee mit fettarmer Milch und Zuckeraustauschstoff trinken. Süßungsmittel gibt es heute in großer Auswahl – ich bevorzuge eines, das teilweise aus einer Form des Zuckers gewonnen wird, obgleich es keine Kalorien enthält. Manche Diäten verbieten Kaffee oder Tee, weil das Koffein das Verlangen nach Essen tatsächlich etwas verstärkt. Sie haben aber ohnehin genug Veränderungen zu verkraften, sodass Sie nicht noch auf Ihren Morgenkaffee zu verzichten brauchen.

Im Rahmen meiner Beschäftigung mit übergewichtigen Menschen habe ich mit Erstaunen festgestellt, wie viele – vor allem Frauen – das Frühstück aus irgendeinem Grund gänzlich übergehen. Dahinter muss nicht einmal unbedingt der Versuch zum Kaloriensparen stecken. Die Patienten sagen, dass sie früh einfach nicht gern als Erstes essen. Das Problem hierbei ist, dass dieser Verzicht im Lauf des Morgens und Vormittags den Blutzuckerspiegel fallen und den Hunger größer werden lässt; daraus entwickelt sich ein starkes Verlangen nach einem Mittagsmahl, das Kohlenhydrate von zweifelhaftem Wert enthält – genau die Art, mit der man sein Übergewicht garantiert hält.

Das Übergehen des Frühstücks ist also nicht gut, vor allem dann nicht, wenn Sie versuchen Ihre Fettleibigkeit zu bekämpfen.

Die Planung Ihrer Mahlzeiten

In Teil II dieses Buches finden Sie einen Ernährungsplan, in dem für jede Phase der Diät Mahlzeit für Mahlzeit alle Gerichte aufgeführt sind. Sie werden feststellen, dass die Auswahl an Frühstücksmenüs selbst in der strengen ersten Phase abwechslungsreich ist. Es gibt beispielsweise italienische Omeletts – Frittata – mit Räucherlachs oder Gemüsequiches für unterwegs; dieses Gericht aus Eiern und Spinat kann man schon vorher zubereiten und stellt es vor dem Verzehr dann nur noch einmal in die Mikrowelle. Wir verwenden zum Frühstück großzügig

Eier; das wird manche Leute alarmieren, denen beigebracht wurde, Eier aus Sorge um die Cholesterinwerte zu meiden.

Es hat sich allerdings inzwischen herausgestellt, dass Eier keine Fette mit vorwiegend gesättigten Fettsäuren enthalten und neben den »schlechten« auch die »guten« Cholesterinwerte erhöhen. Das Eigelb ist ein guter Lieferant von natürlichem Vitamin E und auch von Protein. Pro Woche sind daher bis zu sieben Eier zulässig. In der zweiten Phase der Diät werden wir neben ballaststoffreichen Getreideerzeugnissen nach und nach wieder Kohlenhydrate, sogar Toastbrot und Hefebrötchen einführen. Auch Obst.

Gegen 10 Uhr 30 sollten Sie einen kleinen vormittäglichen Imbiss einnehmen, ganz gleich, ob Sie darauf Appetit haben oder nicht. Sie haben vernüftigerweise daran gedacht, ein Stück fettarmen Käse einzupacken. Wie ich bereits in dem Kapitel über günstige und ungünstige Kohlenhydrate angemerkt habe, sind die einzigen fettarmen Speisen, die ich Diät lebenden Personen empfehle, Käse und Joghurt, da sie als Einzige keine ungünstigen Kohlenhydrate als Fettersatz liefern. Der Zuckergehalt beschränkt sich auf Lactose – Milchzucker –, der ein akzeptabler Bestandteil der South-Beach-Diät ist. Das Wichtigste ist, dass sie Ihren Körper mit guten Fetten und Eiweißstoffen volltanken. Das bedeutet, dass Sie zum Mittagessen nicht ausgehungert sind.

Zu Mittag können Sie einen Salat essen – Kopfsalat und Tomaten mit gegrilltem Hähnchen oder Fisch –, der mit einer Ölivenöl-Vinaigrette angemacht ist. Sie trinken dazu Wasser oder ein zuckerfreies Getränk. An einem anderen Tag könnten Sie gegrillte Garnelen auf einem Bett aus Blattgemüse oder eine mit Thunfischsalat gefüllte Tomate essen. Auch ein Salat Niçoise ist etwas Vorzügliches.

All diese Gerichte können bequem zu Hause zubereitet werden und sind dank der gastronomischen Tendenz zu frischen, gesunden Speisen auch in den meisten Restaurants zu haben. Vertreiben Sie alle Bedenken über die Menge, die Sie verzehren – der Sinn dieser Diät ist, gut zu essen. Essen ist eines der dauerhaften Vergnügen des Lebens; es kann heilsam sein, wenn Sie die richtigen Nahrungsmittel zu sich nehmen. Verwirklichen Sie das, und Sie werden sich hin und wieder auch die falschen Genüsse leisten dürfen.

Ich hoffe, Sie beginnen nun das Schema dieser Mahlzeiten zu verstehen: Es sind sämtlich Kombinationen aus gesunden Kohlenhydraten, Proteinen und Fetten. Es handelt sich um normale, alltägliche Speisen, die Ihren Hunger stillen und dabei Ihrem Organismus die minderwertigen Zucker und Stärken entziehen sollen, die die chemische Zusammensetzung Ihres Blutes so durcheinandergebracht haben. Sie werden bemerkt haben, dass wir hier nicht über Kalorienmengen, soundso viel Fett oder Portionsgrößen sprechen. Die South-Beach-Diät ist so geplant, dass Sie keinen dieser Punkte zu beachten brauchen. Ein Kennzeichen dieses Programms ist seine Unkompliziertheit – das Leben ist schon schwierig genug, auch ohne dass Sie vor dem Essen lange Ihre Speisen analysieren. Wenn Sie die richtigen Nahrungsmittel verzehren, brauchen Sie sich nicht mit dem Gedanken zu quälen, wie viel Sie davon essen. Da Fette viel wirksamer als

Kohlenhydrate ein Sättigungsgefühl erzeugen, werden Sie sich vor dem Fernseher nicht den ganzen Abend lang bissenweise Steaks in den Mund stopfen, obgleich Sie sich ohne Weiteres vorstellen können, stundenlang Kartoffelchips oder Kekse zu naschen!

Am Ende des Buches angelangt, wird es Ihnen nicht mehr schwerfallen zu unterscheiden, welche Nahrungsmittel Sie uneingeschränkt essen können, welche Sie nur in Maßen genießen dürfen und auf welche Sie verzichten. Sie verstehen dann die Grundlagen des Stoffwechsels – nicht unter einem wissenschaftlichen, sondern unter praktischem Aspekt, der Ihnen ein Grundverständnis dessen vermittelt, wie die Nahrung Ihre Blutchemie und diese wiederum Ihr Gewicht beeinflusst. Sie lernen eigentlich, wie Sie durch die Wahl Ihrer Nahrung die chemische Zusammensetzung Ihres Blutes und Ihren Stoffwechsel steuern können.

Das Wissen darum, wie einzelne Nahrungsmittel die Funktionen Ihres Körpers beeinflussen, hilft Ihnen, Gewicht zu verlieren und nicht wieder zuzunehmen. Wenn Sie es in Zukunft mit der Diät also einmal weniger streng nehmen und feststellen, dass Sie ein paar Kilo zugenommen haben, wissen Sie, wie der Schaden wiedergutzumachen ist.

Der glykämische Index von Nahrungsmitteln, der auf den Seiten 132–137 erläutert wird, hilft Ihnen zu verstehen, welche Nahrungsmittel zu Fettleibigkeit beitragen. Sind Sie jedoch einmal mit den Grundlagen vertraut, verfügen Sie über alles Wissen, das Sie brauchen, um richtig zu essen. Es wird Ihnen leichtfallen, nach dem Plan zu Hause zu kochen oder in einem Restaurant zu essen.

Die Änderung Ihres Denkens

Inzwischen ist es früher Nachmittag, unter dem Gesichtspunkt der Diät in der Regel die erste gefährliche Tageszeit. Etwa um diese Zeit sinkt der Blutzuckerspiegel und folglich auch Ihr Energievorrat, und Sie hätten normalerweise Verlangen nach einem »Schuss« Zucker. Dann laufen die Leute meistens in die Cafeteria, an die Süßwarentheke oder an den Automaten. Sie essen stattdessen Nüsse – sagen wir einfache Mandeln (nicht gesalzen oder gebrannt). Nüsse enthalten gute, gesunde Fette, und sie machen satt.

Sie essen aber möglicherweise zu viel davon und gefährden Ihre Gewichtsabnahme. Ich empfehle Ihnen daher, fünfzehn Mandeln, Cashewnüsse oder was immer Sie mögen, abzuzählen. Manche Patienten haben mir erzählt, dass sie Pistazien bevorzugen, unter anderem deshalb, weil sie so klein sind und man davon dreißig Stück essen darf. Das Knacken und Verzehren von dreißig Pistazien ist eine aufwendigere und daher befriedigendere Zwischenmahlzeit.

Jetzt ist es an der Zeit, allmählich an das Abendbrot zu denken. Die jüngsten kulinarischen Tendenzen haben uns alle zu einer Ernährungsweise gebracht, die der mit der South-Beach-Diät verknüpften Denkart nahekommt – frisches Gemüse, Fisch und mageres Fleisch sind die hauptsächlichen Rohstoffe für das Abendessen in unserem Programm. In Phase I gibt es also auch Gerichte wie gegrillten Lachs mit Zitrone, gebratene Aubergine und Salat, mit Balsamessig zubereitetes Hähnchen und sogar dünn geschnittenes mariniertes Rindfleisch und Pilzhüte mit Spinatfüllung. Jede dieser Speisen könnten

Sie auch auf der Karte eines guten Restaurants finden und genießen. Und das in der strengen Phase der Diät! Wie Sie in den Speiseplänen für Phase I im zweiten Teil des Buches sehen werden, verwenden wir Hähnchen, Fisch, mageres Rindfleisch sowie reichlich Gemüse und Salate, die zu diesen Dingen passen.

Wir empfehlen Ihnen nachdrücklich, nach diesem Essen einen Nachtisch zu sich zu nehmen. Die zweite gefährliche Tageszeit ist die zwischen Abendbrot und Zubettgehen. Dann werden alle guten Absichten und strengen Vorsätze auf die Probe gestellt. Es ist zum Teil nur die normale abendliche Routine – Sie lesen zur Entspannung oder sitzen vor dem Fernseher, vielleicht in Gesellschaft Ihrer Freunde oder mit Ihrer Familie, und die gemeinschaftliche Gewohnheit des Naschens nimmt ihren Lauf. Haben Sie Kinder so wie ich, geraten Sie in der Küche höchstwahrscheinlich häufig in Versuchung. Oder vielleicht haben Sie sich einfach dazu erzogen, nach einem schmackhaften Mahl etwas Süßes zu erwarten.

Auf jeden Fall präsentieren wir Ihnen zwei Grundstrategien für Süßspeisen, die Sie während der Phase I zu sich nehmen dürfen. Die erste und einfachste lautet: Essen Sie eine zuckerfreie Götterspeise mit Fruchtgeschmack. Für Obstliebhaber ersetzt das vielleicht sogar den frischen Obstgeschmack, auf den sie während dieser zwei Wochen verzichten müssen. Die andere Strategie beruht auf der großzügigen Verwendung von fettarmem Ricotta. Dieser italienische Frischkäse dient hier als Grundlage für eine Vielzahl wohlschmeckender erlaubter Süßspeisen. Er erinnert an die italienische Köstlichkeit Tiramisu aus sahnigem Frischkäse, Schokolade, Espresso und Löffelbiskuits. Nehmen Sie statt dieser Zutaten eine halbe Tasse fettarmen Ricotta und rühren Sie einige Teelöffel ungesüßtes Kakaopulver, Mandelblättchen und ein Päckchen Zuckeraustauschstoff darunter. Das schmeckt großartig, und ich garantiere Ihnen, dass Sie sich nach dem Essen fühlen, als hätten Sie ein richtiges Dessert genossen. Wir haben auch einige Abwandlungen mit Vanille- oder Mandelextrakt und mit Zitronenschale ausprobiert und den Frischkäse sogar mit zuckerfreier Schokoladensauce obenauf gebacken.

Das ist der erste Tag mit der South-Beach-Diät. Wenn Sie mit dem Mokka-Ricotta-Dessert fertig sind, haben Sie bereits den ersten Schritt zur Befreiung von den Begierden getan, die Sie in die (in jeder Hinsicht) zunehmenden Reihen der Übergewichtigen gedrängt haben. Ihr Blut ist anders als noch vor 24 Stunden – nämlich gesünder. Halten Sie einen weiteren Tag durch, und Sie kommen Ihrem Ziel abzunehmen sowie meinem Ziel für Sie – einem besseren allgemeinen Gesundheitszustand – noch näher.

Meine South-Beach-Diät
Daniel S.: Ich empfand diese Diät als äußerst bequem.

Ich ging eines Tages zu meinem Internisten und sagte ihm, dass ich eine Diät brauchte. Und ich sagte auch: »Ich möchte keine Pillen verschrieben haben.« Ich bin 61, und ich wog 120 Kilo. Mit Anfang zwanzig war ich sogar noch schwerer – wahrscheinlich an die 135 Kilo. Ich bin etwas davon losgeworden, aber mit dem Übrigen war es dann immer wie beim Jo-Jo. Körperlich war ich in sehr guter Form. Cholesterin, Blutdruck, Herz – alles in Ordnung. Doch ich war lethargisch, nicht in der Lage, mir Bewegung zu verschaffen, wie ich es hätte tun sollen.

Ich gehe zum Abendessen viel aus. Und ich habe mir einfach immer eine Menge schlechter Dinge aufgeladen. Ich bin ganz bestimmt ein Stress-Esser, deshalb gab es abends bei mir immer eine Menge Kartoffeln und Nudeln und solches Zeug. Brot habe ich richtig verschlungen.

Zum Frühstück habe ich immer reichlich gegessen. Mittags habe ich meistens ziemlich gut gegessen. Das Problem war die Zeit vom späten Nachmittag, der Vesperzeit, bis zum Abendbrot. Meine Nachmittagsstärkung war ein Schokoriegel oder Kekse oder so etwas. Zweifellos nicht das, was ich hätte essen sollen.

Und dann zum Abendbrot – alles, was ich wollte. Ich habe mir dabei keine Grenzen gesetzt. Inklusive Nachtisch.

Ich würde sagen, dass mein Untergang die stärkereichen Nahrungsmittel waren. Die schlechte Zeit war von 16 bis 20 Uhr. Ein extremer Tag, also ein stressiger Tag, begann schon morgens anders. Dann aß ich vielleicht Krapfen oder irgendeine Art Kuchen. Ich hatte mir eine Einstellung zu eigen gemacht, die hieß: Mann, ist das Leben stressig. Ich könnte es vielleicht genauso genießen wie du.

Ich lebe jetzt ungefähr ein Jahr und zwei Monate nach dieser Diät. Wie schon gesagt, vor dieser habe ich hundert Diäten ausprobiert. Eine Million Diäten. Die Ergebnisse reichten von sehr gut bis nur mäßig. Ich nehme sehr leicht ab. Aber es war fast unmöglich, nicht wieder zuzunehmen. Ich nahm vier Monate, sechs Monate lang ab. Und dann kamen die Kilos langsam wieder.

Ich empfand die South-Beach-Diät als äußerst bequem. Ich konnte nach der strengen Anfangsphase wieder eine Menge Zeug in meinen Speiseplan aufnehmen. Ich fand, dass ich mit einigen Einschränkungen meinerseits wieder ein ziemlich normales Leben führen konnte, als diese Speisen wieder dazukamen. Ich muss mir vor allem beibringen, dass ich meinen Organismus nach dem Abendessen nicht mehr mit Brot, Kartoffeln oder Teigwaren füttern kann. So habe ich das vergangene Jahr gelebt, ohne nach 17 Uhr oder so noch eines von diesen Nahrungsmitteln zu essen. Ohne Nudeln und Kartoffeln kann ich leben. Aber Brot ist etwas, bei dem ich noch immer schwach werde. Deshalb habe ich mich einfach gezwungen, ohne Brot auszukommen. Im Restaurant habe ich den Kellner gebeten, kein Brot auf den Tisch zu stellen. Das soll nicht heißen, dass ich im letzten Jahr kein Brot zu mir genommen habe. Aber wenn ich abends Brot – oder Kartoffeln oder Teigwaren – gegessen habe, hat sich das beim Abnehmen gleich als

Stillstand bemerkbar gemacht. Es gibt also eine klare Wechselbeziehung zwischen diesen drei Dingen und meinem Gewicht.

Bei bestimmten Gelegenheiten – vor ein paar Wochen zu meinem Geburtstag beispielsweise – bin ich in ein berühmtes italienisches Restaurant gegangen, wo es hausgemachte Pasta gibt. Ich habe eine Schüssel bestellt und dazu Knoblauchbrot verdrückt. Es war toll. Es war doch immerhin mein Geburtstag. Ich wollte mir zu meinem Geburtstag eine Freude machen. Ich habe auch Nachtisch gegessen. Aber am nächsten Abend und auch danach habe ich nichts mehr von diesem Zeug gegessen.

Zum Mittagessen oder Frühstück esse ich manchmal etwas Brot. Nie später. Und ich habe nie das Gefühl, dass ich mir etwas versage. Das ist der Unterschied zwischen heute und früher. Es gibt Zeiten, da sehe ich Brot und denke: O Mann, ich hätte wirklich gern ein Stück davon. Doch ich habe mir beigebracht, darauf zu verzichten.

5. Günstige und ungünstige Fette

Die Fette in unserer Nahrung wurden zunächst einmal allesamt für gesundheitsschädlich erklärt. Man hatte zuvor besonders Fette mit vorwiegend gesättigten Fettsäuren verzehrt, und da es genügend Belege für die Gefährlichkeit dieser Fette gab, vermutete man, dass alle Fette gefährlich seien. Um Fette mit vorwiegend gesättigten Fettsäuren in der Nahrung zu vermeiden, wurde ein spezieller Typ mit mehrfach ungesättigten Fettsäuren populär gemacht – die trans-Fette. Es handelt sich hier um teilweise hydrierte Fette, die sich in so vielen Handelsprodukten, darunter in Kuchen, Keksen und Margarine, befinden. Leider sind sie ebenso gefährlich oder noch gefährlicher als Fette mit vorwiegend gesättigten Fettsäuren. Sie erhöhen die »schlechten« Cholesterinwerte; zwischen dem Verzehr dieser Fette und Herzinfarkten sowie Schlaganfällen besteht ein Zusammenhang.

Eine ständig anwachsende Menge von Forschungsmaterial belegt, dass viele Fette nicht die nachteilige Wirkung der »gesättigten« Fette oder der trans-Fette haben. In der Tat nehmen die Beweise zu, dass die »ungesättigten« nichttrans-Fette gut für uns sind. Dort, wo reichlich Öle aus dem Mittelmeerraum verzehrt werden, ist die Zahl der Herzinfarkte und Schlaganfälle sehr niedrig.

Die eindrucksvollste Diätuntersuchung, die je vorgelegt wurde, war die Lyon Heart Study. Bei dieser Studie verwendete die Hälfte der untersuchten Patienten Rapsöl, das hauptsächlich einfach ungesättigte Fettsäuren aufweist. Alle untersuchten Personen hatten zuvor bereits Herzinfarkte erlitten; bei denjenigen, die das günstige Fett zu sich genommen hatten, wurde ein 70-prozentiger Rückgang der Anzahl späterer Herzinfarkte registriert.

Ein weiterer groß angelegter klinischer Versuch mit der Bezeichnung GISSI Prevention Trial zeigte, dass Fischölkapseln mit ihrem Gehalt an mehrfach ungesättigten Omega-3-Fettsäuren die Zahl plötzlicher Todesfälle verringerten. Verschiedene Ernährungsstudien haben ergeben, dass man Herzinfarkten und Schlaganfällen vorbeugen kann, wenn man mehrmals in der Woche Fisch verzehrt.

Schließlich hat eine Reihe von Untersuchungen dokumentiert, dass verschiedene Arten von Nüssen, die reich an Fetten mit einfach und mehrfach ungesättigten Fettsäuren sind, die Vorbeugung gegen Herzinfarkte und Schlaganfälle unterstützen. Uns steht somit eine große Vielfalt an Nahrungsmitteln, Fetten, Ölen und Brotaufstrichen zur Verfügung, die unseren Speisen Wohlgeschmack verleihen und dabei sogar unsere Gesundheit verbessern. Die richtigen Fette in die South-Beach-Diät aufzunehmen bot sich also von selbst an, und es erweist sich zunehmend als günstig, da inzwischen mehr Untersuchungen zu den günstigen Fetten vorliegen.

Nach der Feinabstimmung schien die Diät für eine praktische Erprobung fertig zu sein. Auf einem Fotokopierer vervielfältigten wir das Regelwerk und einige grundlegende Speisepläne sowie eine Liste erlaubter und verbotener Nahrungsmittel zusammen mit ein paar einfachen Rezepten. Dieses Material händigten wir nach und nach unseren Patienten aus. Es sei nochmals gesagt, dass es uns nicht um die Gewichtsreduzierung um ihrer selbst willen ging. Es ging in erster Linie darum, den kardialen Gesundheitszustand unserer Patienten durch Veränderung ihrer Blutwerte zu verbessern. Unser Ziel war eine Diät zur Senkung der Triglyzeridwerte (Triglyzeride: notwendige Blutfette, die bei zu hoher Zufuhr jedoch Herz und Kreislauf schwer schädigen) und der LDL-Werte (LDL: Low Density Lipoprotein oder Lipoprotein mit geringer Dichte, das sogenannte »schlechte« Cholesterin). Wir erwarteten eine Reduzierung der LDL-Werte sowohl insgesamt als auch im Vergleich zu den HDL-Werten (HDL: High Density Lipoprotein oder Lipoprotein mit hoher Dichte, das sogenannte »gute« Cholesterin).

Wir haben auch versucht eine weitere Sache zu beeinflussen; eine Sache, der die meisten Kardiologen leider noch nicht die gebührende Aufmerksamkeit schenken – die Größe der LDL-Partikel. Kleine Partikel zwängen sich ohne Weiteres unter die Innenhaut der Blutgefäße und lagern sich dort ab, indem sie sogenannte Plaques bilden, und verengen die Gefäßlichtung, was schließlich zu einem Herzinfarkt oder Schlaganfall führt. Wir haben gelernt, dass man mit der richtigen Diät die LDL-Partikel tatsächlich vergrößern kann. Die Moleküle passen dann nicht mehr so einfach unter die Gefäßinnenhaut, verstopfen also die Arterien nicht mehr und führen keine der erwähnten kritischen Situationen herbei. Die meisten Ärzte untersuchen diesen wichtigen Faktor nicht. Die meisten Labors, die Blutuntersuchungen durchführen, verfügen noch gar nicht über eine Ausrüstung, mit der die Größe von LDL-Molekülen festgestellt werden kann. In nicht allzu ferner Zukunft jedoch wird diese Messung zum Standardverfahren werden und genauso üblich sein wie heute die Untersuchung des Cholesterinwertes.

Unser zweitrangiges Ziel war natürlich die Verringerung des Körpergewichts, denn das Abnehmen ist ein Anzeichen dafür, dass sich allmählich auch die chemische Zusammensetzung des Blutes reguliert. Ich habe mir nie vorgestellt, dass meine Patienten die perfekte schlanke Linie ohne ein überflüssiges Gramm Fett erreichen würden, wie man sie immer mit Miami Beach in Verbindung bringt. Offen gesagt, auch sie hatten nicht solche Gedanken.

Die Patienten, die sich nach unserer Diät ernährten, hatten fast sofort positive Ergebnisse zu verzeichnen. Die chemische Zusammensetzung ihres Blutes verbesserte sich deutlich.

Ein Patient, ein Mann von den Bahamas, kam in ziemlich schlechter gesundheitlicher Verfassung zu uns. Sein Blut wies einen hohen Triglyzeridwert, viel »schlechtes« Cholesterin und kleine LDL-Partikel – eine dreifache Bedrohung – auf. Was die Sache noch verschlimmerte, war sein eigensinniger Schwur, keinen Sport zu treiben; er sagte, Sport langweile ihn. Er weigerte sich auch, auf seine geliebte tägliche Eisportion zu verzichten. Bei einer solchen Einstellung waren gesundheitliche Schwierigkeiten natürlich programmiert. Mit unserer Diät jedoch verbesserte sich seine Blutchemie rasch – der Triglyzeridwert ging nach unten, ebenso das »schlechte« Cholesterin, und der Wert für das »gute« Cholesterin stieg. Er treibt auch seither keinen Sport und isst noch immer seine tägliche Portion Eis, doch durch die Diät hat er fast 13,5 Kilo abgenommen, und er hält das verringerte Gewicht seit fünf Jahren.

Ein anderer Mann wurde im Alter von etwa Mitte fünfzig mein Patient. Sein Blutdruck war hoch, ebenso sein Cholesterin- und sein Triglyzeridwert, und seine Koronararterien zeigten merkliche Verengungen. Zur Behandlung dieser Probleme hatte ihm sein ehemaliger Arzt den üblichen täglichen Medikamentencocktail verschrieben, auf den die Patienten überall angewiesen sind. Wir setzten den Mann auf Diät, und schon nach kurzer Zeit verbesserte sich sein kardiales Profil. Sein Triglyzeridwert hatte bei 400 gelegen – das ist erschreckend hoch. Nach einem Monat Diät war dieser Wert unter 100, also auf ein normales Maß, gefallen. Außerdem verlor der Patient über 13,5 Kilo, die er auch nicht wieder zunahm. Seine Herzmedikamente nimmt er nicht mehr ein.

Ich hatte auch einen Patienten, der es eigentlich hätte besser wissen müssen, denn er ist Arzt. Er war trotzdem ein übergewichtiger Diabetiker, der seit Kurzem unter Brustschmerzen litt. Er hatte sich einem Eingriff unterzogen, bei dem eine Arterie aufgedehnt worden war, die sich jedoch allmählich wieder verengte. Nach unserer ersten Konsultation verordnete ich ihm die Diät. Seine Frau kochte für ihn und entschloss sich der Einfachheit halber, das Gleiche zu essen wir ihr Mann und nicht allabendlich zwei verschiedene Gerichte zuzubereiten. Auch sie nahm ab. Diese individuelle Dynamik war für uns eine angenehme Überraschung – Ehepaare, die ge-

meinsam abnehmen und ihren kardialen Gesundheitszustand verbessern, weil einer der Partner Diät leben
muss. So wird daraus eine geteilte Anstrengung, bei der
einer den andern bei der Stange hält. Die Frau des Arztes
verlor mehr Körpergewicht als der Patient selber. Beide
zusammen nahmen 35 Kilo ab. Nach kurzer Zeit norma-
lisierten sich auch seine Blutwerte. Sein Diabetes löste
sich von selbst auf, sodass er die Medikamente zur Regulierung der Blutzucker- und Cholesterinwerte nicht mehr
einzunehmen braucht. Seine Arterien blieben frei.

Die erwähnten Herzpatienten nahmen innerhalb weniger Monate 4,5 Kilo, 9 Kilo, 13,5 Kilo und sogar 22,5 Kilo
ab. Die Gewichtsreduzierung kam in Gang, sobald die
Patienten mit der Diät begonnen hatten – also innerhalb
der ersten Woche, und die betreffenden Personen nahmen
auch nicht wieder zu. Alle Patienten berichteten, dass die
Diät nicht kompliziert sei. Die wenigen Grundsätze seien
einfach und leicht zu merken, die Regeln flexibel. Keiner
hatte Hunger verspürt oder etwas entbehrt. Nach einiger
Zeit merkten die Patienten kaum noch, dass sie eigentlich
Diät lebten.

Die meisten jener Patienten, männliche wie weibliche,
wiesen eine – wie wir es nennen – zentrale Fettleibigkeit
auf, bei der sich das Fett vor allem rund um die Körpermitte ansammelt.

Wir messen das Verhältnis zwischen Taillen- und
Hüftumfang, um die Art der Fettleibigkeit eines Patienten
beurteilen zu können: Übersteigt der Taillenumfang den
Hüftumfang, ist das ein Warnzeichen für bereits beste-
hende oder für zukünftige Herzprobleme. Der Teil des
Körpers, an dem sich unsere Diät zuerst auswirkt, ist die

Taille – dort, wo meistens im mittleren Lebensalter Fett angelagert wird. Deshalb ist eine Reduzierung des Körpergewichts dort am deutlichsten spürbar. Nach nur etwa einer Woche Diät fühlten sich unsere Patienten schlanker und beweglicher. Das wirkte sehr ermutigend auf sie und vermittelte ihnen jene Begeisterung, die sie brauchten, um das Programm durchzuhalten.

Nachdem ich jahrelang misslungene Diäten verschrieben hatte, war ich von den jetzigen Ergebnissen begeistert.

Nach kurzer Zeit indessen erlebte ich eine weitere angenehme Überraschung. Wir erhielten immer öfter Anrufe und Berichte von Freunden und Bekannten unserer Patienten, die von der Diät gehört und sie ausprobiert hatten und nun mit Erfolg abnahmen. Wir stellten fest, dass unsere Patienten die Diät ihren Familien, Freunden und weitläufigen Verwandten empfohlen hatten. Über E-Mails verbreitete sich die Kunde davon wie ein Lauffeuer. Menschen, die überhaupt keine Herzprobleme hatten, selbst die jüngsten und flottesten Bewohner von South Beach erfuhren von der Diät, probierten sie aus und verloren ihre Kilos. Wir begannen nun, immer neu eingehende Fragen (in vielen Fällen per Ferngespräch) von Menschen zu beantworten, die wir nie gesehen hatten; die Leute erkundigten sich danach, was bei der Diät erlaubt und was nicht erlaubt ist, oder baten um Kochrezepte und gaben Geschichten vom schnellen, schmerzlosen Abnehmen zum Besten.

Dann begannen Reporter anzurufen. Man staunt, wie viel Raum dem Abnehmen in Zeitungen und Zeitschriften gewidmet wird. Das Abnehmen ist zu einem Zuschauersport geworden. Anfang 1999 erhielten wir einen Anruf vom Produzenten einer Nachrichtensendung beim örtlichen Fernsehsender. Man hatte dort von uns gehört und machte uns nun folgenden Vorschlag: Der Sender würde eine willkürlich zusammengestellte Gruppe aus Einwohnern von Miami Beach aufstellen, die abnehmen wollten, und diese Personen nach unserer Diät leben lassen. Die Nachrichtenprogramme um 18 Uhr und 23 Uhr würden dann einen ganzen Monat lang täglich über die Fortschritte der Probanden berichten. Wir waren von der Idee begeistert und hinsichtlich des Ergebnisses zuversichtlich.

Die Serie lief jeden Tag – in der Zeit, da anhand der Einschaltquote die Werbegebühren festgelegt werden. Hunderte Einwohner von Miami gingen auf diese Diät und nahmen ab. Auch für den Fernsehsender wurde es ein Erfolg – er gewann das Rennen um die höchste Einschaltquote und errang den ersten Platz unter den abendlichen Nachrichtensendungen, was zum Teil auf das Projekt der South-Beach-Diät zurückzuführen ist. Der Nachrichtenchef bezeichnete das als »einen gewaltigen Erfolg bei unseren Zuschauern« und berichtete von Hunderten Anrufen und E-Mails, in denen ihm Bitten um ein Exemplar des Diätplanes zugegangen waren. Die Serie über die South-Beach-Diät wurde von dem Sender dreimal als ganzjährige Veranstaltung ausgestrahlt. Unser Ernährungsprogramm wurde hier, im Süden der USA, zu einer richtiggehenden kommunalen Aktion. In Supermärkten wurden Broschüren mit Erläuterungen zur Diät und den entsprechenden Kochrezepten ausgegeben. Auch die Supermärkte berichteten über großes Interesse und gestiegene Umsätze bei den Waren, die wir für die Diät empfohlen hatten.

Ich habe bis heute viele Einladungen angenommen, auf Tagungen, bei denen Kardiologen und andere Mediziner Behandlungsmethoden einschließlich Prävention und Diät erörterten, über unsere Diät zu sprechen. Anfangs rechnete ich damit, dass man mich als Kardiologen auf mein ernährungswissenschaftliches Wissen hin rigoros in die Mangel nehmen würde. Stattdessen stellte sich heraus, dass die Diät wissenschaftlich begründet war. Die Tagungsteilnehmer begannen die Diät sogar an sich selbst auszuprobieren und teilten mir ihre Erfolge mit. Mithilfe der South-Beach-Diät nahmen so viele Ärzte ab und verbesserten ihre Blutwerte, dass das Ernährungsprogramm als eine Art »Ärzte-Diät« bekannt wurde.

Viele, die durch die Berichte im Fernsehen Bekanntschaft mit unserer Diät machten, waren in den Zwanziger- und Dreißigerjahren. Eine junge Frau mit rund 13 Kilo Übergewicht hatte seit sieben Jahren versucht schwanger zu werden. Sie probierte die Diät aus, nahm in nur wenigen Monaten ab und stellte dann fest, dass sie schwanger war. Wir waren zwar bereit, diese angenehme Wendung der Dinge uns als Verdienst anzurechnen, doch ich entdeckte erst etwa ein Jahr später, warum unsere Diät diese Schwangerschaft ermöglicht hatte. Es gibt einen Zustand, den man polyzystische Ovarien nennt und der bei jungen Frauen eine häufige Ursache von Zyklusstörungen und Unfruchtbarkeit ist. Er wird durch Insulinresistenz oder Prädiabetes hervorgerufen. Das Syndrom wurde mithilfe der Diät rückgängig gemacht, wodurch sich die Regelblutung der Patientin normalisierte und die

Schwangerschaft möglich wurde. Die Frau ist heute Mutter einer reizenden kleinen Tochter. Eine andere Frau, eine Unternehmerin, ebenfalls in den Dreißigerjahren, verordnete ihrer ganzen Firma unser Diätprogramm, und die Angestellten nahmen gemeinsam ab. Viele Krankenschwestern bei uns im Mount Sinai Medical Center haben sich mit der Diät vertraut gemacht und fast beiläufig begonnen, danach zu leben. Sie halten mich in den Gängen unseres Krankenhauses oftmals an, um mir das Neueste über ihre Gewichtsabnahme mitzuteilen.

Uns hat die Leichtigkeit ermutigt, mit der die Wirkungsprinzipien unseres Ernährungsprogramms zu verstehen und in die Praxis umzusetzen sind. Einer der Kameramänner vom Nachrichtenfernsehen beispielsweise berichtete uns, dass er allein anhand der Informationen, die er bei der Aufzeichnung meiner Interviews aufgeschnappt hatte, abgenommen hat. Vor einigen Jahren beschrieb ich praktisch aus dem Stegreif einem jungen Kollegen auf einer Medizinertagung die Grundsätze der Diät. Ein Jahr später erfuhr ich zu meiner angenehmen Überraschung, dass dieser Kollege auf der Grundlage meiner knappen Erläuterung mehr als 22,5 Kilo abgenommen hatte. Diese Erfahrungen besagen, dass dies zum Kennzeichen unserer Diät geworden ist: Die Grundlagen sind einfach zu erlernen und anzuwenden, und es gibt keine komplizierten Regeln oder Berechnungen.

Ein bewährtes System

Jetzt war es an der Zeit, unsere Ergebnisse in einem wissenschaftlichen Rahmen zu beurteilen. Wir verfolgten zunächst im Einzelnen die Ergebnisse der Gewichtskontrollen und Blutuntersuchungen bei 60 Patienten, die nach unserer Diät lebten. Die Resultate waren sehr ermutigend: Bei fast allen wurden Gewichtsabnahmen, niedrigere Triglyzerid- und LDL-Werte, höhere HDL-Werte und ein günstigeres Verhältnis zwischen Taillen- und Hüftumfang festgestellt. Ich trug diese ersten Erfahrungen auf einem Symposium des National Heart, Lung and Blood Institute (NHLBI) im Rahmen der jährlichen Tagung der American Heart Association vor. Der Direktor des NHLBI fungierte als Moderator der Zusammenkunft. Ich hatte zwar Erfahrung bei der Präsentation von Forschungsergebnissen auf solchen Tagungen, doch dabei ging es stets um mein Spezialgebiet, die Kardiografie. Jetzt befand ich mich außerhalb meines gewohnten Terrains und war ziemlich aufgeregt, weil ich einen Vortrag über Diät und Ernährung halten wollte. Ich fürchtete mit polemischen Fragen konfrontiert zu werden, bei denen vielleicht Dinge zutage kämen, die wir nicht berücksichtigt hatten. Die allererste Reaktion aus der Zuhörerschaft war indessen ein Glückwunsch zu meinem Mut, das Dogma der American Heart Association von der fettarmen Diät anzufechten. Es stellte sich heraus, dass viele der versammelten Kliniker mit der Empfehlung fettarmer, kohlenhydratreicher Diäten ebenfalls nur entmutigende Ergebnisse erzielt hatten. Ich war erleichtert und freudig erregt darüber, dass wir uns auf dem richtigen Weg befanden.

Wir führten dann eine Untersuchung durch, bei der unsere Diät der strengen »Step 2«-Diät der American Heart Association gegenübergestellt wurde. (Step 2 ersetzte die frühere, mildere Form der Diät.) Wir suchten nach dem Zufallsprinzip vierzig übergewichtige Freiwillige für beide Diäten aus; die eine Hälfte ernährte sich nach dem Programm der American Heart Association, die andere nach der South-Beach-Diät. Keiner der Teilnehmer wusste, von wem seine Diät stammte. Nach zwölf Wochen hatten fünf Patienten die Diät der American Heart Association, dagegen nur einer die South-Beach-Diät aufgegeben. Die Teilnehmer mit der South-Beach-Diät nahmen im Mittel 6,2 Kilo ab, also fast das Doppelte im Vergleich zu den durchschnittlich 3,4 Kilo, die die Personen aus der anderen Gruppe verloren hatten. Unsere Patienten wiesen zudem einen stärker verringerten Quotienten aus Taillen- und Hüftumfang auf, was auf eine echte Verminderung der Gefahr für das Herz schließen ließ. Bei den Patienten mit der South-Beach-Diät sanken die Triglyzeridwerte deutlich, und das Verhältnis von »gutem« zu »schlechtem« Cholesterin verbesserte sich stärker als bei den Teilnehmern mit der Diät der American Heart Association. Wir stellten diese Studie bei der jährlichen nationalen Tagung des American College of Cardiology vor, wo sie gut aufgenommen wurde. Wir sind seit dem Tag, da ich beschloss, Testperson Nummer eins für die South-Beach-Diät zu werden, ein gutes Stück vorangekommen.

An dieser Stelle bot sich der nächste Schritt praktisch von selbst an: Es war an der Zeit, alles, was wir gelernt hatten, in ein Buch zu packen und das, was sich hier getan hatte, überall im Land möglich zu machen.

Meine South-Beach-Diät

Michael A.: Ich habe in vier 4 Monaten 16 Kilo abgenommen.

Ich habe mit dieser Diät angefangen, weil meine Mutter bei uns in den örtlichen Fernsehnachrichten einen Beitrag darüber gesehen hat. Sie ist herzkrank und machte sich Sorgen über meine Gesundheit – ich war zu der Zeit 36 und wog etwa 113 Kilo. Deshalb vereinbarte sie als Vatertagsgeschenk für mich einen Arzttermin bei der Ernährungsberaterin des Mount Sinai Hospital.

Meine Schwäche beim Essen war die Menge. Ich bin kein großer Liebhaber von Süßigkeiten. Ich trinke ein paar Bier, vor allem am Wochenende. Darauf zu verzichten war hart. Zum Frühstück habe ich nie etwas gegessen, nur Kaffee getrunken. Zu Mittag habe ich einen Salat oder Pasta gegessen. Aber ich habe den ganzen Tag kleine Happen gegessen – ich aß alles, was ins Büro gebracht wurde. Gebackene oder gekochte Speckschwarten. Backwaren. Und ein normales Abendbrot – irgendeine Art Fleisch oder Fisch mit Kartoffeln oder Reis oder Teigwaren. Eine Menge kohlenhydratreicher Nahrungsmittel. Von allem aber große Portionen.

Noch schlimmer war es am Wochenende – ich ging vielleicht Freitag, Sonnabend und Sonntag zum Essen aus, und ich bestellte zum Abendbrot ein oder zwei Drinks. Und das Essen im Restaurant ist normalerweise nicht das gesündeste, was es gibt. Ich habe auch überhaupt keinen Sport getrieben.

Als ich zu der Ernährungsberaterin kam, sagte sie mir, meine Gewohnheiten wären nicht gerade großartig, aber auch nicht so schlimm. Es läge an der Zusammenstellung des Essens und an der Menge und an der Tatsache, dass ich keinen Sport treibe. Ich hatte schon vorher Diäten ausprobiert und auch abgenommen. Einmal habe ich eine Diät vier Monate lang durchgehalten. Aber als ich damit aufhörte, kamen alle die Kilos wieder zurück.

Vor rund einem Jahr, als ich mehr wog als jemals zuvor, machte ich schließlich diese Diät. Ich war dort angekommen, wo meine Sachen nicht mehr passten, und ich weigerte mich einfach, loszugehen und mir alles neu zu kaufen.

Das war damals, als meine Mutter mir den Besuch bei der Ernährungsberaterin schenkte.

Die ersten Tage waren gar nicht schlecht. Die Ernährungsberaterin erklärte mir die erste, strenge Phase der Diät, und ich sagte, ich könnte mich zwei oder vier Wochen lang daran halten. Ich bin ein wahrer Fleischesser. Deshalb ging es mir in der ersten Phase, die einem unbegrenzte Mengen magerer Proteine erlaubt, gut. Was ich an Kohlenhydraten aufgab, setzte ich an Fleisch zu; deshalb war ich nicht hungrig. Eier zum Frühstück mit etwas Schinken drin. Wegen des Fettgehalts sollte ich auf die Halb-und-Halbmischung bei meinem Kaffee verzichten; ich probierte deshalb die kohlenhydratfreien und milchfreien Kaffeeweißer. Ohne Milch kam ich aber eben nicht aus. Ich sagte der Beraterin, dass ich diese eine Sache nicht weglassen könnte und dann eben nur wenig nehmen würde.

Damit kam ich einigermaßen gut bis zum Mittagessen hin, das aus einem kleinen Salat mit einer anständigen Portion Schinken-, Puten- oder Hähnchenfleischstreifen bestand. Nachmittags hatte ich Hunger und aß deshalb einen Happen fettarmen Käse. Ich trank eine Menge Wasser. Zum Abendbrot gab es Hähnchenbrust oder gegrilltes Steak. Und das war's so ziemlich. Eine kleine Portion Gemüse, aber nicht viel. Ich habe die ganze Zeit wirklich versucht, die Kohlenhydrate wegzulassen. Die ersten vier Wochen überhaupt kein Obst. Nur Wasser zu trinken. In dieser Zeit begann ich auch Sport zu treiben. Drei- oder viermal in der Woche auf einem Laufband hier zu Hause, jedes Mal 30 bis 40 Minuten.

Am Wochenende aß ich genauso wie an den Wochentagen. Wenn ich in ein Restaurant ging, bestellte ich mir einen kleinen Salat mit fettarmer Salatsauce und dann ein Steak. Kein Bier, keinen Alkohol, kein Dessert, keine gebackene Kartoffel, keinen Reis. Ich habe die Anfangsphase vier anstatt der empfohlenen zwei Wochen ausgehalten, weil ich das sehr einfach fand und weil ich Ergebnisse sah. Der 4. Juli (Nationalfeiertag der USA) fiel in die erste Woche meiner Diät. Wir hatten Besuch, und alle aßen und tranken alle möglichen guten Sachen. Aber ich habe mich an meine Diät gehalten.

Nach diesem ersten Monat nahm ich nach und nach wieder Kohlenhydrate mit niedrigem glykämischem Index in meinen Speiseplan auf, die den Blutzuckerspiegel nicht übermäßig ansteigen lassen. Ich aß größere Salatportionen und auch wieder etwas Obst, das mir wirklich gefehlt hatte. Ich aß einen Apfel oder eine Birne nach dem Mittagessen. In unserem Lebensmittelgeschäft, in der Abteilung für gesunde Ernährung, fand ich ein Vollkornbrot. Es enthielt nur sehr wenig Kohlenhydrate, und ich aß einige Tage statt Salat ein Sandwich davon. Im Sommer hatte ich Urlaub, und es ging mir gut. Ich habe mich so ziemlich an meine Diät gehalten, habe nicht zugenommen, aber auch nicht abgenommen. Als ich nach Hause zurückkam, begann ich wieder mit der strengen Phase und trieb auch Sport. Beim nächsten Termin mit der Ernährungsberaterin erweiterten wir den Speiseplan um ein paar Dinge wie Süßkartoffeln, Wildreis, teilgeschälten Reis, Eierkürbis, Bohnen und Hülsenfrüchte.

Nach etwa vier Monaten hatte ich 16 Kilo abgenommen: Mein anfängliches Ziel war eine zehnprozentige Gewichtsreduzierung in sechs Monaten gewesen. Ich erreichte es in vier Monaten. Mein nächstes Ziel waren noch einmal zehn Prozent, sodass ich dann insgesamt rund 22 Kilo abgenommen hätte. Vom Erntedankfest Ende November bis Neujahr hielt ich mich eigentlich nicht sehr streng an die Diät. Mir ging es immer noch gut. Über die Feiertage nahm ich schließlich rund 3 Kilo zu. Im Januar dann wieder auf Diät – strenge Phase – und Sport.

Ich bin jetzt schon fast acht Monate auf Diät. Ich habe noch nie so lange durchgehalten. Ich finde, sie ist auch nicht schwer. Man kann sie im Urlaub und auch dann einhalten, wenn man auswärts isst. Man braucht nur ein bisschen Disziplin und Willenskraft. Wenn die Leute um mich herum mit ihrem Dessert anfangen, koste ich hin und wieder auch einen Löffel davon, aber ich esse keine ganze Nachspeise allein.

Ich muss noch 7 oder 9 Kilo runterkriegen. Ich bin sicher, dass ich das mit etwas Sport und der Diät in diesem Jahr noch schaffe.

6. Wieder Brot

Wenn Sie die zwei Wochen der Phase I durchgehalten und sich von Ihrer Zuckersucht befreit haben, sind Sie so weit, dass Sie allmählich mehr Kohlenhydrate in Ihre Ernährung aufnehmen können. Zu der Zeit ist das Insulinresistenz-Syndrom verschwunden. Auch der Heißhunger auf Zucker und Stärken ist faktisch nicht mehr da. Sie fangen neu an.

Man könnte meinen, das Schwierige an der Diät sei, die betreffenden Personen davon abzuhalten, zu rasch zu viele Kohlenhydrate mit hohem glykämischem Index wieder in ihren Speiseplan aufzunehmen, doch für gewöhnlich geschieht das Gegenteil: Die Patienten zögern, den Schutz der Phase I zu verlassen und langsam wieder die Nahrungsmittel zu essen, durch die sie überhaupt erst übergewichtig geworden sind. Warum sollte ich wieder Brot oder Reis essen wollen, wenn gerade diese Sachen mich dick gemacht haben? Ich möchte all das Nützliche, das ich gerade getan habe, nicht wieder zunichtemachen. Ich will meinen Gewichtsverlust bestimmt nicht verlangsamen.

Es gibt dennoch mehrere gute Gründe dafür, sich mehr Kohlenhydrate zu gönnen. Erstens sind viele davon, besonders die Kohlenhydrate im Obst, gut für Sie. Selbst Brot ist günstig für Ihre Ernährung, wenn Sie eine Vollkornbrotsorte wählen. Für Diät Lebende ist auch wichtig, dass sie ihr Essen genauso genießen wie bisher und aus einem abwechslungsreichen Angebot an Speisen und Zutaten wählen können. Die Menschen essen gern, und Sie können dieser Leidenschaft selbst dann frönen, wenn Sie nicht alles, was Sie möchten, mit sorgloser Hemmungslosigkeit verspeisen dürfen.

Natürlich nehmen wir die Kohlenhydrate mit höherem glykämischem Index nur langsam wieder auf. In der Regel empfehlen wir mit einem Stück Obst pro Tag zu beginnen, das keine starke Erhöhung des Blutzuckerspiegels verursacht. Geeignet dafür sind Äpfel – ihr glykämischer Index ist niedrig, und ihre Schale enthält viele nützliche Faserstoffe. Eine gute und sichere Wahl sind auch Pampelmusen, ebenso Beeren und Netzmelone.

Auf dieser Stufe empfehlen wir unseren Patienten allerdings, das Obst nicht zum Frühstück zu verzehren. Wird Obst als Erstes am Tage verzehrt, verursacht es mitunter einen größeren Insulinausstoß, der das Verlangen nach mehr auslöst. Obst mit allem Drum und Dran hat zwar viele Faserstoffe, doch es enthält auch beträchtliche Mengen Fructose, also Fruchtzucker. Heben Sie es sich deshalb als Nachspeise zum Mittag- oder Abendessen auf.

Ein weiterer Kohlenhydratlieferant, der in den ersten Tagen der Phase II wieder in den Speiseplan aufgenommen werden kann, ist Getreide, etwas, das entweder kalt gegessen wird wie Cornflakes mit zusätzlichen Ballaststoffen oder echte Hafergrütze (kein Instanterzeugnis). (Die South-Beach-Diät verlangt von Ihnen nicht, Ihre Nahrungsmittel abzuwiegen. Doch wir raten den Diät Lebenden, die wieder Reis essen möchten, sich dabei auf tennisballgroße Portionen zu beschränken. Suchen Sie sich im Supermarkt auch nicht gerade die größten Kartoffeln aus.)

Mögen Sie Haferkleie, empfehlen wir Ihnen auf jeden Fall, sie mit einem Zuckeraustauschstoff und entrahmter Milch zu essen. Die Zugabe eines Eies, das Protein und gute Fette enthält, verlangsamt die Aufnahme der Kohlenhydrate.

Möchten Sie die neuen Kohlenhydratlieferanten nicht zum Frühstück, sondern zur Abendmahlzeit zu sich nehmen, können Sie ohne Bedenken eine Scheibe Vollkornbrot essen. Damit richten Sie keinen Schaden an. Brot zum Frühstück und am Abend dürfen Sie allerdings nicht haben – zumindest am Anfang nicht. Wollen Sie gefahrlos wieder mehr Kohlenhydrate in Ihre Ernährung aufnehmen, tun Sie das allmählich und achtsam. Das Ziel ist, wieder mehr Kohlenhydrate zu verzehren und dennoch weiter abzunehmen. Fügen Sie am Tag einen Apfel und eine Scheibe Brot hinzu und nehmen dabei noch immer ab, ist das prima. Versuchen Sie es mit einem Apfel und zwei Scheiben Brot sowie einer Banane täglich und stellen fest, dass die Gewichtsreduzierung stockt, sind Sie zu weit gegangen. Dann ist es an der Zeit, zu verzichten oder einige andere Kohlenhydrate auszuprobieren und die Ergebnisse zu kontrollieren.

Auf diese behutsame Weise gehen Sie vor, solange Sie sich in Phase II der Diät befinden; Sie essen die meisten nützlichen Kohlenhydrate und beobachten deren Wirkung auf Ihren Körper. Ich spreche hier nicht davon, dass Sie sich jeden Tag auf die Waage stellen sollen. Ich bin eigentlich dagegen, denn Sie merken es meistens von selbst, wenn Sie zugenommen haben, und wenn nicht, dann sagen es Ihnen Ihre Kleidungsstücke. Achten Sie auch auf Nahrungsmittel, die den Heißhunger verstärken. Jeder Mensch erlebt diese Phase anders. Manche können einmal in der Woche Teigwaren essen, ohne dass es für sie nachteilige Auswirkungen hätte. Andere müssen Nudeln meiden, dürfen sich dafür aber eine Süßkartoffel gönnen. Da wir eine Diät anstreben, die flexibel und auf Ihren Geschmack und Ihre Gewohnheiten anwendbar ist, müssen Sie diese Dynamik für sich selber ausknobeln. Unser Ziel ist, Ihnen zu einer Diät voller Nahrungsmittel zu verhelfen, die Sie gern essen. Diese Regeln genügen für Sie, um Ihre eigene Variante des Ernährungsplans zu erarbeiten.

Wir haben festgestellt, dass die erfolgreichsten Diätpatienten diejenigen sind, die jedes erdenkliche Kochrezept ausprobieren und alle erlaubten Nahrungsmittel und Zutaten ausnutzen. Sie verwenden Kräuter und Gewürze auf unkonventionelle Weise – vor allem die intensiver schmeckenden wie beispielsweise Meerrettich, scharfer Paprika, Knoblauch, Zimt und Muskat. Einer unserer Patienten erfand eine Suppe, in der alle Blattgemüse vorkommen, die er finden konnte.

Der Feind der Diät ist die Langeweile. Sie verleitet die Leute dazu, wieder zu ihren alten Gewohnheiten zurückzukehren. Deshalb ist es in jedem Stadium das Beste, die Diät so lebendig und abwechslungsreich wie nur möglich zu gestalten.

Die wirksamste Strategie zum Erreichen Ihrer Ziele ist die, kreative Ersatzlösungen zu nutzen. Das ist eine Säule dieser Diät – ungünstige Kohlenhydrate durch günstige zu ersetzen, damit Sie schließlich die Dinge essen, die Sie mögen, nur eben etwas anders.

Wir haben bereits über die Grundnahrungsmittel gesprochen –Vollkornbrot statt Weißbrot, Süßkartoffeln statt Kartoffeln, teilgeschälter Reis oder Wildreis statt Weißreis sowie Vollkornteigwaren. Dieser Austausch der Lebensmittel wird viel dazu beitragen, dass diese Diät für Sie effektiv ist. Doch es gibt noch eine ganze Menge anderer Tricks.

Hier ist ein toller Kniff, mit dem sich das Kartoffelpüree ersetzen lässt, das jeder mag und das natürlich der absolute Diätbrecher ist. Dämpfen Sie anstelle der Kartoffeln etwas Blumenkohl – ob frisch oder tiefgekühlt, ist gleich. (Sie können ihn auch in der Mikrowelle garen.) Ist der Blumenkohl weich, pürieren Sie ihn und geben etwas flüssigen Butterersatz zu. Er schmeckt hervorragend und enthält keine schlechten trans-Fettsäuren. Rühren Sie dann etwas Kaffeeweißer unter, der ebenfalls gut schmeckt und gesund ist. Geben Sie noch Salz und Pfeffer nach Geschmack zu, und Sie haben etwas, das wirklich jederzeit mit echtem Kartoffelpüree mithalten kann.

Als wir mit unserer Diät anfingen, noch ehe der Trend der »Wrap-Sandwiches« durch die Restaurants gerauscht war, brachten wir unsere Patienten mit einigem Erfolg dazu, ihr Brot durch Salatblätter zu ersetzen. Sie nahmen den Sandwichbelag – Fleisch oder Fisch, Käse, Gemüse und sogar Gewürzmischungen – und wickelten ihn in knackige Kopfsalatblätter ein. Zu ihrer Überraschung stellten sie fest, dass das Brot gar kein so wichtiger Bestandteil eines Sandwiches ist, wie sie bis dahin gedacht hatten. Es war der Belag, der so gut schmeckte und ihren Hunger viel mehr stillte als das Brot. Wir empfahlen auch eine Menge Zubereitungen aus den Fünfziger- jahren, bei denen ein Lebensmittel mit einem anderen gefüllt wurde – beispielsweise mit Thunfischsalat gefüllte Tomaten. Wir ließen das unsere Patienten mit allem mög- lichen Gemüse probieren, das groß und fest genug war, um einer solchen Behandlung standzuhalten. Die großen Favoriten waren gefüllte Auberginen, Zucchini und Arti- schocken.

Wir versuchten es auch mit einigen Tricks für das Dessert. Menschen, die Schokolade mögen, essen sie fast immer auch in großen Mengen. Sie wissen indessen nicht, wie befriedigend selbst kleinere Rationen sein können. Probieren Sie einmal anstelle eines großen Scho- kodesserts in dunkle Schokolade (die weniger Zucker als Milchschokolade enthält) gestippte Erdbeeren. Einige Früchte genügen, und Sie sind befriedigt. In Wirklich- keit aber haben Sie nur eine relativ kleine Menge Schoko- lade verzehrt und dazu ein ganzes bisschen mehr Obst. Manchen Patienten empfahlen wir auch, in Scheiben geschnittene Bananen einzufrieren und die Scheiben dann in eine zuckerfreie Schokoladensauce zu tunken. Das macht – wiederum mit nur wenig Schokolade – jede Naschkatze zufrieden, die auf Süßigkeiten aus ist.

Mit der Strategie des Austauschens können Sie auch weiterhin Dinge essen, die einschließlich einiger der hier aufgeführten Köstlichkeiten von anderen Diätpro- grammen für immer und ewig verbannt würden. Zu- nächst jedoch müssen Sie genau wissen, welche Zutaten einen Austausch erfordern. Statt hemmend zu wirken, können die folgenden Nahrungsmittel und Nahrungsmittelkombinationen mit einigen Abänderungen Ihre Bemühungen um die Abnahme Ihres Körpergewichts unterstützen.

Eier mit Frühstücksspeck

Selbst in der neueren Zeit könnte man nach der vorherrschenden Auffassung mit einem Blick auf das klassische amerikanische Frühstück aus Eiern, Frühstücksspeck, Bratkartoffeln, Toast, Orangensaft und Kaffee sofort die ungesunden Bestandteile – die Eier (Cholesterin), der Frühstücksspeck (Fett) und der Kaffee (Koffein) – von dem, was für Sie gut ist – die Kartoffeln (ein Gemüse), das Brot (es gibt nichts bekömmlicheres als Toast, nicht wahr?) und der O-Saft (all das Vitamin C darin), unterscheiden.

Ausgehend von unserem heutigen Wissen ist diese Ansicht natürlich falsch. Gerade das empfinden selbst Ärzte so überaus enttäuschend an der Wissenschaft: Was man heute als gut lobpreist, kann morgen schon als schlecht verdammt werden und umgekehrt. Es ist nicht unbedingt so, dass wir vorher im Irrtum waren und jetzt recht haben. Unser Wissen wächst nur ständig, und bei diesem Prozess müssen wir mitunter umlernen und das vergessen, was wir für zuvor richtig hielten.

Das Frühstück ist ein gutes Beispiel dafür. In der Zeit vor dem Zweiten Weltkrieg galten Eier mit ihrem hohen Gehalt an Protein und anderen Nährstoffen als gesund. Dann, zu Beginn der Siebzigerjahre, als die Ärzte erstmals die schädlichen Auswirkungen des Cholesterins unter suchten, erklärte man Eier plötzlich zu großen Misse-täter. Man riet uns, den Verbrauch auf wöchentlich zwei oder drei Stück zu beschränken und überhaupt keine Eier zu essen, wenn man einen zu hohen Cholesterinspiegel hatte.

Wegen seines Gehalts an Fetten mit vorwiegend gesät-tigten Fettsäuren und an chemischen Stoffen, die zum Haltbarmachen des Fleisches verwendet wurden, stellte man auch Frühstücksspeck nicht nur als schlecht, son-dern als giftig hin. Um Kohlenhydratlieferanten als eine Kategorie der Nahrungsmittel machten wir uns keine Sorgen, und erst recht nicht um Orangensaft, der zu ei-nem beliebten Gesundheitstrunk wurde.

Wir wissen heute, dass Eier ganz ausgezeichnete Nah-rungsmittel sind; es hat sich herausgestellt, dass sie die Werte beider Cholesterinarten erhöhen, die des »guten« wie des »schlechten«, und dass sie das Verhältnis zwi-schen beiden nicht nachteilig beeinflussen; das ist der Fakt, der wirklich zählt. Eigelb enthält natürliches Vitamin E, ein wichtiges Antioxydans, das die Vorbeugung gegen Krebs und Herzleiden unterstützt.

Selbst Frühstücksspeck ist nicht so schlimm, solange Sie es damit nicht übertreiben. Mit der gleichen Ein-schränkung ist auch der Kaffee akzeptabel.

Der Rest des Frühstücks muss allerdings verschwinden. Die Bratkartoffeln? Wir haben bereits darüber gespro-chen, wie hoch der glykämische Index von Kartoffeln ist. Und in kleine Stücke geschnitten, gibt dieses Nahrungs-mittel seine Zucker und Stärken rascher ab. Nehmen Sie eine Kartoffel, schneiden Sie sie in Scheiben und frittieren Sie diese in irgendeinem ungesunden Öl – es schmeckt großartig, wirkt sich auf die chemische Zusammensetzung Ihres Blutes jedoch verheerend aus.

Das Toastbrot? Sie wissen inzwischen, wie schlecht weißes Brot für jeden ist, der abnehmen will. Jede Scheibe davon ist schlimmer als ein Esslöffel Haushaltzucker. Wird auf dem Etikett damit geprahlt, dass das Brot »angereichert« ist, haben Sie wirklich ein Problem, denn die Hersteller geben zusätzliche Nährstoffe nur deshalb zu, weil die natürlichen Nährstoffe im Weizen zusammen mit den Faserstoffen entfernt worden sind. Die Menschen heute meinen klug zu handeln, wenn sie sich Vollkorn- oder Roggentoast bestellen. Hier feiern Absatzpolitik und Kennzeichnung der Waren einen weiteren Triumph, denn schon der Begriff »Vollkornmehl« ist nahezu bedeutungslos. Das Brot enthält vielleicht mehr Nährstoffe, doch das Mehl ist noch immer stark raffiniert. Ein solches Etikett bedeutet nicht, dass Sie das ganze Weizenkorn mit seinen Faserstoffen bekommen, wie es sein sollte – das haben Sie nur bei Weizenschrotbrot.

Haben Sie sich aus gesundheitlichen Gründen dazu entschlossen, Ihren Toast mit Konfitüre anstatt mit Butter zu bestreichen? Das Problem bei diesem Entschluss ist, dass die meisten Konfitüren mit Zucker überladen sind. Butter (in Maßen) wäre wirklich besser für Sie, da das Fett die Absorption der im Brot enthaltenen Kohlenhydrate verlangsamt. Es gibt sicherlich bessere Sachen als Butter, die man aufs Brot essen kann, doch Konfitüre gehört nicht dazu.

Wie steht es um den Orangensaft? Handelt es sich um Saft, der denaturiert ist und im Karton verkauft wird, könnten Sie auch Cola trinken und wären nicht schlechter dran. Orangensaft enthält gute Nährstoffe, doch die bekommen Sie auf vielerlei Weise, ohne all den nutzlosen Zucker zu sich zu nehmen, der in denaturiertem Saft enthalten ist. Frisch gepresster Saft ist etwas besser, da die enthaltenen Faserstoffe – das Fruchtfleisch – die Absorption der Fructose verlangsamen. Wir neigen zu der Annahme, dass die Süße von Obst und von, sagen wir, gekochten Süßigkeiten zwei gänzlich verschiedene Dinge sind, doch das ist nicht der Fall. Jeder Geschmack, den wir als süß bezeichnen, rührt von Zuckern her. Fructose, der in Obst enthaltene Zucker, hat in der Tat einen niedrigeren glykämischen Index als Haushaltzucker. Mit Faserstoffen gemischt, ist Fruchtzucker akzeptabel. Ohne die Faserstoffe kann er für Ihre Diät nachteilig sein. Verzehren Sie also lieber die ganze Frucht, statt nur den Saft zu trinken.

Können Sie Ihr Lieblingsfrühstück genießen und sich dennoch an die South- Beach-Diät halten? Ja, mit einigen Einschränkungen.

Bereiten Sie die Eier auf gesunde Weise zu und kochen oder pochieren Sie sie. Sollen die Eier gebraten werden, verwenden Sie dazu lieber einen Spritzer Soja-, Raps- oder Olivenöl anstelle von Butter oder Margarine.

Nehmen Sie nach Möglichkeit nicht den üblichen Frühstücksspeck, sondern mageren – er enthält weniger Fett mit vorwiegend gesättigten Fettsäuren und mehr Protein als die herkömmliche Sorte.

Die Kartoffeln müssen verschwinden; sie können keinesfalls in die Diät hinübergerettet werden. Doch sie lassen sich durch Getreide, insbesondere durch Haferflocken ersetzen, die eine Menge Ballaststoffe enthalten und auch günstig für den Cholesterinspiegel sind. Meiden Sie jedoch Instant-Hafergrütze; sie enthält weniger Faserstoffe und mehr ungünstige Kohlenhydrate. Kaufen Sie die Sorte, die man einige Minuten lang kochen muss – je gröber, umso besser – und verwenden Sie einen Zuckeraustauschstoff und (falls gewünscht) entrahmte Milch. Haferflocken sind vielleicht kein gleichwertiger, doch immerhin ein akzeptabler Tausch für die guten hausgemachten Pommes frites. Ein paar Opfer müssen eben gebracht werden.

Falls Sie den Orangengeschmack zu sehr mögen, als dass Sie darauf verzichten könnten, essen Sie die ganze Frucht. Auf diese Weise nehmen Sie Saft, Fruchtfleisch, Ballaststoffe, Nährstoffe und Vitamin C – das ganze Paket, wie es von Natur aus vorgesehen ist, zu sich. Ich wette, Sie verzehren nicht mehr als drei oder vier Apfelsinen zu einer Mahlzeit, so wie es der Fall ist, wenn Sie ein großes Glas Saft trinken.

Sie können eine Scheibe Vollkorntoast mit etwas herzgesundem Brotaufstrich essen. Die Molkereiabteilungen der meisten Supermärkte bieten verschiedene gute Aufstriche dieser Art an. Es handelt sich hierbei nicht um die althergebrachten Margarinesorten mit jenen schlechten Trans-Fettsäuren, die Ihr Herz-Kreislauf-System schädigen können.

Auch gegen den Kaffee ist nichts zu sagen, wenn Sie ihn (falls gewünscht) mit teilentrahmter Milch und einem Zuckeraustauschstoff trinken.

Ein klassisches Frühstück in den USA besteht aus Muffins, Eiern und Frühstücksspeck. Bei dieser Speise muss sich der Esser mit dem schlechten, »gesättigten«

Fett im Frühstücksspeck begnügen. Der Fleischanteil hingegen ist so gering, dass er einem keine wirklich großen Sorgen bereitet, wenn man nicht zwei Stück am Tag isst. Was das Ei selbst angeht – es ist wahrscheinlich nicht im gesündesten Fett gegart, doch es enthält gutes Protein sowie Nährstoffe ohne gefährliche Mengen »schlechten« Cholesterols, und deshalb ist auch das Ei zulässig. Das größte Problem verbirgt sich natürlich in den stark denaturierten Kohlenhydraten des Muffins aus weißem Mehl. Nehmen Sie das samt Kartoffeln und Fruchtsaft zu sich, beginnen Sie den Tag mit einer Last, die einen hohen glykämischen Index hat, und haben so die Gewähr, dass noch vor der Mittagszeit der Heißhunger auf mehr Kohlenhydrate erwacht.

Ein Fast-Food-Restaurant ist kein Warenhaus für gesunde Ernährung, aber andererseits hat auch keiner, der dort isst, einen falschen Eindruck von diesen Restaurants. Wenn Sie schon sündigen müssen, dann werfen Sie entweder das ganze Muffin weg und essen den Rest mit der Gabel oder bestellen sich ein Frühstück aus Rühreiern mit Bacon und verzichten auf die Kartoffeln und den Saft.

Banana Split

Banana Split scheint, was Süßspeisen angeht, gesund und bekömmlich zu sein, doch dieser Nachtisch ist ein Killer. Die Banane gehört zwar zum Obst, doch sie hat wie die meisten Südfrüchte einen ziemlich hohen glykämischen Index, der fast an den von Ananas oder Mango heranreicht. Wir müssen sie deshalb durch Erdbeeren,

Heidelbeeren oder Himbeeren ersetzen, die zu Eis genauso gut passen. Geben Sie außer dem Obst noch ein paar Nüsse zu; nehmen Sie jedoch nicht die in süßen Sirup eingelegten, sondern rohe Walnüsse, Mandeln, Paranüsse oder Erdnüsse. Sie tun Ihnen gut, geben dem Nachtisch etwas Fülle und reichern ihn mit günstigen Fetten an.

Was die Eiscreme selbst betrifft, können Sie nicht viel verändern. Sie enthält zwar jede Menge Zucker, der kein Förderer irgendeiner Diät ist. Doch sie enthält auch viel Fett, was bedeutet, dass sie sofort Ihren Hunger stillt. Außerdem leben Sie dann nicht mit der falschen Vorstellung, diszipliniert gewesen zu sein, und glauben wahrscheinlich nicht, dass Sie morgen Abend noch mehr verdient haben.

Der Verzehr von fettarmer Eiscreme oder gefrorenem Joghurt dagegen hat keinen dieser Vorteile; das Fett ist hier durch Zucker ersetzt, und so ist diese Variante eigentlich schlechter für Ihre Diät, ist nicht so befriedigend wie das »echte« Eis, und Sie reden sich vielleicht noch ein, tugendhaft gewesen zu sein. Wenn Sie die Regeln schon brechen, dann sollten Sie sich dessen wenigstens bewusst sein.

Cheeseburger

Vielleicht ist das der Höhepunkt der amerikanischen Küche – ein Cheeseburger, Pommes frites und eine Cola. Sie können nicht leugnen, dass das schmeckt, und dank den Fast-Food-Imperien, die wir aufgebaut haben, ist das die unkomplizierteste Mahlzeit, die man in der Geschichte des Essens je bekommen hat. Es ist auch das problematischste Mahl, wenn auch nicht aus den Gründen, die man Sie glauben gemacht hat.

Der durchschnittliche Fast-Food-Hamburger selbst ist wegen seines hohen Gehalts an Fett mit vorwiegend gesättigten Fettsäuren und dem Bratfett, in dem er gegart wird, so etwas wie ein gesundheitliches Risiko. Täglich einen Hamburger zu essen ist wirklich eine schlechte Gewohnheit, doch als gelegentliche Mahlzeit kann man ihn durchaus in der South-Beach-Diät unterbringen. Wenn Sie jedoch stattdessen einen Hamburger in einem Restaurant der gehobenen Klasse oder noch besser zu Hause essen, ist das gleich etwas anderes. Sie können eine solche Frikadelle aus einem guten Stück Fleisch wie etwa Roastbeef zubereiten, das viel magerer als das herkömmliche Rinderhackfleisch ist.

Aber worauf servieren Sie den Hamburger? Das übliche weiße Brötchen ist nichts als Zucker. Das Ganze wird nur verbessert, indem Sie die obere Hälfte wegwerfen und Ihre Mahlzeit mit Messer und Gabel essen. Noch besser ist es, die Frikadelle auf einer Vollkorn-Pitta oder auf Sauerteigbrot statt auf einem Brötchen zu verzehren. Sauerteigbrot ist zwar kein Vollkornerzeugnis, doch es hat eine andere Qualität, die seinen glykämischen Index herabsetzt: Es ist sauer. Säure verlangsamt den Durchlauf der Nahrung vom Magen in den Dünndarm; das bedeutet insgesamt eine langsamere Verdauung und ein langsameres Anwachsen und später langsameres Absinken des Blutzuckerspiegels.

Am allerbesten ist es, wenn Sie ausprobieren, ob Sie auf das Brötchen zum Hamburger auch verzichten können.

Als Nächstes muss das Ketchup weg; selbst wenn Sie nicht viel davon nehmen, enthält es doch jede Menge Zucker. Tomatenscheiben sind sehr gut. Kopfsalat, Pickles und Zwiebeln sind ideal. Senf ist großartig, auch Mayonnaise, wenn Sie es nicht übertreiben. Denken Sie daran, nicht die fettarme, sondern die normale Mayonnaise zu nehmen. Normale Mayonnaise enthält viel Fett, das aber vorwiegend Sojaöl, also gutes Fett ist. Salsa-Sauce, scharfe Gewürzsauce und Steak-Sauce sind auch alle sehr gut.

Die Pommes frites mit ihrer Stärke, aber auch mit den ungünstigen Fetten, in denen sie zubereitet werden, sabotieren die Diät. In manchen Restaurants werden sie zur Geschmacksverbesserung in Schweineschmalz gegart, was die Gefahr nur noch erhöht. Selbst Chips sind da eine klügere Wahl. Noch besser sind frittierte Süßkartoffeln, die in Öl mit einfach ungesättigten Fettsäuren ausgebacken wurden.

Am allerbesten ist es natürlich, Sie verzehren überhaupt ein anderes Gemüse wie etwa einen Salat. Wenn Sie allerdings ab und zu Ihre Kartoffeln haben müssen, suchen Sie nicht die größten aus.

Der andere gefährliche Bestandteil dieses Dreigespanns, die Cola, muss natürlich allermindestens durch ein Diätgetränk ersetzt werden, wenn Sie es nicht mit Wasser allein aushalten.

Ersetzen Sie Ihre typische Mahlzeit aus Cheeseburger, Pommes frites und Cola durch einen Hamburger ohne Brotdeckel (nehmen Sie die obere Brötchenhälfte ab), einen Salat ohne Käse und ein Diätgetränk, und der Anteil der Kohlenhydrate verringert sich deutlich.

Ein Sandwich mit Erdnussbutter und Konfitüre

Der am wenigsten schädliche Teil dieses Klassikers ist in den USA natürlich die Erdnussbutter. Sie ist ein guter Lieferant von Fett mit einfach ungesättigten Fettsäuren und enthält auch Resveratrol, dieselbe phytochemische Substanz, die Rotwein eine schützende Wirkung gegen Herz- und Krebserkrankungen verleiht.

Mit der Erdnussbutter nimmt man auch Folsäure auf, die zur Umwandlung von Homozystein beiträgt. (Homozystein ist ein Nebenprodukt des Eiweißstoffwechsels, das ansonsten das Herz-Kreislauf-System schädigen kann.)

Nachteilig bei industriell hergestellter Erdnussbutter ist allerdings, dass dem Produkt mitunter Fette mit vorwiegend gesättigten Fettsäuren und Zucker zugegeben werden.

Am besten kommen Sie davon, wenn Sie naturreine Erdnussbutter verwenden. Konfitüre zu essen ist das Gleiche, wie reinen Zucker direkt aus der Zuckerdose zu naschen; selbst zusammen mit Erdnussbutter lässt sie Ihre Bauchspeicheldrüse vor Schreck mehr Insulin produzieren, als gesund ist.

Und das Brot, das Sie zweifellos zu alledem essen, ist das übliche Weißbrot aus dem Supermarkt – das Schlimmste, was es dort gibt. Alles in allem ist dieses Sandwich eher ein Nachtisch als irgendetwas anderes. Das Beste ist naturreine Erdnussbutter auf Fladenbrot oder Sauerteigbrot mit entrahmter Milch.

Doch auch mit diesen Abwandlungen sollten Sie sich das allseits beliebte Erdnussbuttersandwich nur als seltenes Vergnügen gönnen.

Pizza und Bier

Ich wette, Sie ahnen nun, dass das Öl und der Käse nicht das Schlechteste sind, das eine Pizza zu bieten hat – besonders dann, wenn es sich um gutes Olivenöl und leichten Mozzarella handelt.

Der Teigboden besteht aus Weißmehl, was tatsächlich ein Problem darstellt. Und das Bier entspricht natürlich keinesfalls der Vorstellung von einem Diätgetränk – Maltose, der Zucker im Bier, hat einen höheren glykämischen Index als Weißbrot. Die Insulinreaktion darauf führt zur Fettanlagerung im Bauch, den wir dann ganz richtig den Bierbauch nennen.

Pizza hat natürlich auch ihre Vorteile: Gegarte Tomaten (wie in der Pizzasauce) sind ein wichtiger Lieferant von Lykopen, einem Krebsbekämpfer. Setzen Sie Pizza und Pasta für immer ab, verzichten Sie auf zwei der schmackhaftesten Arten, dieses Gemüse zu servieren.

Es macht schon etwas aus, wenn Sie von der in der tiefen Form gebackenen Pizza zu der Variante mit dem dünnen Teigboden übergehen. Und wenn Sie zusammen mit dem Olivenöl, der Tomatensauce und dem fettarmen Käse etwas grünen Gemüsepaprika, Zwiebeln, Pilze und Oliven als Belag verwenden, kommen eine Menge günstiger, nahrhafter Kohlenhydrate hinzu, durch die das Gericht besser sättigt.

Probieren Sie anstelle des Bieres einmal ein Glas Rotwein – dann genießen Sie auch dessen im letzten Abschnitt erwähnten Vorteil! Jetzt haben Sie ein völlig neues Essen – nicht ganz aus dem Bereich der Gesundheitskost, doch besser als die Tiefkühlpizza mit ihrem dicken Teigboden.

Meine South-Beach-Diät
Kandy K.: Ich hatte nie großen Hunger.

Ich habe etwa zu der Zeit, als ich beschloss, mindestens 6 Kilo abzunehmen, in der Zeitung etwas über die South-Beach-Diät gelesen. Es klang wie ein verlässlicher Plan – nicht wie eine von diesen verrückten und exzentrischen Diäten, von denen man so erfährt. Der Umstand, dass die Diät von einem Herzspezialisten erfunden wurde, war auch hilfreich. Ich fing also damit an.

Kohlenhydrate waren schon immer meine Schwäche gewesen. Ich mag Krapfen. Wenn Sie mit Ihrem Sohn an einem Verkaufsstand vorbeikommen und er einen möchte, dann kaufen Sie nicht nur einen einsamen Krapfen für den Jungen. Es läuft eher so ab: »Also gut, geben Sie diese zwei Krapfen.« Ich habe wirklich kein bestimmtes Problem, aber ich mag nun mal diese Art Stoff.

Die ersten zwei Wochen, die strenge Phase, waren ein bisschen schwierig, weil man da so eingeschränkt ist. Ich dachte: ›Na ja, das wird wohl nicht so einfach, wie es klang.‹ In ein Restaurant zu gehen und kein Brot zu essen war hart. Aber es war auch eine einfache Diät, weil man nicht bestimmte Lebensmittel zu jeder Mahlzeit essen musste. Man konnte austauschen. Wenn Sie dies nicht mögen, können Sie jenes essen. Wenn Sie als Imbiss zwischendurch keinen Käse wollen, können Sie Nüsse essen. Das hat die Diät sehr leicht gemacht. Es waren nicht die vorverpackten Nahrungsmittel wie bei manchen Diäten, bei denen man heute Abend dies und morgen zum Frühstück jenes essen muss. Sie können die Sachen essen, die Sie mögen. Das war entschieden das Gute an der Diät.

Wenn Sie sich dann nach und nach daran gewöhnt hatten, was Sie essen durften und was nicht, und die Richtlinien kannten, dann wurde sogar die strenge Phase viel leichter. Ich hatte nie großen Hunger. Man isst sich an den erlaubten Dingen satt. Also geht es einem gut. Man stellt sich darauf ein.

Ich habe bei dieser Diät 4,5 Kilo abgenommen. Jetzt habe ich angefangen, mit dem Hometrainer zu arbeiten, und ich habe an Muskelmasse die Hälfte von diesen Kilos wieder zugenommen. Aber ich bin jetzt viel straffer als früher – die Muskeln wiegen mehr als das Fett. Es gibt Tage, da will ich noch immer an dem Krapfenstand stehen bleiben. Aber ich sage jetzt: ›O nein, nein, das mache ich nicht wieder.‹

7. Essen – nicht nur was, sondern auch wie

Wie wir gesehen haben, ist die Gleichung für die meisten Fälle von Fettleibigkeit einfach: Je schneller die aufgenommenen Zucker und Stärken verarbeitet werden und ins Blut übergehen, desto dicker wird man.

Daher ist alles, was in Ihrem Körper die Verdauung der Kohlenhydrate beschleunigt, ungünstig und alles, was den Prozess verlangsamt, günstig für Ihre Diät. Verdauung ist einfach die Tätigkeit Ihres Magens, durch die die Nahrung in ihre Bestandteile aufgespalten wird; alles, was die Nahrung länger unverdaut lässt, ist vorteilhaft für Menschen, die abzunehmen versuchen.

Wichtig ist zu erkennen, dass der Verdauungsprozess bereits vor dem Schlucken der Nahrung beginnt. Er beginnt genau gesagt im Moment der Zubereitung des Essens. Hier ist ein Beispiel: Roher Brokkoli ist knackig, hart, kalt und mit einer Schicht nahrhafter Faserstoffe bedeckt. Verzehren Sie ihn so, hat Ihr Magen wirklich zu tun, um an die Kohlenhydrate heranzukommen. Das ist gut. Abgesehen von der Rohkosttafel einer Cocktailparty essen wir natürlich kaum Brokkoli in seinem Rohzustand. Zuerst einmal waschen wir ihn, dann werfen wir den härtesten Teil des Stiels weg, und danach schneiden wir das Gemüse in Stücke und kochen oder dämpfen es, bis es weich und warm ist.

Das kommt dem, was Ihr Magen mit der Nahrung anstellt, ziemlich nahe – durch die Kombination aus heftiger Muskelbewegung und starken Magensäften und -säuren reißt der Magen die Nahrung in Stücke und verflüssigt sie teilweise. Unabhängig davon, ob sich das in einem Kochtopf auf dem Herd oder in Ihrem Magen abspielt, geht mit dem Brokkoli und allem, was Sie essen, der gleiche Prozess vor sich.

Im Fall bereits bearbeiteter Lebensmittel setzt die Verdauung sogar noch eher ein – genau gesagt beginnt sie, lange bevor die Nahrungsmittel ins Regal eines Supermarktes gestellt werden. Betrachten wir einmal ein in Scheiben geschnittenes Weißbrot. Zunächst wird der Weizen von Kleie und Faserstoffen befreit. Dann wird er zu feinstem Weißmehl zermahlen. Der Backvorgang bläht ihn zu leichten, luftigen Brotscheiben auf. Kein Wunder, dass Ihr Magen damit nicht viel Federlesens zu machen braucht. Eine Scheibe Weißbrot hat die gleiche Wirkung auf Ihr Blut wie ein Esslöffel Zucker, den Sie direkt aus der Zuckerdose naschen. Marie Antoinette würde es schwerfallen, dieses Brot von Kuchen zu unterscheiden; in Wirklichkeit gibt es ja da auch keinen großen Unterschied.

Richtiges, altmodisches Brot hingegen – die grobe, zähe Art mit dicker Rinde und sichtbaren Körnerstückchen – lässt Ihren Magen arbeiten. Es ist ebenfalls aus Weizen hergestellt, doch die Körner sind dabei nicht zu Tode bearbeitet worden. Sie können sogar einzelne Kleiestücke ausmachen. Das Brot enthält Stärken, die nichts als Zuckerketten darstellen, aber noch mit den Faserstoffen verknüpft sind, und so zieht sich die Verdauung länger hin.

Die Zucker werden folglich nur allmählich in das Blut abgegeben. Bleibt ein plötzlicher Anstieg des Blutzuckerspiegels aus, produziert die Bauchspeicheldrüse nicht so viel Insulin, und Sie empfinden nicht das übertriebene Verlangen nach mehr Kohlenhydraten.

Es ist sehr wichtig zu verstehen, wie Ihr Körper arbeitet: Je stärker die Nahrung bereits be- oder verarbeitet ist, desto stärker setzt sie an.

Die gute Nachricht lautet natürlich, dass sich der glykämische Index Ihrer Nahrung durch die Art der Zubereitung teilweise regulieren lässt.

Nehmen Sie zum Beispiel eine Kartoffel – ein unglaublich vielseitiges Gemüse. Sie können damit von der Suppe bis zum Wodka hundert Dinge fabrizieren. Was Sie aus der Kartoffel herstellen, entscheidet darüber, wie dick sie macht.

Die gefährlichste Möglichkeit unter dem Gesichtspunkt des glykämischen Indexes? Die gebackene Kartoffel. Der Vorgang des Backens macht die Stärken für Ihr Verdauungssystem nämlich sehr einfach zugänglich.

Eine etwas bessere Variante? Ob sie es glauben oder nicht, diese gebackene Kartoffel setzt weniger an, wenn man etwas fettarmen Käse oder einen Klecks fettarmen Sauerrahm dazu isst. Die Kalorienzahl liegt in dem Fall zwar etwas höher, doch das im Käse und im Sauerrahm enthaltene Fett verlangsamt den Verdauungsprozess und verringert dadurch die Insulinmenge, die die Kartoffel Ihren Körper produzieren lässt.

(Glauben Sie aber nicht, dass Sie einen gesunden Imbiss zu sich nehmen, wenn Sie beim Einkaufen an einem jener Franchise-Stände haltmachen und rasch eine Folienkartoffel essen. Eine gebackene Kartoffel am Nachmittag garantiert praktisch, dass Sie zum Abendbrot nach Kohlenhydraten hungern werden. Sie täten besser daran, statt dieser Kartoffel ein kleines Eis oder auch einen dunklen Schokoriegel zu sich zu nehmen.)

Besser als die Folienkartoffel? Als Püree oder Salzkartoffel. Der Grund dafür ist der Unterschied im Garungsprozess, aber auch der Umstand, dass Sie die Kartoffel wahrscheinlich mit etwas Butter oder Sauerrahm verzehren und der Verdauungsvorgang durch das Fett verlangsamt wird. So unglaublich es klingt, aber wegen des Fettes, in dem sie gegart werden, sind selbst Pommes frites besser als eine gebackene Kartoffel. Dasselbe gilt natürlich für Kartoffelchips, doch lassen Sie sich nicht verleiten: Keines davon ist eine gute Wahl für jemanden, der nach der South-Beach-Diät lebt. Auch die Kartoffelsorte spielt hier eine große Rolle. Rotschalige Kartoffeln enthalten die meisten Kohlenhydrate. Kartoffeln mit heller Schale sind besser. Noch besser sind neue Kartoffeln; bei jeder Gemüse- oder Obstart gilt, dass der Kohlenhydratgehalt umso geringer ist, je jünger die Früchte geerntet werden. Wenn Sie sich schon Kartoffeln genehmigen, dann nur sparsam. Und nehmen Sie Süßkartoffeln anstatt der üblichen Feldfrüchte.

Faktor Faserstoff

Wie schlecht ist Weißbrot? Schlechter als Eiscreme. Wenn Sie sich zum Abendbrot niedersetzen und entscheiden müssen, ob Sie dazu Weißbrot oder danach ein Eis essen, nehmen Sie das Eis – es macht weniger dick.

Natürlich ist nicht jedes Brot Weißbrot. Eine gute Faustregel besagt, je gröber das Brot, desto besser ist es für Sie.

Die folgenden Grundsätze gelten pauschal: Im Ganzen und unzerteilt ist besser als gehackt oder in Scheiben geschnitten, was besser ist als gewürfelt, was wiederum besser als gestampft oder püriert ist. All dies ist immer noch besser als Saft. Die Schale eines Apfels beispielsweise enthält eine ziemlich große Menge Pektin, einen löslichen Faserstoff. Essen Sie den Apfel, muss sich Ihr Magen mit dem Faserstoff beschäftigen, bevor er an die Fructose herankommt. Ähnlich ist es bei einer Apfelsine; deren Faserstoffe sitzen im Fruchtfleisch und in der weißen markartigen Haut, die am Fruchtfleisch haftet.

Nehmen Sie jedoch den Apfel und schälen und entsaften ihn, haben Sie etwas ganz anderes. Die Mikronährstoffe und die Fasern befinden sich in der Schale. Einen ungeschälten Apfel zu essen dauert vielleicht fünf Minuten. Es dauert aber nur einige Sekunden, den Apfel in Form von Saft zu sich zu nehmen. Und denken Sie daran, dass der glykämische Index zum Teil von der Geschwindigkeit bestimmt wird, mit der Sie Ihre Speisen und Getränke verzehren und verdauen. Das ist der Grund, weshalb Diabetiker mit zu stark absinkendem Blutzuckergehalt schnell einen Orangensaft trinken statt eine Apfelsine zu essen. Fructose ist zwar dem Haushaltzucker vorzuziehen, doch ein großes Glas Saft wirkt wie eine Limonade – ein reiner Zuckerstoß. Das gilt vor allem bei denaturiertem Saft ohne Faserstoffe und Fruchtfleisch, der für viele Leute die einzige Art Saft ist, die sie trinken.

Die Faserstoffe verzögern die Anstrengungen Ihres Magens, an die Zucker und Stärken in den Kohlenhydraten heranzukommen. Die Fasern in Gemüsearten wie Brokkoli bestehen aus Zellulose, die im Wesentlichen Holz ist. Eng mit diesen Ballaststoffen sind zudem die Nährstoffe verknüpft, der Magen muss also mehr arbeiten, um die Nährstoffe zu erreichen.

Zuckerhemmer

Faser- oder Ballaststoffe sind nicht die Einzigen, die sich den Zuckern in den Weg stellen.

Auch Fette und Proteine verringern die Geschwindigkeit, mit der Ihr Magen an den Kohlenhydraten arbeitet. Es ist vorteilhaft, zusammen mit Kohlenhydraten auch ein wenig Eiweiß und Fett – günstiges Fett natürlich – zu essen. Etwas Olivenöl oder ein bisschen fettarmer Käse auf Ihrem Brot ist für Sie tatsächlich besser als das Brot allein. Pasta mit Tomatensauce und ein Kanten italienisches Brot ist ein äußerst kohlenhydrathaltiges Essen. Solch ein Mahl ist besser mit etwas Fleisch oder Käse. Zu Mittag eine schöne Folienkartoffel zu verzehren ist auch keine so tolle Idee. Diese Kartoffel mit einem Steak und etwas Brokkoli ist für Ihre Diät günstiger als eine Kartoffel allein. Ihr Körper produziert dann weniger Insulin, und Sie reduzieren in den kommenden Stunden das Verlangen nach mehr Nahrung.

Hier ist ein Tipp, der Ihnen hilft, den glykämischen Index einer Mahlzeit zu senken: Trinken Sie fünfzehn Minuten vor dem Essen ein Glas Wasser mit einem Löffel Samenschalen vom Indischen Wegerich (*Plantago ovata*) darin. Diese Samenschalen sind normalerweise ein mildes Abführmittel, die einen nicht löslichen Faserstoff enthalten. Haben Sie das Glas ausgetrunken, bildet der Faserstoff eine glatte Masse, die sich durch Ihren Verdauungstrakt bewegt und alles beseitigt, was ihr im Weg ist. Nehmen Sie vor dem Essen etwas von der Substanz ein, wird der Faserstoff mit dem Essen vermischt und verlangsamt das Tempo, mit dem Ihr Magen das, was Sie gegessen haben, verdaut.

Sprechen wir über Diät, dann geht es so ausschließlich um die Dinge, die wir essen, dass wir ohne Weiteres vergessen, wie wichtig auch die Getränke sind, die wir zu uns nehmen. Ihr Körper macht da keinen solchen Unterschied – zu dem Zeitpunkt, da Ihr Essen im Dünndarm anlangt, ist alles flüssig.

Wichtig ist genau gesagt, was Sie trinken, denn Getränke erfordern nur wenig Verdauungsarbeit, und so gelangen die Stoffe auf direkterem Weg ins Blut. Enthält das Getränk Zucker, wird es rasch in Ihren Körper aufgenommen und verursacht einen Insulinstoß, der später das Verlangen nach mehr hervorruft.

An dem einen Ende der Getränkeskala steht erwartungsgemäß das Wasser. Inzwischen ist uns allen schon das Gesundheitsevangelium zu Ohren gekommen, nach dem wir täglich mindestens zwei bis drei Liter Wasser brauchen. Es ist zwar fraglich, ob es wirklich ganz so viel sein muss, doch eine gute Regel besagt, dass man immer dann nach einem Glas Wasser greifen soll, wenn man durstig ist. Wasser ist vor allem für Menschen gut, die Diät leben, da es den Eindruck schafft, man habe einen vollen Magen.

Am anderen Ende der Skala steht das Bier. Es wurde bereits erwähnt, dass Bier dank seinem Hauptbestandteil, der Maltose, die noch schlimmer als Haushaltzucker ist, einen hohen glykämischen Index aufweist.

Besser sind Wein und sogar Whisky, da sie aus verschiedenen Getreidearten, Gemüsen oder Früchten hergestellt werden. Das heißt natürlich nicht, dass der Genuss von Whisky zu den ernsthaften Bemühungen um eine Gewichtsreduzierung gehört. Weißwein ist schon besser. Am allerbesten ist Rotwein, weil er dank des Resveratrolgehalts der Traubenschalen nachgewiesenermaßen einige wichtige Vorteile für das Herz mit sich bringt.

Es überrascht wohl kaum, dass sprudelnde Getränke eine nicht zu unterschätzende Zuckerquelle sind. Ich gehe deshalb nicht weiter auf diesen Punkt ein. Gesüßter Eistee ist übrigens nicht viel besser.

Kaffee und Tee an sich enthalten natürlich keinen Zucker. Die Menschen sind zwar inzwischen daran gewöhnt, dass die Ärzte von diesen Getränken abraten, doch ich glaube nicht, dass Tee oder Kaffee, in Maßen genossen, wirklich so schlecht sind. Manche Diäten lotsen die Leute in Richtung entkoffeinierten Kaffee. Das hat den einfachen Grund, dass Koffein die Bauchspeicheldrüse zur Insulinproduktion anregt, und das ist das Letzte, was eine übergewichtige Person braucht. Dennoch ist die Wirkung nicht ganz so stark; wenn eine oder zwei Tassen Kaffee am Tag Sie glücklich machen, sollten Sie nicht darauf verzichten.

Hier sei nochmals gesagt, dass Fruchtsäfte der Ursprung so manches Problems ist. Das liegt zum Teil daran, dass wir sie gedanklich immer mit gesunder Lebensweise in Verbindung bringen. Sie enthalten ja auch tatsächlich Nährstoffe, vor allem wenn es sich um frisch hergestellte Säfte handelt. Aber sie weisen außerdem viel Fructose auf, die jede Bemühung abzunehmen zunichtemachen kann.

Da ich in Florida lebe, ist das beste Beispiel, das mir einfällt, die Apfelsine. Bei einem meiner Patienten zeigten sich eines Tages Diabetessymptome. Der Blutzuckerwert des Mannes stieg plötzlich auf über 400, was kein gutes Zeichen war. Der Mann wies keine der Voraussetzungen auf, die in der Regel bei neu auftretendem Diabetes vorhanden sind, also beispielsweise eine Infektion oder eine andere Belastung seines Organismus. Ich begann ihn über alle Veränderungen seiner Essgewohnheiten auszufragen, und er erwähnte, dass in seinem Büro gerade ein neuer Saftautomat aufgestellt worden sei. In dem Glauben, etwas Gutes für seine Gesundheit zu tun, trank er nun als Ersatz für den Kaffee, den er früher vorgezogen hatte, täglich zwei oder drei Gläser Saft.

Ich riet ihm, den Saft wegzulassen, weil er damit seinem Blut zu viel Zucker zuführte. Er stellte sich auf Wasser um, und sein Diabetes war im Nu unter Kontrolle.

Das sagt alles, was Sie über Fruchtsaft wissen müssen. Wenn Sie eine Apfelsine essen, nehmen Sie die gleiche Menge Fructose wie mit dem bloßen Saft auf. Aber Sie verzehren dabei auch eine Menge Faserstoffe aus dem Fruchtfleisch und den Häutchen. Ihr Magen hat zu tun, um im Verlauf der Verdauung den Zucker von allen übrigen Dingen zu trennen. Hinzu kommt, dass Sie mit einem Mal vielleicht eine Orange, wenn Sie Hunger haben oder die Früchte klein sind, eventuell auch zwei essen. Das

Schälen macht jedoch Arbeit, und das Aufessen braucht auch seine Zeit.

Es überrascht nicht, dass fertiger Fruchtsaft der schlimmste Missetäter ist.

Frisch gepresster ist wegen des faserhaltigen Fruchtfleisches und der hochwertigen Nährstoffe etwas besser.

Das gilt für fast alle Obstsäfte. Ananassaft? Enthält einfach jede Menge Zucker. Pampelmusensaft? Das Gleiche. Ganz plötzlich entdeckten die amerikanischen Eltern ihre Liebe zum Apfelsaft und servierten ihn ihren Kindern zu jeder Mahlzeit. Unter dem Aspekt des Zuckerkonsums gesehen, war das kein guter Gedanke. Die Schale des Apfels ist eigentlich sehr gesund – das Pektin ist ein guter Ballaststoff, der die Fructose in unseren Organismus begleitet. Täglich einen Apfel zu essen ist noch immer ein gutes Rezept für Wohlbefinden. Apfelsaft zu trinken hilft da nicht.

Wenn Sie unbedingt Obstsaft trinken müssen, probieren Sie es mit Mineralwasser, dem sie einen Schuss Saft zusetzen.

Im Bereich der Gemüsesäfte haben Sie ein wenig mehr Freiheit. Die Hauptstütze des Reformladens, frischer Möhrensaft, steht allerdings nicht auf der Empfehlungsliste. Wie bereits an anderer Stelle erwähnt, haben Möhren einen hohen glykämischen Index. Der Saft von Roten Beten soll aus vielerlei Gründen gut sein, doch auch er enthält jede Menge Zucker. Wie ich gehört habe, kann man sich eine tolle Sommernascherei herstellen, wenn man eine Banane mit etwas Milch und ein paar Beeren im Mixer püriert und das Ganze zusammen mit Eis serviert. Aber die Banane gehört, was den Fructosegehalt betrifft, zu den ungünstigsten Obstarten. Wenn Sie nichts über Ernährung wüssten und schätzen sollten, welche Früchte und Gemüse den meisten Zucker enthalten, hätten Sie wahrscheinlich leichtes Spiel, denn je süßer der Geschmack, desto größer der Zuckergehalt. Wassermelone ist schlecht. Tomaten sind besser. Brokkolisaft wäre am besten, falls irgendjemand tatsächlich jeden Tag ein Glas davon zum Frühstück trinken wollte. Seien Sie also froh, dass die South-Beach-Diät nicht von Ihnen verlangt, täglich ein Glas Brokkolisaft zu trinken.

Meine South-Beach-Diät
Katie A.: Ich habe nie das Gefühl, dass mir etwas fehlt.

Ich achte etwa seit meinem siebenten Lebensjahr auf mein Gewicht. Damals verbrachte ich mit meiner Schwester einen Sommer zu Besuch bei meiner Großmutter in Pennsylvania, und wir aßen all die denaturierten und abgepackten Nahrungsmittel, die sie im Haus hatte – meine Großmutter kochte nicht. Sie besaß eine Firma, und um uns zu beschäftigen, gab sie uns manchmal Geld, mit dem wir in die Süßwarenhandlung am Ende der Straße flitzten. Meine Schwester und ich kamen aus diesen Sommerferien als Pummelchen nach Hause zurück.

Seitdem habe ich mit meinem Gewicht zu kämpfen. Sie können mir jede Diät nennen – ich habe sie gemacht. Ich habe sogar einen Arzt gefunden, der mir Spritzen zum Aufmöbeln meiner Schilddrüse gegeben hat, damit ich abnehme. Ich bekam schließlich die Basedow'sche Krankheit. Ich war auch bei Weight Watchers. Und natürlich verlor ich Gewicht und bekam den Orden und all den Quatsch. Aber wissen Sie, was passierte? Man wird so besessen vom Essen und denkt so viel an das Einteilen seines Essens – ich meine: Wie viel Brot? Wie viel Obst? Wie viel von diesem oder jenem? Sie stellen fest, dass Sie den ganzen Tag über nur ans Essen denken!

Mein Problem waren Kohlenhydrate und Süßigkeiten. Ich arbeitete damals im Krankenhaus in der Nachtschicht, kam also nicht vor 4 Uhr morgens ins Bett. Ich begann noch im Dienst zu essen, weil die Patienten immer Kekse und Süßigkeiten bekamen. Wenn man ein wenig müde war, sah man alle anderen herumsitzen und eine Kleinigkeit essen. Man war nicht einmal unbedingt hungrig, nur müde, und so holte man sich eben etwas zu essen. Dann kam ich nach Hause und fühlte mich schuldig wegen all der minderwertigen Dinge, die ich auf Arbeit gegessen hatte. Ich sagte mir: ›Gut, jetzt musst du etwas gesundes zu dir nehmen.‹ So aß ich Abendbrot und ging gleich darauf ins Bett. Das Essen habe ich immer zwischen 15 Uhr und vielleicht 3 Uhr morgens erledigt. Ich stand auf, um auf Arbeit zu gehen, zum Frühstück nur etwas Kaffee zu trinken und zur Schicht von 15 bis 23 Uhr zu gehen. Ich wusste, dass man nach 8 Uhr abends nichts mehr essen soll. Doch diese Schicht zwingt einen zu einem unnormalen Tagesablauf. Es gab Kartoffelchips, Brezeln und all das. Bananenchips und Süßigkeiten – und Kekse und Kuchen. Brot. Reis. Das war es. Und in Gedanken sagte ich mir: ›Gut, ich esse nicht so viel.‹ Weil ich von allem nur naschte. Immer nur ein bisschen. Ich war damals auch eine starke Kaffeetrinkerin. Ich trank jeden Tag eine Sechserpackung Diät-Cola. Aber die war bestimmt nicht koffeinfrei, und später wurde mir klar, dass das Koffein für mich ein Appetitanreger war.

Ich nahm nicht mit einem Mal zu – die Pfunde kamen nur allmählich drauf. Bis eines Tages meine Mutter hinter mir durch die Geschäfte ging, plötzlich stehen blieb und sagte: »Weißt du was? Du fängst langsam an zu watscheln.«

Das wirkte. Es war vor zwei Jahren, als ich mit dieser Diät begann. Ich habe seitdem fast 13 Kilo abgenommen und nicht wieder zugenommen. Das Beste an der Diät ist, dass man sich so leicht daran halten kann. Sie ist auch flexibel. Ein Beispiel: Ich habe fast von Anfang an geschummelt. Vielleicht nicht in den ersten beiden Wochen, in der strengen Phase. Aber danach. Man konnte, sagen wir, Nüsse essen, aber man durfte sich für eine Portion nur 30 Stück abzählen. Gut, an manchen Abenden habe ich sie nicht abgezählt.

Aber darüber hinaus hielt ich mich daran, im Unterschied zu all den anderen Diäten, die ich probiert hatte. Ich habe in zwei Jahren nicht ein Stück Brot gegessen. Auch nicht ein Korn Reis. Es ist eine Sache der Selbstbeherrschung. Doch gleichzeitig habe ich nicht das Gefühl, mir etwas zu versagen. Es gibt eine Menge Dinge, die ich bei dieser Diät essen kann. Und ich habe viele positive Ergebnisse, die mich weitermachen lassen. Ich weiß nun, dass ich in einen Laden gehen kann und nicht mehr nach jener Größe 50 greifen muss. Meine Konfektionsgröße liegt jetzt zwischen der 42 und der 44, und die Sachen sitzen bequem.

Ich konnte mich so gut an die Diät halten, dass ich der Ernährungsberaterin im Mount Sinai vor ungefähr einem Jahr eingestand, über ein Jahr lang keinen Apfel oder ein anderes Obst gegessen zu haben. Und sie war von meinem Fall ganz hingerissen und sagte: »Katie, sie hätten es eigentlich besser wissen müssen.« Egal, ich esse jetzt alle Arten Obst. Viel Gemüse, viel Obst, viele Salate. Aber ich weiß heute eine Menge mehr als früher darüber, was ich essen kann. Zum Beispiel wissen die Leute nicht, dass das Glutamat in den chinesischen Gerichten aus Roter Bete hergestellt wird, die eine Menge Zucker enthält. Oder auch, dass Möhren einen hohen glykämischen Index haben. Ich habe früher immer viele Möhren gegessen, vor allem dann, wenn ich abnehmen wollte. Ich habe mir sogar für unterwegs welche eingepackt. Deshalb war ich entsetzt, als ich erfuhr, dass Möhren so viel Zucker enthalten. Man macht sich gar nicht klar, dass sich jene Möhren oder jene Zwiebeln in Zucker umwandeln, der sich in unserem Körper als Fett anlagert.

Vor Kurzem habe ich wieder ein paar Pfund zugenommen – ich will Ihnen gegenüber ehrlich sein –, weil ich bei diesen Nüssen geschummelt habe. Ich stehe jetzt auf Cashewnüsse, aber ich habe schon die ganze Skala durch. Ich will nichts mehr mit Erdnüssen zu tun haben. Und mit Mandeln. Auch hier macht man sich nicht klar, dass auch Nüsse Zucker enthalten. Pistazien sind etwas Wunderbares bei dieser Diät, weil man von den Mandeln nur fünfzehn, von den kleinen Pistazien aber dreißig Stück essen darf. Ich glaube, mit den Pistazien habe ich angefangen, die Sache zu übertreiben, und vielleicht habe ich auch wieder ein paar Pfund zugenommen. Aber ich stelle mich nicht einmal mehr auf die Waage. Ich urteile danach, wie ich mich in meiner Kleidung fühle. Weil ich mich nicht unter Druck setzen will, indem ich mich jeden Tag wiege. Wenn ich das Gefühl habe, mit zu viel Begeisterung Nüsse zu essen, halte ich mich zurück. Und verliere einige Pfunde. Erst kürzlich fand ich einen Bäcker, der zuckerfreien Käsekuchen bäckt. Ich kaufe einen und schneide ihn in sehr kleine Portionen. Wenn ich dann Appetit darauf habe – nicht jeden Abend, vielleicht zwei- oder dreimal in der Woche –, hole ich mir ein Stück und taue es auf. Das ist etwas, was ich essen darf. Es reicht mir auch. Und deshalb habe ich nie das Gefühl, dass mir etwas fehlt.

8. Wie Essen hungrig macht: der glykämische Index

Wie Essen was macht? Hatten Sie nicht immer den Eindruck, dass Essen Ihren Hunger stillt?

Nun, beides trifft zu. Essen setzt dem Hunger tatsächlich sofort ein Ende. Aber manche Nahrungsmittel schaffen auch neue Begierden, indem sie einen hungriger machen, als man gewesen wäre, wenn man sie nicht gegessen hätte.

Das ist nicht nur eine Theorie oder eine Sache der Wahrnehmung.

Der Arzt Dr. David S. Ludwig, der auch an der Harvard Medical School lehrt, ist Leiter des Programms zur Bekämpfung der Fettleibigkeit am Children's Hospital in Boston. Er beschäftigt sich mit einem der wichtigsten medizinischen Themen zur Erforschung der Ursachen unserer Gewichtsprobleme. Ludwig stellte vor Kurzem eine Untersuchung darüber an, welchen Einfluss das Frühstück Stunden später auf das Hungergefühl übergewichtiger Jugendlicher hat.

Im Rahmen der Untersuchung bekamen drei Gruppen übergewichtiger junger Leute ein Frühstück mit identischer Kalorienmenge vorgesetzt. Das Essen der einen Gruppe enthielt 20 Prozent Fett, 16 Prozent Eiweiß und etwa zwei Drittel Kohlenhydrate, allerdings Kohlenhydrate von der günstigen Sorte – mit einem Stahlmahlwerk hergestellte Haferflocken, d.h., die Flocken waren groß, das Haferkorn war nicht denaturiert, und deshalb waren auch die Faser- oder Ballaststoffe noch erhalten. Die zweite Gruppe erhielt ebenfalls ein Frühstück mit zwei Dritteln Kohlenhydraten, doch diesen Jugendlichen wurde Instant-Hafergrütze vorgesetzt, bei der zur Verkürzung der Kochzeit die Faserstoffe entfernt worden waren.

Das Frühstück der dritten Gruppe war identisch mit einem typischen Frühstück der South-Beach-Diät; es gab Gemüseomeletts.

Nach der Mahlzeit wurden alle drei Gruppen angewiesen, in den folgenden fünf Stunden alles zu essen, was sie wollten.

Die Personen, die die ungünstigen Kohlenhydrate verzehrt hatten – die Gruppe mit der Instant-Hafergrütze –, aßen während der fünf Stunden das meiste. Bei ihnen waren ihrem Bericht zufolge auch die stärksten Hungergefühle aufgetreten.

Die Jugendlichen, die die im Stahlmahlwerk gequetschten Haferflocken gegessen hatten, empfanden weniger Hunger und verzehrten in den Stunden nach dem Frühstück weniger als die Gruppe mit der Instant-Hafergrütze.

Die Gruppe mit den Gemüseomeletts – dem kohlenhydratarmen Frühstück – meldete das geringste Hungergefühl und nahm während der fünf Stunden nach dem Frühstück die kleinste Menge zu sich.

Das ist nur eine von mehreren neueren Studien, mit denen die Theorie überprüft werden sollte, dass man durch den Verzehr ungünstiger Kohlenhydrate hungriger wird und bei einer Kost mit günstigen Kohlenhydraten und Fetten (das Gemüseomelett verbindet beides miteinander) in den folgenden Stunden weniger essen möchte. Ich werde Ihnen an anderer Stelle genau erklären, weshalb das geschieht, doch im Moment möchte ich hervorheben, was all diese Untersuchungen zeigen: Der Verzehr ungünstiger, vor allem hochgradig bearbeiteter Kohlenhydrate weckt den Heißhunger auf mehr ungünstige Kohlenhydrate, was letzten Endes für die in Amerika stark verbreitete Fettleibigkeit verantwortlich ist. Man kann den Zusammenhang zwischen ungünstigen Kohlenhydraten, schlechtem Ernährungszustand und Herzleiden gar nicht genug betonen.

In einer weiteren Untersuchung zu Kost und Hungerempfinden verspürten die beteiligten Personen, die eine ganze Frucht verzehrt hatten, weniger Hunger als diejenigen, die das gleiche Obst in Form von Fruchtmus gegessen hatten, und diese wiederum waren weniger hungrig als jene, die nur den Saft von dieser Frucht getrunken hatten. Im Rahmen verschiedener anderer Forschungsprojekte stellten die Wissenschaftler fest, dass der Verzehr von Bohnen weniger hungrig macht, als es bei Kartoffeln der Fall ist, dass rohe Möhren weniger Hunger verursachen als gekochte, dass Nahrungsmittel, die ganze Körner enthalten, weniger hungrig machen als solche mit geschroteten Körnern und dass gewöhnlicher Reis weniger Hunger auslöst als Instant-Reis.

Es gibt einen Begriff für die grundsätzliche physiologische Reaktion auf Nahrung, die hinter all diesen Ergebnissen steht: reaktive Hypoglykämie. Ich möchte Ihnen genau erklären, was das bedeutet. Doch zuvor will ich es Ihnen an einem Beispiel verdeutlichen.

Jahrelang musste ich feststellen, dass ich täglich aufs Neue zwischen 15 und 16 Uhr meinen Schwung verlor – ich fühlte mich schwach, schläfrig und mitunter sogar leicht benommen. Ohne zu überlegen lief ich dann in den Aufenthaltsraum für Ärzte, wo ich ein Muffin aus Weizenmehl und Weizenkleie und eine Tasse Kaffee zu mir nahm.

Ich meinte wirklich, das Muffin sei gesund, weil es auf dem Etikett als fettarm bezeichnet war. Außerdem enthielt das Gebäck ja auch Weizenkleie. Doch das Wort Weizenkleie sollte die Leute eigentlich nur davon abhalten, die Inhaltsstoffe näher unter die Lupe zu nehmen und zu erkennen, dass das Muffin nur ein getarnter kleiner Napfkuchen war.

Selbst Ärzte wurden in falscher Sicherheit gewiegt – der Fettgehalt des Muffins mag gering gewesen sein, doch die Kohlenhydrate, die es enthielt, trugen ein ganzes Stück zu dem Fett auf meiner Taille bei.

Nach diesem Imbiss fühlte ich mich sofort besser. Man muss meinem Körper also Anerkennung dafür zollen, dass er genau wusste, was ich brauchte:

Kohlenhydrate. Zucker. Mein Körper wusste das, weil er festgestellt hatte, dass der Glukosespiegel – Glukose ist die Form, die der Zucker in unserem Blut annimmt – zu stark gefallen war. Glukose ist eine Form der chemischen Energie, die vor allem unser Gehirn ständig benötigt, um richtig arbeiten zu können. Ohne ausreichend Glukose befällt uns Schwindel und Mattigkeit, wir fallen schließlich in ein Koma und sterben. Der Körper eines Diabetikers beispielsweise ist nicht in der Lage, Nahrung in brauchbare Energieformen umzuwandeln; deshalb würden Typ-1-Diabetiker ohne künstliches Insulin nicht lange leben.

Mein Gehirn stellt also eine Hypoglykämie, d.h. eine Blutzuckerverringerung fest, und mein Körper reagiert, indem er den Heißhunger weckt, der mich und vielleicht auch Sie zur nächsten Kohlenhydrattheke treibt.

Wie Kohlenhydrate wirken

Wie bereits erwähnt sind Kohlenhydrate in einer riesigen und vielfältigen Menge von Nahrungsmitteln enthalten, die vom untadeligsten Gemüse bis zum dekadentesten Leckerbissen alles umfasst. Kohlenhydrate enthalten sämtlich Zucker. Diese Zucker existieren jedoch in mehreren unterschiedlichen Formen und unter unterschiedlichen Bezeichnungen – Maltose (im Bier), Saccharose (Haushaltzucker), Lactose (in Molkereierzeugnissen) und Fructose (im Obst).

Trotz dieser Gemeinsamkeit ist noch niemand, der einmal Heißhunger auf einen gezuckerten, gefüllten Krapfen hatte, mit einem Stück Brokkoli zufrieden gewesen. Auch das Gegenteil mag vielleicht zutreffen, obgleich man nur schwer jemanden findet, der unter unstillbarem Verlangen nach grünem Gemüse leidet.

Nach dem Geschmack kann man ohne Weiteres unterscheiden, welche Kohlenhydrate den höchsten Zuckergehalt aufweisen und welche ihre Zuckeranteile am schnellsten freisetzen. Es erscheint daher kaum überraschend, dass ein Milchschokoriegel seine Zuckeranteile großzügiger hergibt als ein Riegel aus dunkler Schokolade, dass eine Ananas ihre Süße rascher als eine Pampelmuse abgibt oder dass eine Scheibe Weißbrot aus dem Supermarkt den Blutzuckergehalt in kürzerer Zeit erhöht als ein Stück Roggenvollkornbrot. Je mehr Zucker vorhanden ist und je schneller er freigesetzt wird, desto intensiver fühlen wir den »Zuckerstoß« – die Erleichterung, die unser Blut durchströmt, wenn wir auf den Ruf nach Kohlenhydraten reagieren. Im Innern behandelt unser Körper sämtliche Kohlenhydrate im Grunde genommen auf die gleiche Weise – Verdauung ist zum großen Teil ein Vorgang, bei dem unser Körper die Zuckerbestandteile aus den Kohlenhydraten gewinnt und in Brennstoff umwandelt, den wir entweder verbrauchen oder speichern. Wird der »Treibstoff« verbrannt, ist es gut; das bedeutet, dass wir aktiv genug sind, um die verzehrte Nahrung zweckmäßig zu verwerten. Speichert man eine kleine Energiemenge, ist nichts dagegen einzuwenden, aber was darüber hinaus geht, ist nicht so gut.

Den gespeicherten Energieüberschuss kennen Sie auch unter einem anderen Begriff – Körperfett.

Der Prozess der Kohlenhydratverdauung fängt in der Mundhöhle an, wenn wir die Nahrung in kleine Stücke zerkauen und der Speichel mit der chemischen Aufspaltung jedes Bissens in dessen Bestandteile beginnt. Im Magen wird die Nahrung durch Muskelkontraktion und Magensäuren weiter zerkleinert. Der Körper will an die in den Kohlenhydraten enthaltenen Zucker herankommen, doch das geschieht mit wechselnder Geschwindigkeit, die von bestimmten Faktoren abhängt. Im Grunde gilt, je weniger diese Zucker an andere Substanzen gebunden sind und durch diese behindert werden, desto schneller gelangen sie in unser Blut.

Konkurrenten der Kohlenhydrate

Welche Substanzen sind das nun, die unserem Körper bei der Verdauung in die Quere kommen? Der wichtigste Faktor, der die Zuckerabsorption verlangsamt, sind die Faser- oder Ballaststoffe. Das ist der Grund, weshalb hochgradig bearbeitete Hafergrütze vom ernährungswissenschaftlichen Standpunkt schlechter ist als die im Stahlmahlwerk gequetschten Haferflocken – bei Letzteren waren die Ballaststoffe noch erhalten, und so musste der Magen die Zucker erst einmal von den Faserstoffen trennen, ehe sie ihm zur Verfügung standen. Die von den Zuckern befreiten Fasern durchlaufen dann unverdaut den Darm; ihre ernährungswissenschaftliche Bedeutung besteht darin, dass sie in der Lage sind, die Verdauung zu verlangsamen. Sie sind faktisch ein Hindernis für den Verdauungsprozess – allerdings ein gutes und nützliches.

Das wurde vor Kurzem in einer wissenschaftlichen Untersuchung demonstriert, bei der die Hälfte der beteiligten Personen eine Viertelstunde vor dem Mittagessen einen Psyllium genannten Faserstoff (enthalten in der Pflanze *Plantago ovata*) verabreicht bekam. Die übrigen Personen verzehrten ihr Essen, ohne vorher das Psyllium eingenommen zu haben. In den Stunden nach dem Mittagsmahl machte sich bei der ersten Gruppe nach deren Aussagen weniger Hunger bemerkbar als bei der zweiten. Die Testpersonen der ersten Gruppe aßen auch im weiteren Verlauf des Tages weniger.

Der Grund dafür ist einfach: Im Magen vermischte sich das Psyllium mit den Dingen, die die Testpersonen gegessen und getrunken hatten, und drosselte die Geschwindigkeit des Verdauungsprozesses. Eine verlangsamte Verdauung der Kohlenhydrate hat eine geringere Insulinproduktion zur Folge. Weniger Insulin wiederum heißt ein weniger starkes Absinken des Blutzuckerspiegels. Die jetzt geringere Zu- und Abnahme des Blutzuckers bedeutet später weniger Hunger.

Die Verdauung von Kohlenhydraten wird nicht allein durch die Faserstoffe verlangsamt. Auch Fett setzt die Geschwindigkeit herab, mit der sich Ihr Magen Zugang zu den aufgenommenen Zuckern verschafft. Deshalb erzeugte bei der Studie mit übergewichtigen Jugendlichen das Omelettfrühstück später das geringste Verlangen nach mehr Essen.

Wir haben auch andere Faktoren gefunden, die die Verdauung von Kohlenhydraten verzögern und sich daher vorteilhaft für Diät lebende Menschen auswirken. Säurehaltige Nahrungsmittel wie Zitrone und Essig bremsen das Tempo, mit dem der Magen sich leert, und verringern deshalb den Anstieg des Blutzuckerspiegels. Sie können beispielsweise Salate oder Gemüse mit beiden Zutaten anmachen und so in den Genuss ihrer vorteilhaften Wirkung kommen. Auch Sauerteigbrot, das zwar nicht reich an Faserstoffen ist, enthält Säure, die jedes Mahl verbessert.

Das ist eine wichtige Lektion für das richtige Essen und das Abnehmen mit der South-Beach-Diät. Wir bezeichnen alle faserstoffhaltigen Kohlenhydrate als günstig, und wir halten auch bestimmte Fette für vorteilhaft, denn alles, was den Vorgang zur Verarbeitung des Zuckers in den Kohlenhydraten verlangsamt, ist per definitionem günstig.

Die Reaktion des Körpers

Ist die Nahrung in Ihrem Magen verflüssigt, bewegt sie sich abwärts zum Dünndarm, wo Millionen von hauchdünnen Blutgefäßen das, was wir gegessen haben, ins Blut aufnehmen. Mit dem Blutstrom wandern die Stoffe durch die Leber und verteilen sich dann in unserem Körper, wo sie verbraucht, gespeichert oder ausgeschieden werden.

Wir wollen uns hier jedoch weiter auf die Kohlenhydrate konzentrieren. Wie bereits erwähnt enthalten sie sämtlich Zucker in der einen oder anderen Form. Selbst die Stärken sind nichts anderes als Zuckerketten; beim Verdauen werden die Verbindungen aufgelöst und so die Zuckermoleküle zugänglich gemacht.

Womit wir uns hier befassen, ist die Geschwindigkeit, mit der der Korper an die Zucker gelangt. Das geht nicht immer mit ein und derselben Geschwindigkeit vor sich.

Kommen die Zucker dann ins Blut, ist es Aufgabe der Bauchspeicheldrüse, diesen Umstand festzustellen und sich ans Werk zu machen. Sie muss ausreichend Insulin produzieren, damit die Zucker aus dem Blut in die Organe, wo sie gebraucht werden, oder für den späteren Bedarf ins Depot gelangen. Das ist der Punkt, an dem Diabetiker in Schwierigkeiten kommen: Sie nehmen die gleichen Zucker wie alle anderen auch auf, doch ohne die Wirkung des Insulins zirkulieren diese Zucker nutzlos im Blut. Insulin wirkt wie eine Art Schlüssel, der Organe und Gewebe für den Zucker zugänglich macht.

Zum Glück kann die Bauchspeicheldrüse feststellen, wie viel Insulin für diese Aufgabe erforderlich ist. Führt man dem Körper rasch Zucker zu, wird eine Menge Insulin gebraucht. Werden die Zucker langsamer umgesetzt, gibt die Bauchspeicheldrüse das Insulin nach und nach ab.

Das ist, was die Fettleibigkeit betrifft, ein wichtiger Unterschied. Schneller Zucker ist schlechter für Sie; langsamerer ist günstiger.

Weshalb ist das so? Werden die Zucker langsam absorbiert, steigt der Blutzuckerspiegel allmählich, und so fällt er auch ab, wenn das Insulin seine Arbeit erst einmal aufnimmt. Der langsame Abfall des Blutzuckerspiegels drückt sich später in einem weniger nachdrücklichen Verlangen nach mehr Kohlenhydraten aus. Erinnern Sie sich an die Erscheinung, die ich als reaktive Hypoglykämie bezeichnet habe – das durch einen niedrigen Blutzuckergehalt hervorgerufene Hungergefühl? Fällt der Blutzuckerwert sacht ab, wird der Heißhunger gelindert.

Entdeckt Ihre Bauchspeicheldrüse jedoch einen raschen Anstieg des Blutzuckergehalts, schüttet sie eine entsprechend große Menge Insulin aus. Das Ergebnis ist ein rascher Abfall des Blutzuckergehalts. Das Insulin erledigt seine Arbeit am Ende etwas zu gut – der Blutzuckerspiegel sinkt so tief ab, dass neuer Heißhunger entsteht, der mehr raschen Kohlenhydratnachschub verlangt. Um diese Begierden zu befriedigen, nehmen wir natürlich weit mehr zu uns, als wir an Nahrung brauchen. Wir essen zu viel, daraus ergibt sich mehr Fett, mehr Insulinresistenz, mehr Hunger und mehr Gewichtszunahme – es ist ein Teufelskreis.

Unseren Erkenntnissen zufolge können wir mithilfe zweier Strategien sehr einfach mit dem übermäßigen Essen aufhören:

1. Wie können Nahrungsmittel (und Zusammenstellungen von Nahrungsmitteln) essen, die unseren Blutzuckergehalt nicht stark, sondern nur allmählich ansteigen und fallen lassen.

2. Wir können lernen, die Hypoglykämie (den Blutzuckermangel) vorauszusehen und mit einem rechtzeitig eingenommenen Imbiss zu verhindern. Diese Strategie ist wichtig, denn es bedarf viel weniger Nahrung, um einem Blutzuckermangel rechtzeitig vorzubeugen, als ihn zu beseitigen.

Eine dritte Sache, der wir uns alle annehmen sollten, ist zu lernen, welche Nahrungsmittel den schnellsten Anstieg des Blutzuckerspiegels verursachen.

Anfang der 1980er-Jahre entwickelte ein kanadisches Forscherkollektiv unter Leitung von Dr. David Jenkins eine Skala zur Messung des Tempos und des Grades, in dem eine festgelegte Nahrungsmenge den Blutzuckergehalt erhöht. Sie nannten das den glykämischen Index. In einer entsprechenden Tabelle wurden die meisten Kohlenhydrate von Haushaltzucker, Bier und Weißbrot an dem einen bis zu Spinat und Linsen am anderen Ende der Skala aufgeführt.

Auf den Seiten 133–137 finden Sie einen Auszug aus dieser Tabelle, die nach Nahrungsmittelarten geordnet ist. Das, was Sie da finden, wird Sie wahrscheinlich nicht völlig überraschen.

Ganz oben in der Tabelle rangiert alles, was aus Weißmehl hergestellt ist. Dazu gehören natürlich die meisten Süßspeisen, Brotarten und Backwaren, aber auch Teigwaren. Fast an der Spitze steht auch Instant-Reis. Bestimmte Südfrüchte wie auch einige stärkehaltige Gemüse, vor allem Kartoffeln, Möhren und andere Wurzelgemüse, haben einen ziemlich hohen glykämischen Index. Die Königin aller Zucker, die den Blutzuckergehalt schneller als alle anderen ansteigen lässt, ist die Maltose, die im Bier vorkommt.

Jetzt verstehen Sie, was es mit dem Bierbauch auf sich hat: Der rasche Anstieg des Blutzuckergehalts, den das Hinuntergießen dieses Getränks verursacht, regt einen entsprechenden Anstieg der Insulinproduktion an, was wiederum die Fettspeicherung in der Bauchgegend fördert.

Kenntnis und Nutzung des glykämischen Indexes von Nahrungsmitteln finden immer mehr Verbreitung, doch hier soll eine wichtige Warnung ausgesprochen werden, die für das Verständnis des Zusammenhangs zwischen Kohlenhydraten und Fettleibigkeit bedeutend ist. Sie müssen daran denken, dass der Grad, in dem Ihr Blutzuckergehalt steigt, nicht nur vom glykämischen Index des Nahrungsmittels, sondern auch von dessen Menge abhängt.

Möhren beispielsweise haben einen hohen glykämischen Index, doch ist die Dichte der Kohlenhydrate bei ihnen ziemlich gering. Daher können Sie mehrere Hände voll Möhren essen, ehe Sie den Gesamtanstieg des Blutzuckergehalts erreichen, den eine einzige Scheibe Weißbrot auslösen würde.

Ich habe stets eine nützliche, praktische Analogie parat, mit deren Hilfe ich meinen Patienten dieses Konzept erläutere.

Denken Sie einmal an Alkohol. Wenn wir Alkohol trinken, steigt unser Blutalkoholspiegel; ist dann eine bestimmte Schwelle erreicht, fühlen wir uns beschwipst. Steigt der Wert weiter, fühlen wir uns betrunken. Wir wissen, dass das Trinken auf leeren Magen schneller betrunken macht.

Wenn wir andererseits während des Essens, also auf vollen Magen trinken, brauchen wir mehr Alkohol, um die Wirkung zu spüren. Da sich die alkoholischen Getränke mit der Nahrung im Magen vermischt haben, benötigt der Körper mehr Zeit, um an den Alkohol heranzukommen und diesen ins Blut aufzunehmen, das den Weitertransport ins Gehirn besorgt und damit den besagten Rausch verursacht. Das Funktionsprinzip ist hier Folgendes: Je langsamer der Alkohol absorbiert wird, desto weniger wirkt er sich auf uns aus.

Wir wollen nun einmal untersuchen, was geschieht, wenn wir Kohlenhydrate, beispielsweise in Form von Brot, zu uns nehmen.

Essen wir Weißbrot, nehmen wir mit den Kohlenhydraten keinerlei Faserstoffe auf. Das ist wie Alkoholgenuss auf leeren Magen, denn der Magen dringt zu den Stärken vor, ohne diese vorher von den Faserstoffen abspalten zu müssen. Das Brot wird folglich rasch in Glukose – Blutzucker – umgewandelt und verursacht eine entsprechend starke Insulinausschüttung, was den gefürchteten heftigen Anstieg und Abfall des Blutzuckerspiegels und damit später mehr Heißhunger hervorruft. Der Verzehr von Weißbrot ist mit dem Alkoholtrinken auf leeren Magen vergleichbar; essen Sie hingegen Vollkornbrot, ist das so, als würden Sie zu Ihrem Cocktail etwas essen.

Die Faser- oder Ballaststoffe sind die Teile des Korns, die nicht vom Darm aus ins Blut aufgenommen, sondern aus dem Körper ausgeschieden werden. Auch wenn diese Stoffe nicht absorbiert werden, tragen sie doch auf eine andere, allgemein bekannte Weise zur Verdauung bei. Sie sorgen dafür, dass der Dickdarm gut funktioniert. Der Mangel an Faserstoffen in unserer Ernährung ist nämlich der Grund dafür, dass Verstopfung zu einem allgemein verbreiteten Problem geworden ist.

Faserstoffe stehen also zusammen mit Fett, Protein und Säure auf der Liste der Dinge, die die Absorption der Zucker und Stärken verzögern. Jede unserer Mahlzeiten muss eines oder mehrere von den oben genannten Dingen beinhalten, damit wir nicht betrunken werden – betrunken von Kohlenhydraten. Durch die Auswahl der richtigen Nahrungsmittel und Nahrungsmittelkombinationen sowie durch zeitlich günstige Zwischenmahlzeiten können Sie Hypoglykämien verhindern und dadurch Ihr Gewicht regulieren, ohne gegen das Verlangen nach Essen ankämpfen zu müssen.

Dieses Prinzip soll durch eine abschließende Anekdote veranschaulicht werden: Ein Freund und Patient von mir, der seine erste Woche nach der South-Beach-Diät lebte, eilte an einem Nachmittag zum Golfspielen los. Er hatte sein Mittagessen versäumt und beschloss daher, entgegen den Regeln auf die Schnelle ein Sandwich zu essen. Einige Stunden später begann er sich beim Golfspiel schwach und wacklig zu fühlen und erkannte darin die Anzeichen einer reaktiven Hypoglykämie. Er hatte keine der erlaubten Snacks bei sich, fand dafür aber einige Tütchen mit Zucker und schüttete sich deren Inhalt in den Mund. Der Zucker erlöste ihn von seinem heftigen Hunger und schmeckte auch großartig. Als mein Freund dann nach Hause kam, verdrückte er einen Beutel Tortillachips und einen Schokoriegel. Schuld an diesem Fressgelage war nicht etwa ein Verlust der Selbstkontrolle, sondern die schlechte Planung. Hat die Hypoglykämie einen nämlich erst einmal heimgesucht, sind die Folgen vorherbestimmt.

Hätte mein Freund Thunfischsalat anstatt eines Sandwiches und etwas fettarmen Käse oder Nüsse als Zwischenmahlzeit gegessen, hätte er die zu Anfang aufgetretene Hypoglykämie und auch die spätere Völlerei vermeiden können.

Meine South-Beach-Diät

Paul L.: Ich habe dank dieser Diät meinen
Medizinschrank ausräumen können.

Vor fünf Jahren, als ich mit dieser Diät begann, wog ich 105 Kilo. Die ganzen Jahre hatte ich immer gegen mein Gewicht angekämpft und Unmengen von den Diäten ausprobiert, die es damals gab. Ich versuchte es mit Atkins – ich war tatsächlich Patient bei ihm gewesen, bevor er berühmt wurde. Und so probierte ich seine kohlenhydratarme Diät aus. Ich versuchte es auch mit einigen von den fettarmen Diäten, den Programmen der Heart Association. Ich nahm immer etwas ab, aber ich bekam das Gewicht immer wieder drauf.

Ich bin jetzt 73, und ich war 68, als ich mit der South-Beach-Diät begann. Ich war zuvor ein starker Raucher gewesen, und dann gab ich das Rauchen auf, weshalb ich auch all die Kilos zunahm. Ich war kein großer Süßigkeitenesser. Aber ich mochte den ganzen Rest. Brot dreimal am Tag, zu jeder Mahlzeit. Und Kartoffeln. Reis. Teigwaren. Natürlich Fleisch und so weiter – große, unmäßige Mahlzeiten.

Als mein Gewicht den Höhepunkt erreichte, bekam ich langsam auch einige andere Probleme. Eines Tages stellten wir fest, dass ich Diabetes hatte. Mein Blutdruck war zu hoch. Meine Triglyzeride waren zu hoch. Mein Cholesterin war zu hoch.

Ich ging in die Sprechstunde von Dr. Agatston, meinem Kardiologen, und wir sprachen darüber, wie das Übergewicht meinen Zustand immer mehr verschlimmerte. Er schlug mir seine Diät vor. Und weil mir Diäten nichts

Neues waren, sagte ich, dass ich einen Versuch machen wolle.

Die ersten paar Tage waren nicht ganz einfach. Ich würde nicht sagen, dass man sich schlecht fühlt, aber bestimmt anders. Ein bisschen schwach. Man ist hungrig, weil man sich nicht an seine normalen Essgewohnheiten hält. Aber nach jenen ersten drei Tagen schien es plötzlich leichter. Ich hungerte eigentlich nicht. Ich aß während dieser strengen Phase eine Tonne Gemüse und eine Menge Fleisch und Fisch und auch Käse. Eine Menge weißes Hähnchenfleisch und Pute. Aber kein Brot, keine Teigwaren und nicht einmal Obst.

Nach den ersten zwei Wochen nahm ich nach und nach wieder ein paar Dinge in meine Diät auf. Ich aß etwas Obst, doch ehrlich gesagt, als ich ein kleines Stück aß, wollte ich gleich mehr. Es war leichter, einfach gar kein Obst zu essen.

Ich habe in meinen Speiseplan nie wieder Kartoffeln aufgenommen – ich schätze, sie fehlten mir nicht so sehr, dass ich sie wiederhaben wollte. Und vielleicht fällt es mir leichter, gar keine zu essen als nur ein bisschen. Teigwaren mag ich sehr, und deshalb esse ich sie ab und zu – sagen wir, alle paar Wochen esse ich ein Nudelgericht. Reis weniger, auch wenn ich gelegentlich welchen esse. Ich bin wieder zum Brotessen zurückgekehrt. Ich esse es jetzt fast jeden Tag, zwei oder drei Scheiben. Und ich trinke Rotwein, zwei Gläser am Tag.

Es dauerte zwar etwa ein Jahr, aber ich kam bei dieser Diät von 105 auf 76 Kilo. 29 Kilo in 50 Wochen. Und in den vergangenen vier Jahren habe ich dieses Gewicht ziemlich leicht gehalten. Einmal wog ich wieder 79 Kilo, deshalb ging ich einfach auf die Kost in Phase I zurück und kam ziemlich schnell wieder auf 76 Kilo runter.

Das Beste an der Sache ist allerdings, dass ich dank dieser Diät meinen Medizinschrank ausräumen konnte. Ich nehme keine Diabetes-Medizin mehr, weil ich sie beseitigt habe. Die Blutdruckmedizin ist auch nicht mehr da. Ich habe eine Zeit lang ein Statinpräparat für mein Cholesterin genommen, aber jetzt habe ich sogar das weggeworfen.

GI-Tabelle für Nahrungsmittel

In der folgenden Tabelle ist der glykämische Index von Nahrungsmitteln angegeben, mit denen Sie im täglichen Leben wahrscheinlich zu tun haben. Die Nahrungsmittel sind nach ihrem Typ zusammengestellt und innerhalb der Gruppen alphabetisch geordnet.

Unter dem glykämischen Index eines Nahrungsmittels versteht man den Grad, um den dieses Nahrungsmittel den Blutzuckerspiegel erhöht, verglichen mit dem Grad, um den der Blutzuckerspiegel bei der gleichen Menge Weißbrot steigen würde.

Die Nahrungsmittel mit den niedrigen Zahlen lassen den Blutdruck langsamer steigen und wieder fallen als die mit den höheren Zahlen. Viele Studien haben auch gezeigt, dass Nahrungsmittel mit niedrigem glykämischem Index den Hunger für längere Zeit stillen und den Heißhunger besser auf ein Mindestmaß reduzieren.

In Phase I der South-Beach-Diät sollten Sie nur Nahrungsmittel mit niedrigem glykämischem Index aussuchen. Später, wenn Sie die Phase des raschen Abnehmens hinter sich haben, können Sie nach und nach auch Nahrungsmittel mit höherem glykämischem Index in Ihrem Speiseplan unterbringen.

Halten Sie sich jedoch auch weiterhin an die übrigen Regeln der Diät; selbst wenn entrahmte Milch und m&m mit Erdnüssen denselben glykämischen Index haben, ist unter ernährungswissenschaftlichem Gesichtspunkt die Milch eine viel bessere Wahl.

BACKWAREN	GI	Brötchen für	
Croissant	67	Hamburger	61
Gefüllter Krapfen		Brötchen, weiße	73
(Doughnut)	76	Brotfüllung	74
Leichter Biskuitkuchen	67	Hefekringel,	
Muffin		einfacher (Bagel)	72
(ungesüßte Sorte)	62	Käsepizza	60
Obstkuchen	65	Mehrkornbrot	48
Plunderteiggebäck	59	Melba-Toast	70
Weichwaffeln	76	Pitta-Brot, weißes	57
Bisquitkuchen	46	Roggenbrot	64
		Vollkornbrot	69
GETRÄNKE	GI	Vollkornbrot, z.B.	
Ananassaft	46	Pumpernickel	50
Apfelsaft	41	Weißbrot	71
Möhrensaft	45	Weißbrot, glutenfreies	90
Orangensaft	52		
Pampelmusensaft	48	FRÜHSTÜCKS-	
Sojamilch	30	CEREALIEN	GI
		All-Bran	42
BROTGEBÄCK	GI	Cheerios	74
Baguette	95	Cornflakes	83

Golden Grahams	71	Weizenkörner	41
Grape-Nuts	67	Wildreis	57
Haferflocken (kein			
Instant-Erzeugnis)	49	**_SÜSSE PLÄTZCHEN_**	**GI**
Haferkleie	55	Kekse	79
Mini-Wheats		Vollkornkekse	58
(Vollkornerzeugnis)	57	Butterkekse	64
Müsli	56	Waffeln	77
Puffed Wheat	74		
Rice Krispies	82	**_HERZHAFTES GEBÄCK_**	**GI**
Shredded Wheat	69	Cracker	65
Special K	54	Reismehlkuchen	77
Weetabix	77	Ryvita	67
GETREIDE	**GI**	**_MOLKEREI-_**	
Buchweizenflocken	55	**_ERZEUGNISSE_**	**GI**
Bulgur	48	Eiscreme	61
Gerste, geschrotete	50	Eiscreme, fettarme	50
Gerstenflocken	66	Joghurt, fettarmer, mit	
Gerstengraupen	25	Fruchtgeschmack	33
Hirse	71	Joghurt, fettarmer, mit	
Couscous	65	Süßstoff	14
Polenta	69	Milch, entrahmte	32
Reis, Instant-	46	Milch, teilentrahmte	34
Reis, parboiled	48	Schoko-Milch-Getränk	
Reis, teilgeschälter	55	mit Süßstoff	24
Roggen	34	Vollmilch	27
Taco-Shells	68		
Tapioka, mit Milch		**_OBST UND_**	
gekochte	81	**_OBSTERZEUGNISSE_**	**GI**
Weißreis	58	Ananas	66

Äpfel	38	halbe gelbe Schäl- erbsen, gekochte	32
Apfelsinen	44	erbsen, gekochte	32
Aprikosen	57	Feuerbohnen,	
Aprikosen, getrocknete	31	gekochte	38
Aprikosen,		Feuerbohnen,	
Dosenkonserve		Dosenkonserve	52
in Zuckersirup	64	Kichererbsen	33
Bananen	54	Kichererbsen,	
Birnen	38	Dosenkonserve	42
Birnen,		Limabohnen, junge,	
Dosenkonserve	44	Tiefkühlware	32
Kirschen	22	Linsen, grüne,	
Kiwis	53	gekochte	29
Mangos	56	Linsen, grüne,	
Netzmelonen	65	Dosenkonserve	52
Obstcocktail	55	Linsen, rote, gekochte	25
Pampelmusen	25	Pintobohnen	39
Pfirsiche	42	Pintobohnen,	
Pfirsiche,		Dosenkonserve	45
Dosenkonserve	47	Puffbohnen	79
Pflaumen	39	Sojabohnen, gekocht	16
Rosinen	64		
Wassermelonen	72	***TEIGWAREN***	GI
Weintrauben	46	Capellini	45
		Vermicelli	35
HÜLSENFRÜCHTE	GI	Fettuccine	32
Augenbohnen	41	Gnocchi	67
Baked Beans,		Käse-Tortellini	50
Dosenkonserve	48	Linguine	46
Bohnen, grüne,		Makkaroni	45
gekochte	31	Makkaroni-Auflauf	64

Lactose (Milchzucker)	46	Gurken	< 15
Maltose (Malzzucker)	105	Kopfkohl, alle Arten	< 15
Saccharose		Kopfsalat, alle Arten	< 15
(Haushaltzucker)	64	Kürbis, junger	< 15
		Mairübe	< 15
GEMÜSE	GI	Mangold	< 15
Artischocken	< 15	Okra	< 15
Auberginen	< 15	Pilze, alle Arten	< 15
Blätterkohl	< 15	Rauke	< 15
Blumenkohl	< 15	Rosenkohl	< 15
Bohnen, grüne	< 15	Sellerie	< 15
Brokkoli	< 15	Senfblätter	< 15
Brunnenkresse	< 15	Spaghetti-Kürbis	< 15
Endivien	< 15	Spargel	< 15
Erbsen, getrocknete	22	Spinat	< 15
Erbsen, grüne	48	Tomaten	15
Erdnüsse	< 15	Wachsbohnen	< 15
Gartenkürbis	75	Zucchini	< 15
Gemüsepaprika,		Zuckererbsen	< 15
alle Arten	< 15	Zuckermais	55

9. Ist es schon Diabetes?

Mein Beruf bringt es mit sich, dass ich mit vielen Menschen zu tun habe; der gesundheitliche Zustand, den ich bei ihnen feststelle, ist in hohem Maß für die derzeit grassierende Fettleibigkeit und die weitverbreiteten Herzerkrankungen verantwortlich. Auch Sie treffen mit solchen Menschen zusammen, ob Sie es wissen oder nicht.

Ich sehe die Patienten natürlich in meinem Sprechzimmer, doch auch auf der Straße, auf Partys, in den Geschäften, am Strand, praktisch überall, wohin ich schaue. Sie sind dank eines unverkennbaren äußeren Anzeichens sehr leicht auszumachen: an der Korpulenz im mittleren Körperbereich – dem Übergewicht, das sich vor allem an der gerundeten, hervortretenden Taille konzentriert, und das oftmals bei Personen, deren Gesicht, Arme und Beine man eher bei einem schlankeren Typ erwarten würde. Dieses Erscheinungsbild bezeichnet man häufig als Apfelform-Korpulenz, im Gegensatz zur Birnenform, bei der das Übergewicht auf Hüften, Gesäß und Beine verteilt ist.

Die Fettleibigkeit im mittleren Körperbereich wird meistens mit verniedlichenden oder verharmlosenden Begriffen wie Wampe, Mollenfriedhof, Schmerbauch oder Ranzen bezeichnet. Doch für mich ist diese Korpulenz ein ernstes Anzeichen für bereits präsente ungesunde Blutwerte und für künftige Herzprobleme. Bei geselligen

Zusammenkünften muss ich mich immer zurückhalten, Leute, die ich gerade erst kennengelernt habe und die dem oben beschriebenen Bild gleichen, nicht zu drängen, am nächsten Tag gleich als Erstes mich (oder einen anderen Herzspezialisten) wegen eines Termins für eine Blutuntersuchung anzurufen. Ich habe mich auf diesem Gebiet zu einer Art Wanderprediger entwickelt, weil die Erkrankung so weit verbreitet und gefährlich und dennoch durch Diät, sportliche Betätigung und Medizin einfach zu behandeln ist.

Frage ich übergewichtige Patienten nach der Krankengeschichte ihrer Familie, berichten sie mir häufig über ein Eltern- oder Großelternteil, bei dem im hohen Alter, oftmals in den Siebziger- oder Achtzigerjahren, Diabetes aufgetreten ist. Dann versichert mir der Patient (und bedient sich dabei eines veralteten Begriffes), es sei allerdings nur ›Alterszucker‹ gewesen, und der Betroffene habe nicht einmal Insulin genommen. Bei solchen Gelegenheiten höre ich mitunter auch den Begriff ›Zuckerdiabetes‹, was ein weiteres veraltetes Relikt aus der medizinischen Terminologie ist. Der Patient hat keine Vorstellung davon, dass die geschilderte spät auftretende Form der Krankheit bei einem Elternteil eigentlich ein Anzeichen dafür ist, dass eine weitere, klinisch nicht manifeste, aber potenziell tödliche Kondition da ist – eine, die unmerklich alles für einen Herzinfarkt oder Schlaganfall des Patienten selbst vorbereitet. Das Diabetes-Gen wird an alle Nachkommen weitergegeben. Ein frühes Anzeichen dieser Erkrankung ist die Gewichtszunahme im mittleren Lebensalter – Jahre bevor sich der Blutzuckergehalt erhöht.

Was aber hat Diabetes mit einem Herzinfarkt oder Schlaganfall zu tun? Diese Frage stellen die meisten Menschen.

In den vergangenen zehn Jahren sind wir ein gutes Stück damit vorangekommen, diesen Zusammenhang zu verstehen. Wir wissen jetzt zweifelsfrei, dass beide miteinander verknüpft sind: Bei etwa der Hälfte aller Menschen mit Herzinfarkten wurde festgestellt, dass sie unter einem Zustand leiden, für den man meistens den aktuellen Begriff metabolisches Syndrom (Stoffwechselsyndrom), daneben aber auch die Bezeichnungen Insulinresistenz oder Syndrom X verwendet. Wir wissen von der Existenz eines solchen Zustandes erst seit 1989 und erfahren noch immer Neues darüber. Wir wollen ihn hier als Prädiabetes bezeichnen, da dieser Begriff dem, was er bezeichnet, am nächsten kommt – er steht für ein frühes Stadium der Krankheit. Ein Prädiabetes, der heute nicht gebremst wird, wächst sich morgen zu einem ausgereiften Typ-2-Diabetes aus.

Nach letzten Schätzungen haben rund 47 Millionen Amerikaner – also fast jeder Fünfte – Prädiabetes. Der Anteil der Erwachsenen mit einer Herz-Kreislauf-Erkrankung, bei denen dieses Syndrom ebenfalls besteht, liegt allerdings viel höher; bei vielleicht der Hälfte meiner Patienten sind die Anzeichen zu erkennen.

Im Folgenden finden Sie eine Aufstellung der Kriterien für das metabolische Syndrom laut National Cholesterol Education Program:

• hoher Cholesterinwert
• hoher Anteil des »schlechten« Cholesterins
• hoher Blutdruck

- Fettanlagerung in der Körpermitte
- hoher Triglyzeridwert

Ich füge hinzu:

- Kleine Partikel des »schlechten« Cholesterins

Anmerkung der Redaktion: In Deutschland wird das metabolische Syndrom als das Zusammentreffen folgender Faktoren definiert: Übergewicht, insbesondere Fettanlagerung in der Körpermitte; Fettstoffwechselstörung mit erhöhten Triglyzeridwerten und niedrigem HDL-Cholesterinspiegel; hoher Blutdruck; Glukoseverwertungsstörung bzw. Diabetes mellitus Typ 2

Das sind auch die Voraussetzungen, die eng mit dem Auftreten von Herzinfarkten und Schlaganfällen verknüpft sind. Ob sich diese Veränderungen einstellen oder nicht, hängt zu einem großen Teil von genetischen Faktoren und auch von der Ernährung ab. Ich werde versuchen, Sie nicht mit allzu viel Wissenschaft zu belasten, wenn ich Ihnen jetzt die Beziehung zwischen Herzleiden und Typ-2-Diabetes erläutere. Glauben Sie mir: Es ist wichtig, diesen Zusammenhang zu verstehen.

Fakten zum Diabetes

Die meisten Menschen verstehen den Diabetes als Unfähigkeit des Körpers, Zucker und Stärken richtig zu verarbeiten. Ihr Körper verdaut eine Mahlzeit und verwandelt all die Kohlenhydrate in Glukose – den Blutzucker. Hier beginnt die Aufgabe Ihrer Bauchspeicheldrüse, den plötzlichen Zufluss von Glukose wahrzunehmen und darauf mit der Produktion des Hormons Insulin zu reagieren. Das Insulin wird benötigt, damit die verschiedenen Organe Ihres Körpers – Gehirn, Muskeln, Leber usw. – die

Glukose aus Ihrem Blut aufnehmen und entweder sofort verbrauchen oder für später speichern können. Der Körper braucht ständig Zucker; bekommt er den nicht in ausreichender Menge, fühlen Sie sich erst schwindlig, dann matt und schwach, dann fallen Sie ins Koma und sterben nach kurzer Zeit.

Stellen Sie sich vor, dass jede Zelle in Ihrem Körper mit einem Schloss versehen und das Insulin der einzige Schlüssel ist, der dazu passt. Bleiben die Zellen verschlossen, gelangt die Glukose nicht hinein und zirkuliert nutzlos im Blut, wo sie beträchtlichen Schaden verursacht.

Was sich die meisten Menschen allerdings nicht vergegenwärtigen, ist, dass Diabetes nicht nur mit der Art und Weise der Zuckerverarbeitung im Körper zu tun hat; Diabetes bedeutet auch, dass wir nicht in der Lage sind, die verzehrten Fette richtig zu verarbeiten.

Nehmen wir mit Fleisch, Pflanzenölen oder Molkereierzeugnissen Fette zu uns, sorgt auch hier das Insulin für den Transport der Fettsäuren (der Grundbestandteile der Fette) aus dem Blut in das Körpergewebe, wo sie sofort als Brennstoff verbraucht oder für später in Form von Triglyzeriden gespeichert werden.

Diabetes kann man, genau gesagt, als die Unfähigkeit des Körpers verstehen, seine Brennstoffversorgung zu steuern. Auch Fettleibigkeit ist eine Sache schlechter Brennstoffverwaltung, die einer Kombination von Erbanlagen und Lebensstil zuzuschreiben ist. Der menschliche Körper ist darauf ausgerichtet, überschüssige Energie (die wir als Kalorien bezeichnen) aus einem sehr guten Grund zu speichern: Die meiste Zeit seit seiner Existenz war es die größte und wichtigste Aufgabe des Menschen, sich und seinesgleichen eine ständige, ausreichende Versorgung mit Nahrung zu sichern. Es herrschte meistens entweder Überfluss oder Hunger, und zur Anpassung sparte sich der Körper die überschüssige Energie vom letzten Festschmaus auf, weil er wusste, dass er diesen gespeicherten Brennstoff später zum Überleben brauchen würde. Bei dieser besonderen Art der Korpulenz konzentriert sich das Fett in der Körpermitte, damit so die Extremitäten geschmeidig und muskulös bleiben und manuelle Tätigkeiten und vor allem die Flucht nicht behindert werden.

Die fortgeschrittene Zivilisation hat sehr viel getan, um den Hunger zu beseitigen, doch auf Kosten unserer Taille und unseres Herz-Kreislauf-Systems, die jetzt darunter zu leiden haben, dass wir Fett speichern, welches wir nicht mehr brauchen. Es ginge uns besser, wenn unser Körper die überschüssige Energie wie Abfallstoffe beseitigen würde, doch das tut er nicht.

Verschlimmert wird dies noch durch die Physiologie der Fettzelle. Wenn wir zunehmen, lassen wir nicht neue Fettzellen entstehen; deren Zahl bleibt von Kindheit an konstant. Nein, die Fettzellen selbst werden fett. Bei übergewichtigen Menschen fällt es dem Insulin schwer, sich an die Fettzellen zu heften, da diese Zellen zu groß geworden sind. Nimmt eine übergewichtige Person also zu viel Nahrung zu sich, ist es, als ob man versuchen wollte, einen Benzintank zu füllen, der bereits voll ist – und dann überläuft. Übertragen auf den menschlichen Körper heißt das, dass die Zucker und Fette länger in Ihrem Blut kreisen, als gut ist. Kann Ihr Körper Glukose und Fettsäuren nicht mehr ordnungsgemäß aus dem

Blut in das Gewebe bringen, beginnen die Unannehm-lichkeiten. Würde man schwere Fälle von Diabetes nicht behandeln, wären sie tödlich.

Es gibt allerdings zwei Typen des Diabetes, die sich in wichtigen Punkten unterscheiden. Der juvenile oder Typ-1-Diabetes tritt vor allem in der Kindheit oder im Jugendalter auf. Er wird durch Schäden verursacht, die die Bauchspeicheldrüse – möglicherweise durch einen Virus – erlitten hat. Die Folge ist, dass dieses Organ zu wenig Insulin produziert – zu wenig, um seine Aufgabe, die Zucker und Fette aus dem Blut in das richtige Gewe-be zu schaffen, erfüllen zu können. Die Krankheit ist bis-her unheilbar und kann nur behandelt werden, indem man den Insulinmangel durch tägliche Insulininjektionen ausgleicht. Deshalb ist eine angemessene Ernährung und die regelmäßige Messung des Blutzuckerwertes für das Wohlbefinden eines Diabetikers so wichtig, und deshalb ist das Insulin ein so wichtiges lebensrettendes Medika-ment.

Für die andere Form der Krankheit gibt es nicht ein-mal einen richtigen Fachbegriff; ihr »Arbeitsname« ist deshalb Typ-2-Diabetes. Man nennt sie auch Erwachse-nendiabetes, da sie vorwiegend im Erwachsenenalter auf-tritt. Wie bereits erwähnt ist für diese Krankheit kein Virus verantwortlich, sondern einfach Erbfaktoren und die Ernährung. Ein überraschend hoher Prozentsatz von uns ist genetisch für diese Form des Diabetes empfäng-lich. Bei dieser Empfänglichkeit oder Prädisposition – der Möglichkeit, an Diabetes zu erkranken – bleibt es auch, bis schlechte Ernährung und Bewegungsmangel ihr schä-digendes Werk tun.

Über unsere Erbanlagen haben wir keine Macht. Doch wenn Sie sich gesund ernähren, können Sie diese Form des Diabetes verhindern.

Die beiden Krankheiten haben zwar denselben Namen, doch gegensätzliche Ursachen. Der juvenile Diabetes entsteht, wenn die Bauchspeicheldrüse kein Insulin produziert. Beim Typ-2-Diabetes ist die Bauchspeicheldrüse voll funktionsfähig und stellt eigentlich zu viel Insulin her. Wir haben bereits an anderer Stelle besprochen, dass Sie dem Hormon die Arbeit erschweren, wenn Sie überschüssiges Körperfett mit sich herumtragen. So sinkt der Blutzuckerspiegel nicht mit der erforderlichen Geschwindigkeit und veranlasst die Bauchspeicheldrüse, noch mehr Insulin auszuschütten, das die Zellen Ihres Körpers aufschließen und der Glukose »Zutritt« verschaffen soll. Ihre Bauchspeicheldrüse gibt Insulin ab, bis sie schließlich über das Ziel hinausschießt, weshalb der Blutzuckergehalt dann auch so niedrig ist. Es ist der hohe Zuckergehalt ihres Blutes und dann der rasche Abfall (wenn Sie schließlich ausreichend Insulin produzieren), der Ihren starken Heißhunger auslöst. Dieser Heißhunger wiederum veranlasst Sie, noch mehr Kohlenhydrate zu essen, und so bewegen Sie sich ohne Ende in diesem Teufelskreis.

Das Gesagte erklärt, weshalb Fettleibigkeit dazu führt, dass man sich überisst, und weshalb der Verzehr von Kohlenhydraten nicht satt macht, sondern den Hunger nach mehr weckt.

Wir haben allerdings noch nicht die Frage beantwortet, was Fettleibigkeit und Typ-2-Diabetes oder Prädiabetes mit Herzleiden zu tun haben.

Auswirkungen auf das Herz

Es beginnt mit dem Fettansatz in der Körpermitte. Ihr zunehmender Taillenumfang ist nicht auf das Anwachsen der Anzahl der Fettzellen in diesem Bereich zurückzuführen. Nein, wenn Sie übergewichtig sind, ändert sich nicht die Anzahl der Zellen; sie bleibt mehr oder weniger konstant. Was zunimmt, ist die Größe der Zellen. Mit anderen Worten, die Fettzellen selbst werden fett. Wenn diese Zellen sich ausdehnen, erschweren sie die richtige Bindung des Insulins an ihre Rezeptoren und das »Aufschließen«. Wenn Sie also zu viel wiegen, erhöhen sich die Zucker- und Fettwerte in Ihrem Blut übermäßig. Der Insulinschlüssel braucht länger, um das Schloss zu öffnen.

Das wiederum führt zu verschiedenen anderen Veränderungen des Blutes, die weitere Symptome für den Typ-2-Diabetes und sogar für den Prädiabetes sind, Anzeichen, die nur ein Arzt erkennt. Wenn Sie in den letzten zehn Jahren die Entwicklung im Bereich der Medizin verfolgt haben, wird Ihnen die Liste der Anzeichen nicht unbekannt sein: hoher Blutdruck, hohe Triglyzeridwerte, hoher Cholesteringesamtwert, ein hoher Anteil »schlechten« Cholesterins gegenüber dem »guten« und der noch relativ unbekannte, aber wichtige Punkt der zu kleinen »schlechten« Cholesterinpartikel.

Funktioniert das Insulin nicht richtig, dauert es übermäßig lange, bis das gerade zugeführte Fett gespeichert ist. Aufgrund dieser Verzögerung wird Ihre Leber mit Fettsäuren überschüttet. Als Antwort darauf setzt das Organ schädliche Partikel frei, die Fett und Cholesterin in den Blutgefäßen Ihres Herzens ablagern und, mit anderen

Worten gesagt, den Grundstein für künftige Gefäßverengungen legen.

Damit ist die Verbindung zwischen Fettleibigkeit und Herzleiden hergestellt. Die Gefahr liegt nicht in den Kohlenhydraten und Zuckern an sich. Wichtig ist, wie sie die Fähigkeit Ihres Körpers, die Fette zu verarbeiten, beeinflussen. Verzehren Sie zu viele Berliner mit Marmeladefüllung, bekommen Sie vielleicht nicht gerade einen Herzinfarkt. Doch es kann – es kann nicht nur, sondern es führt mitunter auch wirklich – zu gesundheitlichen Konditionen, die einen Herzinfarkt auslösen. Fettleibigkeit an sich schädigt Ihr Herz-Kreislauf-System nicht. Sie ist nur das erste Anzeichen eines ungesunden Blutprofils, das eines Tages mit großer Gewissheit Ihre Gesundheit einschränkt und vielleicht gar Ihr Leben verkürzt.

Beängstigend ist, dass der Typ-2-Diabetes heute bereits bei jüngeren Erwachsenen und sogar bei Jugendlichen auftritt. Es ist natürlich nicht so, dass uns eine schwächere Gesundheit angeboren ist als früheren Generationen. Doch wir haben viel schlechtere Gewohnheiten als die Menschen früher. Gymnastikkurse und Fahrradergometer gehören zwar inzwischen zum Leben der Mittelschicht, doch die Wahrheit ist, dass wir weniger körperliche Aktivität entfalten, als es bei unseren Eltern und Großeltern der Fall war. Vielleicht brachte früher die Arbeit mehr körperliche Strapazen und Anstrengungen mit sich, oder man kam weniger in den Genuss arbeitssparender Hilfsmittel. Vielleicht waren unsere Vorfahren einfach viel mehr zu Fuß unterwegs als wir heute.

Der Mangel an Bewegung erstreckt sich selbst auf die Jüngsten unter uns. Es beunruhigt mich, wie wenig sich die Kinder heute zwischen den Unterrichtsstunden bewegen. Der Verkauf von Schulsportplätzen zur anderweitigen Nutzung und die Reduzierung des Sportunterrichts zugunsten von mehr Stunden in den Klassenräumen sind der Grundstein für künftiges Unheil. Solch kurzsichtige Verfahrensweisen mögen heute Geld sparen, aber das, langfristig gesehen, auf Kosten der Gesundheit unserer Kinder.

Noch nachteiliger als die abnehmende körperliche Bewegung ist allerdings die Art und Weise, in der sich unsere Nahrung verändert hat. Da wir die Zubereitung unserer Kost mehr und mehr den Fast-Food-Restaurants und Lebensmittelproduzenten übertragen, hat sich die Qualität des Essens verschlechtert – nicht nur bezüglich des Geschmacks, sondern auch des Gehalts an Faser- und Nährstoffen. Die Hersteller haben uns in gewissem Sinne schon einen Teil des Verdauungsprozesses abgenommen. Uns ist erst vor Kurzem klar geworden, dass vorab bearbeitete Nahrungsmittel schlecht sind und zu der grassierenden Fettsucht beigetragen haben. Einst ertrug der Mensch den Hunger; heute drückt sich die Fülle, an der wir uns erfreuen, direkt in den bergeweise aufgehäuften Speisen auf unseren Tellern aus. Die Tatsache, dass viele Restaurants eine Form von Fast-Food anbieten, hat die Dinge nur verschlimmert. Früher waren die Kohlenhydrate, die wir zu uns nahmen, weniger bearbeitet als heute. Unser Brot wurde häufiger zu Hause oder in der örtlichen Bäckerei und nicht in Fabriken gebacken, und es enthielt ganze Körner, nicht nur stark bearbeitetes und von allen Ballaststoffen befreites Mehl. Beim Kochen war damals nicht die mühelose und schnelle Zubereitung ausschlaggebend – wir waren weniger in Eile, und zu Hause kochen hieß rohe Zutaten verwenden. Der Reis besaß mehr von seinen Ballaststoffen und musste langsam gegart werden. Die Kartoffeln waren nicht schon in Scheiben geschnitten und tiefgekühlt oder pulverisiert und wurden nicht in einer Schachtel gekauft. Der Imbiss, den die Kinder nach der Schule zu Hause aßen, beschränkte sich nicht auf Speisen, die sich in der Mikrowelle zubereiten ließen. Die Haltbarkeit der Lebensmittel, die wir aßen, betrug häufiger nur Tage und nicht Monate oder mitunter gar Jahre!

Bei den Mahlzeiten – von den Frühstückscerealien bis zum Imbiss am späten Abend – kamen wir ohne über mäßige Zuckerbeimischungen aus. Wir stießen nicht an jeder Straßenecke auf Fast-Food-Restaurants, auf Verkaufsstände für Schokokekse und auf Sandwich-Bars.

Gerade der Anstoß zu gesunder Ernährung brachte uns diesem ungesunden Zustand näher. Wenn Sie das nächste Mal in einen Supermarkt kommen, prüfen Sie einmal die Nährwertangaben auf den als fettarm deklarierten Erzeugnissen. Sie werden stets feststellen, dass als Fettersatz bearbeitete Kohlenhydrate zugegeben wurden. Oder achten Sie einmal darauf, wie viele Nahrungsmittel als »mit Vitaminen angereichert« oder »angereichert« bezeichnet werden; hier ist so viel von den natürlichen Faserstoffen (den Vitaminträgern) entfernt worden, dass man wieder einige Nährstoffe zusetzen musste!

Ich bin mir bewusst, dass ich hier mehr als nur die Ernährungsweise irgendeines Patienten beschreibe. So sieht die allgemeine Einstellung zur Ernährung aus, die schuldig an den ungesunden Vorgängen im Körper vieler Millionen Menschen ist. Die schweren Schäden zeigen sich meistens erst, wenn die Betroffenen in den Fünfziger- oder Sechzigerjahren sind. Der nicht sichtbare Schaden entsteht jedoch Jahrzehnte früher und bereitet die kommende Katastrophe vor.

Dagegen hilft glücklicherweise dasselbe Mittel wie gegen das Übergewicht, das Millionen Menschen quält, die sich nicht sonderlich um die künftige Gesundheit ihres Herzens sorgen. Das habe ich in einem vernünftigen, praktischen, leicht zu merkenden und zu befolgenden Ernährungsplan zu fixieren versucht, der auf den verbleibenden Seiten des Buches erläutert werden soll. Ich halte ein gesundes Herz für das wahre Ziel jeder guten Diät. Dass auch ein schön anzuschauendes Äußeres wichtig ist, weiß ich. Doch durch eine vernünftige Ernährung makellose, leistungsfähige Blutgefäße und gesunde Blutwerte zu haben macht die Diät noch viel wichtiger.

Meine South-Beach-Diät
Judy K.: Ich hatte Größe 62 und habe jetzt Größe 50.

Ich bin 55. Ich bin geschieden. Vor etwa einem Jahr wog ich 175 Kilo. Das liegt bei uns in der Familie. Mütterlicherseits sind alle Eltern und deren ältestes Kind – immer nur das älteste, also auch ich – dick. In meinen jüngeren Jahren war ich ziemlich dünn. Aber als ich dann meinen Sohn und meine Tochter hatte, nahm ich zu, und von da an ging es mit meinem Gewicht wie beim Jo-Jo auf und ab. Ich habe in den Jahren viele Diäten gemacht und konnte dabei auch immer abnehmen. Einmal nahm ich nach einer sehr strengen Diät 44 Kilo ab. Die sind aber schließlich wieder draufgekommen.

Ich habe nie viel vom Frühstücken gehalten. Ich war keine Kaffeetrinkerin, rauche und trinke nicht. Ich esse den ganzen Morgen nichts, nicht mal einen Happen. Und mittags habe ich nur das gegessen, was alle anderen bei mir im Büro auch hatten. Ich habe mir keine großen Gedanken darum gemacht. Es konnte chinesisches Essen oder Hamburger sein. Was die Mädels eben bestellten. Wir ließen uns oft Mittagessen kommen – Nudeln zu Mittag waren eine tolle Sache für mich.

Danach habe ich bis zum Abendbrot nichts mehr gegessen. Keinen Imbiss am Nachmittag. Und dann zur Abendbrotzeit meistens Fleisch, ein Gemüse, einen Salat, etwas Stärkehaltiges. Teigwaren. Oder Kartoffeln. Reis mochte ich nie besonders. Aber mir schmeckten viele andere Kohlenhydrate – Pizza und auch Sandwiches. Ich verdrückte lieber ein Sandwich, als dass ich mich hingesetzt und Steak mit Kartoffeln gegessen hätte. Auch Gebäck – ich mag Gebäck. Ich aß nicht viel Süßes, aber ich mochte mein Brot und meine Desserts. Eine besondere Vorliebe für sprudelnde Getränke hatte ich nicht. Ich hatte nie so großen Durst – das war ein weiteres Problem.

Jeder sagte mir: »Geh doch zu Weight Watchers« oder »Probier's doch mal mit Jenny Craig«. Ich habe alles ausprobiert. Eines Tages unterhielt ich mich mit einem der Mädels aus unserem Büro und sagte zu ihr: »Du siehst aber gut aus.« Und sie darauf: »Oh, ich mache diese Diät, von der ich vor Kurzem gehört habe, die Diät von Dr. Agatston.« Sie gab mir also eine Kopie davon. Und ich nahm sie einfach und ging. In dem Jahr, das seitdem vergangen ist, habe ich 60 Kilo abgenommen.

Als ich mir den Diätplan später anschaute und sah, dass er die Kohlenhydrate einschränkte, sagte ich : »Das schaffe ich nie.« Aber dann sagte ich mir: »Also, du musst das schaffen.« Ich beschloss also: Es gibt kein Brot mehr in diesem Haus. Keine Milch mehr. Ich muss zwanzig Schachteln Teigwaren in der Küche gehabt haben. Die warf ich alle weg. Ich sagte meiner Tochter: »Wenn du ein Sandwich brauchst, kauf dir ein Brötchen und mach dir eins. Ich will nicht, dass so etwas hier herumliegt.« Ich habe mich von allem befreit und habe diese Dinge auch nicht wieder ins Haus gebracht.

Mein Brot vermisse ich bis heute – wirklich. Ich würde wer weiß was dafür tun, wenn ich mich einmal hinsetzen und italienisches Brot mit etwas Butter essen könnte. Aber das mache ich nicht. Weil ich weiß, dass ich mich bei diesen Dingen nicht beherrschen kann. In den letzten Wochen habe ich festgestellt, dass ich nahe daran war, rückfällig zu werden – solche Sachen, wie nur mal ein bisschen von diesem oder jenem kosten. Dinge, bei denen ich früher nicht einmal daran gedacht hatte, sie zu kosten. Auf Arbeit habe ich dann jemanden gefragt, den ich kannte: »Fällt dir auf, dass ich irgendetwas anderes mache als sonst?« Und er meinte: »Ja, beim Mittagessen im Büro hast du früher keinen Bissen von den Dingen angerührt, die du nicht essen solltest. Jetzt nimmst du einen oder zwei Löffel davon.« Ich habe die Zügel also vielleicht etwas locker gelassen. Aber es ist gut, dass ich das weiß. Ich muss mich für den Rest meines Lebens bei den Kohlenhydraten in Acht nehmen.

Der erste Tag war nicht schlecht. Ich hatte so ein Gefühl, dass ich das tun muss, dass das meine letzte Chance ist. Und ich begann mit der Diät und blieb einfach dabei. Ich konnte den Unterschied in der ersten Woche sehen. Innerhalb von sechs Wochen nahm ich 22 Kilo ab. Danach habe ich allmählich mehr Obst und Gemüse, ein bisschen Mayonnaise zum Thunfisch und solche Sachen in meine Diät aufgenommen. Doch ich habe nicht das kleinste bisschen Getreide oder Hafergrütze gegessen. Keine Stärken. Ab und zu habe ich mir als besonderes Vergnügen irgendeinen kleinen Bissen gegönnt. Aber ich halte mich zurück. Wenn ich ausgehe, besuche ich nur Gaststätten, von denen ich weiß, dass ich ihre Speisen essen kann. Mich in ein italienisches Restaurant zu setzen tue ich mir nicht an. Lieber nicht. Ich gehe in ein chinesisches Restaurant, wenn ich weiß, dass sie dort kein Glutamat verwenden. Dort kann man sich ein Stück frisches Fleisch und Gemüse und solche Dinge selbst aussuchen, und das wird dann kurz gebraten. Also gehe ich vielleicht zweimal in der Woche dorthin. Ich habe eine Vorliebe für Meerestiere. Ich esse Muscheln, Krebse und Garnelen. Es gibt dort auch in Öl und mit Knoblauch gegarte grüne Bohnen. Ich kann davon einen ganzen Teller essen. Ich bestelle mir zuckerarmen Eistee oder ein Diätgetränk. Ich gehe satt nach Hause. Das gönne ich mir zweimal in der Woche.

Ich gehe auch überhaupt nicht mehr in Fast-Food-Restaurants, weil es dort wirklich nichts gibt, was ich essen kann. Das einzige große Vergnügen, das ich mir einmal im Monat leiste, ist ein fettarmer Joghurt in einem Fast-Food-Restaurant. Er enthält Kohlenhydrate, doch ich esse ihn trotzdem. Klar, man erfährt nichts über diese Kohlenhydrate. Es heißt ›fettarm‹, doch es ist vielleicht Zucker drin. Das Obst wurde vielleicht in Zucker tiefgekühlt. Sie lassen einen glauben, dass man etwas Gesundes isst, doch das stimmt nicht. Man muss jede einzelne Zutat nachlesen, bevor man etwas kauft. Genauso wie ich, wenn ich in den Supermarkt gehe und zuckerfreie Süßspeisen kaufe. Die esse ich, wenn ich Appetit auf etwas Süßes habe. Und wenn ich einen schlechten Abend habe, an dem mir der Heißhunger auf etwas zusetzt, esse ich manchmal drei oder vier Stück davon. Aber das hilft mir. Ich mache mir zuckerfreie Götterspeise. Ich kaufe Diätgetränke. Ich trinke jeden Tag morgens eine Tasse Kaffee.

Jetzt versuche ich sogar zu frühstücken. Ich esse ein Ei und vielleicht zwei Scheiben Frühstücksspeck. Oder ich nehme kaltes Fleisch und rolle es mit etwas fettarmem Käse und ein paar Tomatenscheiben zusammen. Ich halte noch immer nicht viel vom Frühstück. Aber ich finde, das bringt mich in Schwung.

Keine Backwaren. Wenn auf Arbeit jemand Thunfisch auf französischem Brot bringt, esse ich vielleicht ein kleines Stück von dem Brot und dem Fisch. Doch das passiert nur sehr selten und in großen Abständen. Ich kann mir das nicht erlauben. Auch jetzt geht es nicht so recht vorwärts. In den letzten drei Monaten ging es mit 4,5 Kilo wie beim Jo-Jo immer rauf und runter. Ich war drei Wochen lang zu Hause in Pennsylvania, ich war zu einer Hochzeit, bei einer Geburtstagsfeier und zu Thanksgiving und habe nicht zugenommen. Zur Hochzeit meines Neffen habe ich den Lachs gegessen, auch den Salat, aber mehr nicht. Ich habe auch nichts von der Hochzeitstorte genommen.

Zu Thanksgiving hat mein Schwager für mich Aubergine gemacht, und ich habe Salat gegessen. Ich habe kein Putenfleisch, keine Füllung, keine Kartoffeln und nichts von alledem gegessen. Meine Familie unterstützt mich da immer sehr, wenn ich nach Hause komme. Und es ging mir gut, als ich wiederkam, weil ich sie eine Weile nicht gesehen hatte – einmal hatte ich zwischen zwei Besuchen 25 Kilo abgenommen, und als ich meine Familie das nächste Mal sah, hatte ich noch einmal fast 15 Kilo verloren. Zu der Zeit, da ich letztens nach Hause kam, hatte ich etwa 57 Kilo abgenommen. Ich hatte mich mit einem alten Freund von der Highschool zum Essen verabredet; er ging erst geradewegs an mir vorbei. Dann drehte er sich um und sagte: »Judy? Du siehst ja wie vor 25 oder 30 Jahren aus.« Ich gab ihm einen dicken Kuss. Verstehen Sie mich nicht falsch, ich bin immer noch dick, doch mit dieser Diät bin ich von Konfektionsgröße 62 auf Größe 50 gekommen. Das ist die einzige Diät, mit der ich je wirklich etwas erreicht habe.

10. Essen in einem Restaurant

Da diese Diät praktisch und nutzerfreundlich geplant wurde, ist sie leicht einzuhalten, selbst wenn Sie häufig zum Essen ausgehen.

Das ist bei Plänen zur Gewichtsabnahme meistens nicht der Fall. Deshalb war es für uns so wichtig, dass die South-Beach-Diät unabhängig davon funktioniert, wer das Kochen besorgt. Im Restaurant zu essen war besonders deprimierend für jemanden, der sich nach einer fettarmen Diät ernährte. Man musste entweder die Angestellten schonungslos ausfragen – Worin ist die Hähnchenbrust gebraten? Was alles ist in der Vinaigrette? – oder sein eigenes Essen mitbringen und hoffen, dass niemand Einwände dagegen erhob. Selbst wenn niemand etwas sagte, hatte es doch etwas Trauriges, gesunde Erwachsene über ihren Tupperware-Gefäßen sitzen zu sehen, während ihre Tischgefährten ein feines Abendessen genossen.

Die allgemeine Tendenz beim Restaurantessen hat sich in den vergangenen Jahrzehnten in Richtung gesunder, frischer Kost entwickelt. Olivenöl ist aus der Küche inzwischen nicht mehr wegzudenken. Jeden Tag scheint es etwas Neues über die Vorteile bestimmter Fischsorten zu geben. Auf den Speisekarten findet sich eine Menge gegrillter Speisen und nur wenig Gebratenes. Es ist also kein Problem, zum Essen auszugehen, wenn Sie nach der

South-Beach-Diät leben. Natürlich müssen Sie trotzdem darauf achten, was Sie tun, doch im Restaurant zu essen ist eine gute Gelegenheit, sich mit den Dingen zu verwöhnen, die Sie am meisten mögen, schon allein, weil es Ihnen dann etwas leichterfällt, sich für den Rest der Zeit zu zügeln. Es gibt ein paar Methoden, die wir zu einem großen Teil von unseren Patienten übernommen haben und die Ihnen vielleicht helfen, auch unterwegs wohlüberlegt zu essen.

Eine einfache Methode ist die, 15 Minuten vor dem Eintreffen im Restaurant noch eine Kleinigkeit zu sich zu nehmen. Hier reicht ein kleiner eiweißhaltiger Imbiss aus. Gut ist ein Stück fettarmer Käse, weil Sie den in Ihre Handtasche oder Aktentasche stecken können. Der Käse setzt den Sättigungsprozess in Gang, so dass Sie nicht ausgehungert sind, wenn Sie schließlich Ihre Bestellung aufgeben.

Ich empfehle diese Methode auch deshalb, weil sie Ihnen hilft, den tückischsten Teil jedes Restaurantessens – den Korb mit dem Brot – zu umgehen.

Wenn Sie ankommen, sind Sie üblicherweise hungrig, und da steht es – frisch, vielleicht warm und duftend – und voller ungünstiger Kohlenhydrate. Es stillt Ihren Hunger in Wirklichkeit kaum, doch es versetzt dem Blut einen Glukoseschock, führt dann zum starken Absinken des Blutzuckers und zu einem Heißhunger, der den ganzen Abend anhält.

Viele Menschen, die nach der South-Beach-Diät leben, bitten den Kellner schon vorbeugend, den Brotkorb gar nicht erst an den Tisch zu bringen; das ist ein guter Einfall, solange Ihre Tischgenossen keine Einwände erheben.

Haben sie etwas dagegen, können Sie sie immer noch bitten, sich ihr Brot zu nehmen, und den Korb dann vom Tisch verbannen.

Hier ist eine weitere gute Idee für den Moment, da Sie im Restaurant ankommen. Bestellen Sie sich eine Suppe, vorzugsweise eine klare Bouillon. Sie füllt nicht nur Ihren Magen, sondern verlängert auch Ihre Essenszeit. Diese Methode ist gut, weil zwischen der Zeit, da sich Ihr Magen zu füllen beginnt, und dem Zeitpunkt, da Ihr Gehirn davon Notiz nimmt, nach Meinung der Experten vielleicht 20 Minuten vergehen. Dieser Umstand erklärt, weshalb man ohne Weiteres bis zu einem Punkt essen kann, da plötzlich ein unangenehmes Völlegefühl auftritt. Diese Gefahr besteht vor allem heute, da man Schnelligkeit sowohl bei der Zubereitung als auch beim Verzehr der Speisen schätzt. Wir essen so schnell, dass wir über den Punkt der Sättigung hinwegeilen und weiteressen, bis wir unversehens das Gefühl haben, wir müssten platzen.

Eine Brühe zu Beginn einer Mahlzeit bringt den Prozess der Sättigung in Gang und bewirkt, dass Signale an Ihr Gehirn gehen, die besagen, dass Sie auf dem Weg zum Sattsein sind. Alles, was Ihren Hunger jetzt entschärft, ist gut, weil Sie dadurch abgehalten werden, mehr zu essen, als Sie dann, wenn das Essen kommt, tatsächlich brauchen.

Wenn Sie einen Blick in den Brotkorb geworfen und dabei ein Stück gutes Schrotbrot entdeckt haben, beschließen Sie vielleicht, sich dieses Stück zu gönnen. Tunken Sie in diesem Fall das Brot in Olivenöl, das die Aufnahme der Stärken in den Körper verlangsamt und Ihr beginnendes Sättigungsgefühl verstärkt. Ob Sie es glauben oder nicht, Brot mit Öl oder vielleicht mit etwas Butter ist für Ihre Diät besser als Brot allein, auch wenn Sie damit mehr Kalorien aufnehmen.

Ein weiterer Tipp: Besuchen Sie Lokale, in denen Gerichte aus dem Mittelmeerraum serviert werden. Ich meine nicht nur den Italiener; italienische Restaurants können gefährlich sein, weil Pasta und Brot das Essen meistens dominieren. In der griechischen, türkischen oder arabischen Küche beispielsweise wird jede Menge Olivenöl verwendet, was immer ein Pluspunkt ist. Dort bekommen Sie Hoummos (einen Brei aus Kichererbsen) auf Fladenbrot, was eine bedeutende Verbesserung gegenüber Weißbrot und Butter ist und auch würziger schmeckt. Dort finden Sie gute Vollkorngerichte wie Tabouleh und Couscous, die die Kartoffeln und den Reis ersetzen. Außerdem verwendet man in diesen Küchen keine Süßmittel, sondern meistens Gewürze und Würzmischungen, um die Speisen schmackhaft zu machen.

Wenn Sie wirklich einmal zum Italiener gehen, versuchen Sie Ihr Essen genau so aufzuteilen, wie man es in Italien tut – in mehrere Gänge: Eine bescheidene Portion bissfest gekochter Pasta mit gesunder Tomatensauce obenauf, danach einen Hauptgang mit Fleisch oder Fisch und frischem Gemüse, darunter entweder Blattgemüse wie Endivie oder Spinat oder Kreuzblütengewächse wie Brokkoli sowie einen mit Olivenöl angemachten Salat. In Italien setzt man sich nicht vor einen riesigen Teller Pasta mit einem unerschöpflichen Brotkorb und nennt das noch Abendbrot. Deshalb können die Italiener zweimal am Tag Teigwaren essen, ohne dass bei ihnen die Fettleibigkeit so verbreitet ist wie in den Vereinigten Staaten. In vielen Restaurants können Sie eine halbe Portion Pasta als Appetitanreger bestellen. Wenn Sie das ausprobieren, werden Sie sehen, dass es sättigend wirkt. Wichtig ist, genügend günstige Fette (Hauptgericht und Olivenöl) und günstige Kohlenhydrate (Gemüse und Salat) zu verzehren, um den Stärkeanteilen in den Nudeln entgegenzuwirken.

Wir alle neigen zu der Annahme, dass Restaurants mit asiatischer Küche grundsätzlich gesundes Essen servieren. Die unterschiedlichen asiatischen Nationalküchen verwenden meistens viel Fisch und Gemüse und wenig schwer verdauliches Fleisch oder Süßigkeiten. Das ist allerdings nicht in allen asiatischen Restaurants der Fall. Ein großer Unterschied besteht beispielsweise in den Portionsgrößen; wir sind es gewohnt, auf unseren Tellern stets eine ganze Menge mehr Essen zu haben. Und da jedermann Verschwendung hasst, essen wir meistens auch alles auf. Ein weiterer wichtiger Unterschied betrifft den Reis. In Asien wird stets Vollkornreis verwendet, was bedeutet, dass er auch Ballaststoffe enthält und das Verdauungssystem ordentlich zu tun hat, um an die Stärke heranzukommen. Bei uns und zunehmend auch in asiatischen Städten wird eine stärker bearbeitete Art Weißreis verzehrt. Diese Änderung erhöht die glykämische Last einer Mahlzeit beträchtlich.

Es gibt noch eine Sache, die Sie vielleicht nicht wissen: Das Würzmittel Natriumglutamat wird aus Roten Beten hergestellt, die zwar ein gesundes Gemüse sind, aber einen hohen glykämischen Index aufweisen. Sie sind, mit anderen Worten gesagt, voller Zucker, auch wenn der in einem durchschnittlichen chinesischen Abendessen, das Sie sich mit nach Hause nehmen, recht gut versteckt ist.

Halten Sie sich in jedem Restaurant von Reis und Kartoffeln fern. Lassen Sie sich stattdessen eine doppelte Portion Gemüse geben. Und bestellen Sie nie etwas Gebratenes. Geröstetes, Gegrilltes, Geschmortes, Gebackenes, Gedämpftes, sogar Sautiertes – in Ordnung. Gibt es zu einem Gericht eine Sauce, lassen Sie sich diese extra servieren. Das bedeutet nicht, dass Sie ohne auskommen müssen, doch ich garantiere Ihnen, dass Sie schon mit der Hälfte der Menge zufrieden sind, die man Ihnen sonst auf den Teller geschöpft hätte.

Was die Getränke angeht, beginnen Sie mit Wasser, sobald Sie Platz genommen haben, aber gestatten Sie sich anstelle von Weißwein, Spirituosen oder gar Bier auch ein oder zwei Gläser Rotwein (der für Ihre Gesundheit besonders zuträglich ist und nicht so schrecklich ansetzt).

Seien Sie beim Dessert nicht allzu streng mit sich. Wenn Sie viermal in der Woche zum Essen ausgehen, müssen Sie die meiste Zeit Nein sagen, doch zu einem besonderen Ereignis sollten Sie die Gelegenheit richtig nutzen. Klappt es mit frischem Obst, essen Sie das. Müssen Sie unbedingt Obst mit Eiscreme haben, ist auch das in Ordnung. Sie können sich beides getrennt servieren lassen und Ihren eigenen Nachtisch aus drei Teelöffeln Eis und einem Stück Frischobst darauf zusammenstellen. Wenn nur die dekadenteste Schokoladentorte gerade gut genug ist, zögern Sie nicht und bestellen Sie sie – mit genügend Kuchengabeln für alle Tischgäste. Nehmen Sie von Ihrem Stück nur drei Bissen und essen Sie diese so langsam wie möglich. Lassen Sie den Rest vom ersten Ober, der vorbeikommt, wieder mitnehmen. Machen Sie dieses Experiment auch einmal zu Hause: Essen Sie drei Bissen von einem Dessert, hören Sie dann auf und stellen Sie den Rest für einige Minuten beiseite. Sie werden sehen, dass die kleine Menge so sättigend war, als hätten Sie das ganze Dessert verzehrt. Und am nächsten Morgen müssen Sie sich nicht verachten.

All das setzt natürlich voraus, dass Sie in einem normalen Restaurant und nicht in einem Stehcafé essen. Tatsache ist allerdings, dass in Amerika die meisten Leute, die zum Essen ausgehen, dazu heutzutage Fast-Food-Lokale aufsuchen. Es dürfte schwierig sein, sich eine Methode auszudenken, die hier wirklich helfen könnte, denn an solchen Orten scheint sich alles zu verschwören, damit Sie auch wirklich ein Essen bekommen, wie es zumindest aus unserer Sicht nicht schlechter sein kann.

Beginnen Sie damit, alle Hauptattraktionen auszusondern. Keine Hamburger (zu viel »gesättigtes« Fett im Fleisch und im Bratfett, zu viele Kohlenhydrate im Brötchen). Auch keinen Fisch, da er wegen der Pannade und der Garungsart noch mehr ansetzt als der Hamburger. Keine Pommes frites (unter dem Gesichtspunkt des glykämischen Index sind die Kartoffeln und das Ketchup der schlechteste Teil des Essens). Kein Sprudelgetränk, das einen puren Zuckerstoß auslöst. Achten Sie einmal darauf, wie die Fast-Food-Restaurants ihre schlechteste Kost hervorheben – selbst das Anbieten von »Übergrößen« ist nur eine Methode, Ihnen übertrieben große Mengen vom schlechtesten Bestandteil des Mahls, dem Getränk und den Pommes, zu verkaufen. Die Betonung beim Fast-Food liegt auf groß, süß, fett und schnell – auf all dem, was die Fettleibigkeit heute zu einem so großen Problem in Amerika gemacht hat.

Wenn Sie ein Fast-Food-Restaurant besuchen und sich dort mit einem Salat (mit Öl und Essig anstelle einer anderen Salatsauce), einfacher gegrillter Hähnchenbrust (dort, wo es so etwas gibt) und Wasser oder Kaffee bescheiden können, ist nichts dagegen einzuwenden. Chicken-Nuggets oder Fried Chicken sind schlechte Nachrichten für die Gesundheit – sie bestehen wie der Fisch aus einer Menge frittiertem Brot und wenig Fleisch, das in einer trans-fetten Substanz gegart ist. Ohne die genannten Beschränkungen können Sie nicht in solchen Restaurants essen und gleichzeitig nach einer gesunden Diät leben. Das ist nichts Neues für Sie, nicht wahr?

Meine South-Beach-Diät

Judith W.: Ich bin um drei Konfektionsgrößen schlanker, und auch mein Cholesterinspiegel ist gesunken.

Ich litt jahrelang unter hohem Blutdruck und Angina pectoris, und Herzprobleme sind bei uns eine Familienkrankheit. 1990 ließ ich mir einen dreifachen Bypass legen; ich war die Jüngste auf der Herzstation. Meine Mutter hatte auch schon einen und auch meine Schwester. Vor einigen Jahren musste ich mir einen neuen Kardiologen suchen und kam so zu Dr. Agatston. Das Erste, was er mir sagte, war, dass ich abnehmen müsse, und da ich zu der Zeit 76 Kilo wog, wusste ich, dass er recht hatte. Er sagte mir nichts, was ich nicht schon wusste. Doch er begeisterte mich, und er schlug mir diese Diät vor.

Ich strich alle Kohlenhydrate, auf die ich verzichten sollte, und auch den Zucker. Ich erfuhr, dass ich keine fettlosen Erzeugnisse kaufen durfte, da fettlos hieß, dass diese Nahrungsmittel mehr Zucker enthielten. Aber ich kaufte Milch mit 2 Prozent Fettgehalt und fettarme Käsesorten. Bevor ich mit dieser Diät begann, hatte ich nie gefrühstückt. Doch ich naschte abends. Ich naschte nie Süßes; es waren immer Brezeln und Obst. Ich aß immer gebackene Kartoffeln, allerdings nie mit Butter, weil ich dachte, Kartoffeln allein seien in Ordnung. Ich aß Pommes frites, wann immer ich wollte. Natürlich aß ich meinen Hamburger nie ohne Brötchen. Ich versuchte vernünftig zu essen, doch betrieb das nicht wirklich ernsthaft. Und langsam, aber sicher nahm ich eine Menge zu. Ich war richtig panisch, als ich mit der Diät begann, weil ich nie im Leben so dick ausgesehen hatte. Nie.

Sowie ich die strenge Phase I hinter mich gebracht hatte, begann ich wieder einige Kohlenhydrate in meinen Speiseplan aufzunehmen. Aber nicht viele. Ich verlasse mich nicht auf Kohlenhydrate. Ich esse Vollkornnudeln, doch nur eine kleine Menge. Auch teilgeschälten Reis. Mehr nicht. Überhaupt keine Kartoffeln, nur Süßkartoffeln. Ich backe sie im Ofen. Ich esse allerdings keine ganze, sondern nur eine halbe. Wenn nötig, zuckerfreie Konfitüren oder Götterspeisen, doch ich habe Glück, denn ich habe keine besondere Vorliebe für Süßigkeiten. Als ich wieder Kohlenhydrate aß, nahm ich noch immer ab. Ich esse jetzt gelegentlich ein Sandwich aus dünn geschnittenem Vollkornbrot, dessen Mehl mit Mühlsteinen gemahlen wurde – wenn ich so ein Brot bekomme.

Ich nahm im Lauf von vielleicht sechs Monaten 12,5 Kilo ab, und drei Jahre später hatte ich noch immer mein Gewicht. Ich bin um drei Konfektionsgrößen schlanker geworden, und auch mein Cholesterinspiegel ist gesunken. Mein Mann meint, das sei die teuerste Diät, die ich je gemacht hätte, da ich alle meine Sachen wegwerfen und mich neu einkleiden musste. Ich bin Rechtsanwältin und habe deshalb eine sehr teure Amtstracht. Außerdem gehen wir zu vielen Abendveranstaltungen. Ich mag das – und letzten Endes habe ich eine großartige Entschuldigung für meine ganz und gar neue Garderobe.

11. Zurück zur Kardiologie

Wie ich bereits sagte, kam ich erst durch mein Spezialgebiet der präventiven Kardiologie zur Beschäftigung mit Diät und Gewichtsreduzierung. Ich stimme voll mit dem Satz überein, den die Gruppe der berühmten Framingham Heart Study geprägt hat: »Ein Herzinfarkt oder Schlaganfall sollte ein Zeichen für das Scheitern der medizinischen Behandlung und nicht der Beginn des Eingreifens der Medizin sein.«

Ich bin überzeugt, dass die Verhinderung der meisten Herzinfarkte und Schlaganfälle heute kein Wunschtraum, sondern etwas Machbares ist. Selbst Menschen, die mit über Generationen zurückreichenden früh auftretenden Herzleiden zu mir kommen, können in den meisten Fällen ihre erbliche Veranlagung überwinden. Das Wichtige dabei ist, mit der Vorbeugung früh zu beginnen. Je eher man damit anfängt, desto leichter ist die künftige Katastrophe zu verhindern. In allzu vielen Fällen ist das erste Anzeichen eines Herzinfarkts oder eines Schlaganfalls auch das letzte.

Die Ernährung ist natürlich ein wichtiger Bestandteil unserer Präventionsstrategie. Bei vielen Patienten, vor allem bei denjenigen mit Diabetes oder Prädiabetes, steht gerade sie im Mittelpunkt unserer Arbeit. Körperliche Betätigung ist wichtig, doch das mit absoluter Sicherheit wichtigste Element ist die richtige Kost.

Vernachlässigen Sie das, müssen Sie es vielleicht eines Tages auf die sogenannten Wunder der modernen Kardiologie – Angioplastie (Ballonaufdehnung verengter Gefäße), Koronararterien-Bypass, Transplantation, vielleicht sogar das Kunstherz – ankommen lassen. Solche Maßnahmen können die Herzfunktion so weit wiederherstellen, dass Sie am Leben bleiben. Es handelt sich dabei um die äußersten, mit Eingriffen verbundenen letzten verzweifelten Versuche, die erforderlich sind, wenn der Patient und seine Ärzte nicht in der Lage waren, die natürliche Funktion des Herz-Kreislauf-Systems aufrechtzuerhalten. In manchen Fällen hat eine Krankheit oder Funktionsstörung das Gebrechen hervorgerufen. Doch die meisten Probleme, die die Kardiologen zu behandeln haben, kann man größtenteils durch Vorbeugung verhindern.

Sportliche Betätigung

Wie bei der Diät soll auch hier das Ziel sein, einen Übungsplan zu finden, der nicht so sehr als Eingriff in Ihren Lebensstil, sondern eher als ein Teil dessen erscheint. Es sollte also etwas sein, das leicht in Ihren Tagesablauf einzuordnen ist. Sie können sich das großartigste Herztraining aussuchen, das Ihnen die Statur eines Marathonläufers verschafft; wenn Sie deshalb aber Ihr Leben völlig umstellen müssen, wird es wahrscheinlich ein Reinfall. Es wird Ihnen nie gelingen, ein solches Training auf lange Sicht fortzuführen, und allein die Entmutigung wird Sie weiter zurückwerfen, als es zu Beginn der Fall war.

Nebenbei gesagt brauchen Sie für ein gesundes Herz eigentlich kein Übungsprogramm, das dem Marineinfanteriekorps angemessen wäre. Was Sie brauchen, ist eine tägliche Dosis körperlicher Aktivität, mit der Sie die gewünschte Wirkung so effektiv wie möglich erzielen. Alles, was darüber hinausgeht, ist freiwillig. Zu viele Menschen nehmen die Sache nach der Devise ›alles oder nichts‹ in Angriff; Sie beginnen mit einem sehr intensiven Programm, führen es eine kurze Zeit lang fort, werden der Sache überdrüssig und verfallen wieder in ihre alte Art, überhaupt nichts zu tun. Es ist besser, ein 30-minütiges Trainingsprogramm zu finden, das Sie jeden Tag absolvieren. Sie verbrennen dabei nicht sehr viele Kalorien, doch der kumulative Effekt nützt Ihnen auf jede Weise. Sie nehmen zumindest das halbe oder ganze Kilo wieder ab, das die meisten Menschen mittleren Alters ganz unbemerkt jedes Jahr zulegen. Natürlich ist ein Mensch, der häufig und mit Begeisterung Sport treibt, besser dran als einer, der das nicht tut. Es ist auch nicht nur eine Angelegenheit des gesunden Herzens: Den Körper zu bewegen und bis an seine Grenzen zu fordern verhilft Ihnen, so glaube ich, neben den vielen anderen Vorteilen auch zu einer gesunden seelischen Verfassung.

Das Erste, was Sie brauchen, ist irgendeine Art aerobes Training. Sie müssen dazu nicht eine ganze Stunde auf dem Fahrradergometer, auf dem Stepper, am Crosstrainer oder auf dem Laufband zubringen. Ich empfehle Ihnen, jeden Tag einen flotten 20-minütigen Spaziergang zu absolvieren. Machen Sie daraus keinen Dauerlauf, wenn Sie es nicht wirklich wollen. Leben Sie nach der einfach zu merkenden Regel: Sobald Sie ins Schwitzen geraten, ist es genug. Den größten Trainingseffekt erzielen Sie während der ersten 20 Minuten. Wenn Sie an diesem Punkt aufhören möchten, ist es in Ordnung. Dann haben Sie Ihr Ziel erreicht. Doch die 20 Minuten müssen Sie kraftvoll und gewissenhaft ableisten – jeden Tag. Wenn Sie gern schwimmen und eine Möglichkeit haben, das auch das ganze Jahr über zu tun, dann machen Sie das. Auch hier gilt: Sie brauchen nicht wie ein hoffnungsvoller Olympionike zu trainieren. Zwanzig Minuten.

Ich empfehle außerdem ein paar Dehnungsübungen; sie sorgen dafür, dass Sie sich bei den anderen Übungen, die Sie sich ausgesucht haben, keine Verletzung zuziehen. Dehnungsübungen wirken sich zudem günstig auf Kreislauf und Lungen aus, was letztendlich alle anderen Körperfunktionen verbessert. Außerdem hält das sogenannte Stretching Ihre Blutgefäße jung und gesund.

Schließlich müssen Sie noch ein wenig mit Gewichten trainieren. Das verbessert das Verhältnis zwischen Muskel- und Fettanteil, was wiederum Ihren Stoffwechsel ankurbelt und Ihren Körper veranlasst, Energie selbst dann schneller zu verbrennen, wenn Sie schlafen. Sie müssen nun nicht gerade ein Bodybuilder werden, doch die Vergrößerung Ihrer »mageren« Körpermasse – das heißt all dessen, was kein Fett darstellt – ist wichtig. Vor allem bei Frauen ist das Training mit Gewichten gut für die Verbesserung der Knochendichte, was einer Osteoporose im Alter vorbeugt.

Zu alledem kommt, dass sportliche Betätigung Ihren Blutdruck und die Werte des »schlechten« Cholesterins senkt. Trainieren Sie regelmäßig und essen Sie vernünftig, dann tun Sie so ziemlich alles, was in Ihren Kräften steht, um sich eine Zukunft mit gesundem Herzen zu sichern. Sie tun dann schon weit mehr für sich, als die medizinische Wissenschaft für Sie tun kann.

Vor einem längeren Training (Dauer über 90 Minuten) ist es vielleicht ganz hilfreich, ein paar Kohlenhydrate mit niedrigem glykämischem Index, beispielsweise einen fettarmen Joghurt, Hafergrütze oder Pumpernickel, zu essen.

Verzehren Sie diesen kleinen Happen mindestens zwei Stunden vor dem Sport, damit Sie gut mit Kohlenhydraten versorgt sind, die Ihnen einen Energieschub verschaffen. Nach dem Training müssen Sie die Glykogenreserven wieder auffüllen. Diesmal können Sie sich sogar Weißbrot oder Kartoffeln erlauben.

Moderne Blutuntersuchungen

Die Senkung des Cholesterinspiegels ist ein wichtiges Ziel der Vorbeugung gegen Herzerkrankungen, doch sie genügt nicht annähernd. Die meisten Menschen, die Herzinfarkte erleiden, weisen durchschnittliche Cholesterinwerte auf. Tatsache ist, dass eine Person einen niedrigen Cholesterinwert haben kann und dennoch ernsthaft durch einen Herzinfarkt gefährdet ist, während es einem anderen Menschen mit höherem Cholesterinwert gut geht. Der berühmte Gesamtcholesterinwert allein gibt noch keinen vollständigen Aufschluss.

Heute werden die meisten Menschen wissen, dass es zwei Grundtypen des Cholesterins gibt – das sogenannte »gute« Cholesterin (Lipoprotein mit hoher Dichte oder HDL) und das »schlechte« Cholesterin (Lipoprotein mit geringer Dichte oder LDL). Das Verhältnis von »gutem« zu »schlechtem« Cholesterin ist ein wichtiger Faktor, der heute im Allgemeinen durch eine Blutuntersuchung gemessen wird.

Doch es gibt noch weitere Faktoren, die berücksichtigt werden müssen; aus diesem Grund gehört der moderne Lipidtest heute zu jeder ernsthaften Herzbehandlung.

Die meisten modern ausgestatteten Labors sind in der Lage, fünf verschiedene Untergruppen des HDL und sieben des LDL zu messen. Eine Sache, die dort ausgewertet wird, ist die Größe der Cholesterinpartikel. Im Wesentlichen sind große Partikel gut und kleine schlecht. Es hat sich herausgestellt, dass große HDLs bei der Beseitigung ungünstiger Fette effektiver sind als kleine HDLs. Noch wichtiger allerdings ist der Unterschied zwischen großen und kleinen LDL-Partikeln. Die kleinen Partikel gelangen unter die Innenhaut der Blutgefäße, wo sie die Plaques bilden, die die Arterien verengen. Größere LDL-Partikel können nicht so einfach unter die Innenhaut gleiten; die Gefahr, dass sie Schaden anrichten, ist also geringer.

Den Weg für die modernen Blutfettuntersuchungen bahnte das Lawrence Berkeley National Laboratory der University of California in Berkeley sowie dessen gewerbsmäßige Abteilung, das Berkeley HeartLab. Dr. Robert Superko, der Direktor des Labors, hat bei der Ausbildung von Ärzten in der Nutzung moderner Blutuntersuchungen eine hervorragende Arbeit geleistet. Nehmen wir zu den Unterklassen des Cholesterins noch weitere moderne Untersuchungen, darunter den Lp(a)-Test, die Homozystein-Bestimmung und andere hinzu, können wir über 90 Prozent der Herzleiden erklären, die wir bei unseren

Patienten antreffen. Wir sind auch in der Lage, die Über-
empfindlichkeit gegen C-reaktives Protein (CRP), einen
Marker für eine Entzündung der Blutgefäßinnenhaut, zu
testen. Den Boden bereitete Dr. Paul Ridker von der Harvard University mit seinen Studien, die den Nachweis
erbrachten, dass die Entzündung der Arterien eine große
Rolle bei Arteriosklerose und Herzinfarkten spielen kann.
Anhand der Messung dieser Entzündung kann man selbst
bei Patienten mit normalem oder niedrigem Cholesterinspiegel schon vorhersagen, wer Kandidat für einen Herzinfarkt ist. Interessant ist die Feststellung, dass Menschen
mit Prädiabetes oder Diabetes oftmals normale Choleste-
rin-, aber hohe CRP-Werte haben.

EBT-Scanning

Die letzte medizinische Maßnahme zur Förderung der
Herzgesundheit ist mir sehr vertraut: Es ist die Anwen-
dung der Elektronenstrahl-Tomografie (EBT), die zur Untersuchung des Herzens keinen chirurgischen Eingriff erfordert und durchgeführt wird, während das Herz
weiterarbeitet. Diese Technik ist besser als das Elektrokar-
diogramm (EKG) und auch die Computertomografie (CT)
in der Lage, Auskunft über den genauen Zustand des
Herzens selbst sowie über die Blutgefäße zu geben, die
dieses Organ versorgen. Wir erhalten dadurch wichtige
Informationen, die uns durch keine anderen diagnosti-
schen Untersuchungen geliefert werden.

Im Juni 1988 präsentierte ich eine mit meinen Kollegen
Warren Janowitz, David King und Manuel Viamonte erarbeitete Methode, mit der man ohne körperlichen Eingriff

auf einfache, genaue und schmerzlose Weise kardiale Plaques feststellen konnte. Dazu benutzten wir einen damals revolutionären Typ des Computertomografen, den Elektronenstrahl-Tomografen (EBT).

Diesen schnell (er brauchte nur fünf Minuten) und schmerzlos (ohne Nadeln oder Farbstoff, ohne Entkleiden) arbeitenden Computertomografen hatte Douglas Boyd, ein hervorragender Arzt, entwickelt. Bei der Untersuchung werden in Sekundenbruchteilen Fotos aufgenommen, die ein scharfes Abbild des schlagenden Herzens liefern. Bei einem herkömmlichen Computertomogramm erscheint das schlagende Herz nur verschwommen. Mit dem Elektronenstrahl-Tomografen der Firma General Electric erzielt man eine hohe Auflösung im Bereich der Koronararterien, die es uns erlaubt, Kalkablagerungen zu erkennen und zu messen. Die Ergebnisse lassen genaue Rückschlüsse auf das Ausmaß der Verkalkung innerhalb der Gefäßwände zu. Anhand der Bilder können wir feststellen, wer zur Vorbeugung gegen einen Herzinfarkt oder Schlaganfall behandelt werden muss. Unter einer Therapie mit Diät, sportlicher Betätigung und Medikamenten können wir die Patienten testen und die Wirksamkeit der Behandlung kontrollieren.

Die wichtigsten Dinge, die Sie zum Schutz Ihres Herzens tun können, sind jedoch noch immer eine angemessene Ernährung und sportliche Betätigung. Kombiniert man diese mit modernen Lipidtests, maximaler Behandlung der Lipidwerte (durch Statine und Ergänzungsmittel) und Elektronenstrahl-Tomografie, kann die große Mehrzahl der Herzinfarkte und selbst der Schlaganfälle verhütet werden.

Meine South-Beach-Diät

Nancy A.: Während der Schwangerschaft habe ich kein Pfund zugenommen.

Ich arbeitete in der Kindertagesstätte des Mount Sinai Hospital, in dessen Herz-Kreislauf-Abteilung einige Eltern unserer Schützlinge tätig sind. Diese Eltern fragten bei uns an, ob wir nicht an einigen wissenschaftlichen Untersuchungen mitwirken wollten, mit denen sie sich gerade beschäftigten, und boten uns als Gegenleistung für die Dauer von drei Monaten eine kostenlose Ernährungsberatung an. Wir mussten aufs Geratewohl eine Diät auswählen, und so kam ich zu einer Kost mit eingeschränkter Kohlenhydratzufuhr, die später als die South-Beach-Diät bekannt wurde.

Zu Beginn der Diät wog ich 76 Kilo. Ich hatte in den zurückliegenden Jahren alles ausprobiert, um abzunehmen. Ich hatte es dreimal mit Appetitzüglern versucht. Auf diese Weise wurde ich so dick, denn jedes Mal, wenn ich die Tabletten absetzte, nahm ich das Doppelte von dem, was ich losgeworden war, wieder zu. Ich probierte es auch mit einer Fertigdrink-Diät. Nach einer Weile bekam ich allein vom Trinken der Shakes richtigen Hunger, und so kehrte ich zu meinen alten Essgewohnheiten zurück. Ich beschloss von mir aus, nur noch Salate zu essen. Doch auch das klappte nicht – ich hatte nicht genügend Willenskraft. Nach einem Salat wurde ich nur noch hungriger.

Ich bin Spanierin; ich war also seit meiner Kindheit an die Gerichte der spanischen Küche gewöhnt, die meistens fettreich sind. Ich musste den Verzehr dieser Sachen, vor allem der gebratenen Speisen, einschränken. Doch jedes Mal, wenn ich mich einen oder zwei Monate lang gesund ernährt hatte, meldete sich der Heißhunger auf das traditionelle Essen. Im Ofen gebackenes Schweinefleisch mit Reis, gebratene Kochbananen, Brathähnchen. Ich konnte nicht aufhören, mir solche Dinge zu wünschen.

Ich habe auch eine Vorliebe für Süßes, also gab es hier und da Käsekuchen, hier und da einen Keks. In der Kindertagesstätte gibt es tonnenweise Snacks für die Kleinen. Nach einem reichlichen Abendessen aß ich immer noch eine Schale Eiscreme oder ein Getreideerzeugnis oder Kuchen.

Die ersten zwei Wochen mit der South-Beach-Diät waren die härtesten – nur fettarmes Fleisch und Gemüse und Wasser. Etwa in der zweiten Woche wurde ich richtig verrückt. Es war nervlich anstrengend. Aber ich schaffte es. Die Sprechstunden bei der Ernährungsberaterin halfen mir. Ich glaube, in diesen ersten zwei Wochen habe ich einmal mit Käsekuchen geschummelt. Ein paar Mal war ich versucht, Reis zu essen, doch da ich keinen Reis mehr gekauft hatte, war auch keiner im Haus. Es brachte mich fast um, dass ich so etwas nicht parat hatte.

Nachdem die beiden strengen Wochen herum waren, wurde es viel einfacher. Ich hatte beim Essen mehr Auswahl. Ich ging in den Laden und habe wie verrückt alles gekauft, was auf der Liste stand. Ich konnte Obst essen. Und Gemüse – ich aß plötzlich auch Gemüse, was ich nie zuvor ausprobiert hatte. Ich war so begierig darauf, mehr Abwechslung zu haben. Brokkoli. Spargel. Alles, was ich sah.

Nach den drei Monaten wog ich nicht mehr 76, sondern nur noch 63 Kilo. Am Tag meines letzten Besuchs bei der Ernährungsberaterin stellte ich fest, dass ich schwanger war. Fünf Jahre lang hatte ich das versucht. Eigentlich hatte ich es schon aufgegeben. Und da stand ich nun und war schließlich schwanger. Ich weiß nicht, wieso es nun doch noch geklappt hat, doch ich glaube, ich war vorher zu dick gewesen und hatte nicht richtig gegessen. Etwas musste sich verändert haben. Ich hatte eine ideale Schwangerschaft.

Mein neues Gewicht hielt ich zwei Jahre lang. Während der Schwangerschaft nahm ich kein Pfund zu. Es ist noch gar nicht lange her, dass ich abtrünnig geworden bin. Ich habe mich etwas vernachlässigt, und ein paar Pfund sind schon wieder drauf. Wenn Sie ein dreijähriges Kind haben und in einer Kindertagesstätte arbeiten, sind Sie von Süßigkeiten umgeben. Doch ich habe mir von der Ernährungsberaterin gerade ein neues Merkheft für die South-Beach-Diät geben lassen und fange wieder damit an.

12. Wenn die South-Beach-Diät nicht greift

Dieses Kapitel hat seine Berechtigung, da manche Menschen bei der South-Beach-Diät tatsächlich scheitern. Wir prüfen dann die Gründe und versuchen Wege zur Verbesserung des Ernährungsprogramms zu finden. Die meisten Menschen, die mit dieser Diät beginnen, berichten, dass es überraschend einfach ist, den entscheidenden Schritt zu wagen. Das liegt zum Teil daran, dass die South-Beach-Diät niemanden zwingt, all das, was man mag, aufzugeben. Wir ermutigen Sie nachdrücklich zu essen, bis Sie keinen Hunger mehr verspüren, und selbst am Anfang, in den beiden strengen Wochen, zwischendurch einen Happen zu essen, wenn Sie es brauchen.

Doch es ist auch aus einem anderen Grund einfach zu Beginn; es entspricht der Natur des Menschen, neue Gesundheitsprogramme stets mit Enthusiasmus in Angriff zu nehmen. Man fühlt sich motiviert und ist deshalb optimistisch, voller Entschlossenheit und guter Vorsätze, sein Leben und sein Aussehen wieder aufs rechte Gleis zu bringen. Im Handumdrehen sehen Sie die Pfunde dahinschmelzen. Sie sehen die Zahlen auf der Waage immer niedriger werden, und Sie graben wieder Kleidungsstücke hervor, die einst unbequem eng am Körper anlagen – oder vielleicht überhaupt zu knapp waren – und plötzlich wieder tragbar erscheinen. Bei so vielen günstigen Effekten ist es ein Leichtes, an dem Programm festzuhalten.

Was aber geschieht dann?

Das Scheitern ist in hohem Maße ein Ergebnis des Erfolgs der Diät. Die Leute verlieren in den ersten beiden Wochen zwischen 3,5 und 6 Kilo ihres Körpergewichts. An diesem Punkt gehen sie von der strengsten Etappe zu Phase II über. Dann nehmen sie nach und nach einige von den Kohlenhydraten, die in Phase I vollständig weggelassen werden mussten, wieder in ihre Kost auf. Wie bereits erwähnt, werden mit dieser Wiederaufnahme mehrere Zwecke verfolgt: Manche Kohlenhydrate sind günstig für Sie, und wir wollen ja, dass Sie nach einer gesunden Diät leben, die dem »normalen« Essen so nah wie möglich kommt. Das bedeutet, dass Sie ab und zu auch Obst oder Brot oder Teigwaren, hin und wieder sogar ein Dessert essen.

Sie verlieren in Phase II weiter an Gewicht, allerdings nicht in demselben Tempo wie in Phase I. Je nachdem, wie viel Sie abnehmen wollen, kann der Prozess bis zu einem Jahr oder sogar länger dauern.

Das ist für manche Diätpatienten eine Enttäuschung. Außerdem war in ihrer Erinnerung Phase I gar nicht so streng. Sie konnten zwar nicht die Dinge essen, die sie mochten, doch sie waren nie hungrig oder fühlten sich unbehaglich. Deshalb beschließen sie auf unbestimmte Zeit in Phase I zu bleiben, bis sie ihr Ziel erreicht haben.

Inzwischen kenne ich viele Diätpatienten, die sich dafür entschieden und auch Erfolg damit hatten. Doch ich kenne eine Menge mehr, die gescheitert sind.

Der Grund für ihr Scheitern ist folgender: Phase I

ist nicht als langfristiger Ernährungsplan angelegt. Man ist in dieser Etappe auf eine ziemlich schmale Palette von Nahrungsmitteln beschränkt – gegrillte magere Fleischstücke und Fische, Gemüse, fettarme Käsesorten und Salate, und alles entweder gedämpft oder mit günstigen Fetten wie Olivenöl und Rapsöl zubereitet. Als Zwischenmahlzeit Nüsse und fettarmer Cheddar, weiter nichts.

Vom kulinarischen Standpunkt ist das eine völlig akzeptable Diät – zwei oder drei Wochen lang.

Danach wird die Diät ein wenig fade. Das ist der Moment, da der Ärger beginnt.

Das ist auch der Punkt, an dem die Diätpatienten beginnen zu improvisieren, nur tun sie das unsachgemäß. Sie bringen in den Diätplan ihre alten schlechten Gewohnheiten hinein – wohlgemerkt, nur von Zeit zu Zeit. Sie halten sich an Phase I, doch sie essen jeden Abend zusätzlich eine Handvoll Schokoladenkekse. Aber das ist noch nicht alles: Sie essen nach dem Abendbrot einen Keks, merken, dass er recht gut geschmeckt und wahrscheinlich keinen Schaden angerichtet hat, und dann erhöhen sie die Anzahl auf allabendlich drei Stück. Drei Kekse an einem Abend, die keinen merklichen Schaden bewirken, machen es einem leicht, sich nachmittags um vier eine kleine Tüte Maischips zu genehmigen. Wenn das mit den drei Keksen und den Maischips klappt, erscheint es gar nicht so verkehrt, am Wochenende auch dem Heißhunger auf Pizza und Bier nachzugeben. In Kürze mogeln Sie dann mehr, als dass Sie Diät halten.

Wenn Ihnen bewusst wird, wie Sie vom Weg abgekommen sind, tun Sie eventuell das, was viele von unseren Leuten versucht haben: Sie kehren plötzlich zu dem strengen Plan der Phase I zurück. Doch der erscheint Ihnen dann noch monotoner als beim ersten Mal.

An diesem Punkt geben Sie vielleicht einfach auf. Manche Leute tun das. Wenn Sie Glück haben, wiegen Sie am Ende nicht mehr als zu Beginn der Diät; der Rückfall bringt Sie allerdings an einen Punkt jenseits dessen, wo Sie begonnen haben.

Es ist eine Binsenweisheit, dass Sie nicht an einem Tag das abnehmen können, was Sie über Jahre hinweg zugenommen haben. Wir alle akzeptieren das, und es fällt einem trotzdem schwer, es nicht mit dem raschen Erfolg zu versuchen. Das Endergebnis ist mitunter eine Gewichtszunahme und keine Abnahme.

Für die Menschen ist es wichtig, dass Sie die Speisen, die sie essen, auch mögen. Essen soll Vergnügen bereiten, auch wenn Sie versuchen abzunehmen. Dies ist eine vernünftige Einstellung zum Essen, und sie gehört zu den wichtigsten Grundsätzen der South-Beach-Diät. Deshalb raten wir unseren Diätpatienten dringend, nach der zweiten Woche zu Phase II überzugehen, so verlockend es auch sein mag, in Phase I zu bleiben. Die South-Beach-Diät ist ein langfristiges Ernährungsprogramm, und der Drei-Phasen-Aufbau ist ein wichtiger Teil ihres Erfolges. Auf diese Weise abzunehmen mag wohl länger dauern, doch die Chancen, die Pfunde zu verlieren und das neue Gewicht dann zu halten, sind größer.

Die täglichen Herausforderungen

Ein zweiter Grund für das Scheitern hat eher damit zu tun, wie das tägliche Leben unsere Pläne stört. Sie haben

Ihr Wunschgewicht erreicht. Sie befinden sich nun in Phase III, der »Sicherungsetappe« der Diät; das bedeutet, dass Sie sich noch immer auf bestimmte Weise ernähren müssen, um Ihr neues Gewicht zu halten. So wird es bis ans Lebensende weitergehen, wenn Sie sich an das Programm halten.

Um welche Art von Störungen geht es mir hier? Bei Menschen, die viel reisen und vor allem geschäftlich unterwegs sind, besteht in nicht geringem Maß die Gefahr, dass sie bei der Diät scheitern. Reisen bedeutet Unterbrechung, vor allen Dingen eine Störung der normalen Essgewohnheiten. Das ist gefährlich. Das gilt insbesondere heute, da die Versorgung mit Speisen während des Fluges der Vergangenheit angehört. Früher konnte man sich im Voraus eine vegetarische oder koschere Mahlzeit bestellen, und man bekam etwas Frisches und Gesundes, das ganz nach Wunsch zubereitet war. Man kam ohne Weiteres um den Fleischverzehr herum und nahm nur Bratensauce, Kartoffelpüree, Erbsen und Möhren, Apfelkompott und als Dessert ein Stück Obstkuchen.

Heute ist irgendein Südfrüchtemix oder in Honig geröstete Erdnüsse mit einem Bier oder einem Sprudelgetränk höchstwahrscheinlich alles, was man Ihnen serviert. Mit Ausnahme der Nüsse sind das alles Kohlenhydrate und Zucker.

Sind Sie dann gelandet und in Ihrem Hotel angekommen, ist es schon weit über Ihre Essenszeit. Haben Sie ein paar Zeitzonen übersprungen, ist es vielleicht gar schon weit über Ihre Schlafenszeit. Doch Sie sind von der Reise ganz aufgedreht und dazu halb verhungert. Das Erste, was Sie tun, ist, die Speisekarte des Zimmerkellners herzunehmen und eine viel zu große Bestellung aufzugeben; ein Geflügelsalat Cäsar mit gerösteter Hähnchenbrust würde vielleicht ausreichen, um Ihren Hunger zu stillen, doch Sie hören sich ein doppeltes Putensandwich, Pommes frites und einen Milchshake verlangen. Sie bedauern diese Entscheidung schon, wenn Sie den Telefonhörer auflegen, doch wenn das Essen dann kommt, gelingt es Ihnen irgendwie, das Ganze hinunterzuwürgen und dann noch ein Bier aus der Minibar zu trinken, damit Sie müde genug zum Einschlafen sind.

Am nächsten Tag essen Sie ordentlich, doch wenn Ihre normale Abendbrotzeit naht, stecken Sie mitten in einer Sitzung, und es ist schon 19 Uhr 30, wenn Sie wieder Hunger haben und jemand ein paar Pizzas und alkoholfreie Erfrischungsgetränke bestellt. Und so geht ein weiterer Tag voller ungünstiger Kohlenhydrate zu Ende.

Lange Arbeitstage zu Hause oder unterwegs sind ein Hauptgrund dafür, dass manche mit ihrer Diät scheitern. Gerade die Störung des normalen Tagesrhythmus einschließlich der Essenszeiten ist es, die Sie veranlasst, zu viel zu sich zu nehmen, wenn das Essen dann schließlich da ist. Vielleicht gehören Sie zu jenen zeitgenössischen »Straßenkriegern«, Geschäftsleuten oder Handelsvertretern, die Stunden im Auto zubringen; dann passiert es schnell, dass Sie sich an einer Fast-Food-Theke irgendetwas Ungesundes zu Mittag oder für einen kleinen Imbiss schnappen und auf dem Parkplatz hinunterschlingen.

Mitunter ist es der Stress am Arbeitsplatz, der es einem so leicht macht, wieder in die behaglichen alten Gewohnheiten zu verfallen. Menschen, die essen, wenn Sie unter seelischem Druck stehen, setzen die Diät meistens ab. Denken Sie nur an die vielen Dinge, die wir Trostpflaster nennen; das sind ausnahmslos entweder süße Backwaren wie Torten, Kuchen und Schokokekse oder Gerichte wie Makkaroniauflauf.

Ich kann Ihnen nicht sagen, wie viele Menschen im Herbst und Winter des Jahres 2001 von ihrer Diät abgekommen sind. Die Katastrophe vom 11. September erschütterte unser Gefühl der Sicherheit und ließ Gewichtsprobleme vor diesem Hintergrund als furchtbar belanglose Sorgen erscheinen. Dies ist die Art Angst und Unsicherheit, die Trost bei einem Bissen Süßes oder einem überquellenden Essensteller sucht. Es ist schwer, den Menschen zu raten, wie sie mit dieser Art Belastung fertig werden und dabei ihre Diät nicht außer Acht lassen sollen.

In diesem Buch finden Sie an anderer Stelle Aussagen von Menschen, die mit der South-Beach-Diät begonnen, ihr Wunschgewicht erreicht und dieses Gewicht auch gehalten haben. Hier möchte ich jemanden zitieren, der bei dieser Diät abgenommen hat und dann rückfällig geworden ist, und zwar in einem Maße, dass er heute etwa so viel wiegt wie zu Beginn. Diese Geschichte ist ein gutes Beispiel dafür, wie eine nur kurze Unterbrechung der Diät mitunter eine Katastrophe heraufbeschwören kann. Sie sollte für Sie also genauso lehrreich sein wie die anderen Berichte. Den Namen des Diätpatienten nenne ich zum Schutz des Betroffenen nicht.

Ich bin jetzt in den Fünfzigern. Ich hatte schon sehr früh einen Herzinfarkt gehabt und befand mich in der kardio-

logischen Rehabilitation, als ich endlich zu der Überzeugung kam, es sei an der Zeit abzunehmen. Ich wog
damals rund 108 Kilo. Ich ging zur Ernährungsberatung,
und dort setzte man mich auf eine Vier-Wochen-Version
der South-Beach-Diät.

In den ersten beiden Wochen nahm ich etwa 3,5 Kilo
ab. Aber ich fühlte mich dadurch ein wenig schwach.
Dann begann ich wieder ein paar Kohlenhydrate in meinen Speiseplan aufzunehmen; ich fühlte mich besser und
nahm weiterhin ab. Meine große Schwäche war damals
Brot. Ich aß es zu jeder Mahlzeit und manchmal auch zwischen den Mahlzeiten. Wenn ich in ein Restaurant ging,
tat ich mich am Inhalt des Brotkorbes gütlich und war gar
nicht mehr hungrig, wenn das Essen kam.

Das musste ich dann oftmals mit nach Hause nehmen.
Deshalb strich ich das Brot ganz.

Meine andere große Schwäche waren Süßigkeiten. Ich
mag Kekse, besonders die aus Hafermehl und Rosinen.
Ich aß sie den ganzen Tag lang; ich kaufte sie frisch und
nahm sie für alle auf Arbeit mit, doch immer, wenn ich
an der Küche vorbeikam, nahm ich mir selber eine Handvoll.

Ich hatte schon immer viel Kartoffeln gegessen; dass
ich sie aufgeben musste, war nicht so schlimm. Brot und
Kekse – *das* war hart. Auch Waffeln mit Sirup zum Frühstück. Oder Plunderteiggebäck. Nachdem ich auf Diät
gegangen war, strich ich alle Backwaren aus meinem
Frühstück und aß nur noch Eier. Zu Trinken gab es Unmengen von Wasser und koffeinfreien Kaffee.

Statt der Kekse zwischen den Mahlzeiten aß ich Nüsse. Vielleicht ein paar Erdnüsse mitten am Nachmittag.

Und abends kein Dessert mehr. Zuvor hatte ich mehr Kekse oder vielleicht eine große Schale Cerealien mit Milch gegessen. Während der Diät aß ich beim Fernsehen Mandeln als Dessert. Ich zählte aus der Büchse vorschriftsmäßig fünfzehn Stück ab und aß sie langsam eine nach der anderen, damit sie lange reichten.

In Phase II verlor ich weitere 12,5 Kilo. Und es wurde einfacher. Im Restaurant bat ich die Bedienung, das Brot wegzunehmen. Ich hielt mich an Fleisch und Gemüse und fühlte mich einfach gut.

Dann begann ich ganz nach Vorschrift wieder einige Kohlenhydrate in meinen Ernährungsplan einzubauen. Ich aß alle paar Tage beispielsweise eine Scheibe Brot oder anstelle des Brotes eine Portion Reis. Ich nahm weiterhin ab und ernährte mich ein ganzes Jahr lang nach der Diät.

Um diese Zeit etwa hatten wir einen großen Familienausflug. Eine Riesenparty. Ich war so lange diszipliniert gewesen, dass ich mir vornahm, alles zu essen, was ich wollte. Ich sagte mir, dass es ja nur für einen Tag sei und dass ich mich morgen wieder an das Programm halten würde.

Doch dieses Morgen kam nie. Ich fand es so schön, von allem zu essen, dass ich gar nicht aufhören wollte. Hatte ich in der Vergangenheit zu viele Kohlenhydrate in meinen Speiseplan aufgenommen und nicht weiter abgenommen, war ich einfach in Phase I zurückgegangen und hatte wieder abgespeckt. Diesmal konnte ich mich nicht dazu durchringen. Ehe es mir bewusst wurde, war das ganze Gewicht, das ich abgenommen hatte – fast 22 Kilo – wieder drauf. Jetzt habe ich vor, wieder in Phase I zurückzugehen, doch dann wird alles von vorn beginnen. Die South-Beach-Diät ist wirklich sehr gut, und sie funktioniert tatsächlich. Aber man muss sie auch wirklich befolgen.

Natürlich hätte der Diätpatient, um den es hier geht, bei dem Familienpicknick seine Vorliebe für Süßes ohne Weiteres den ganzen Tag lang ausleben und am nächsten Tag wieder zu seiner Diät zurückkehren können. Viele Leute tun so etwas. Bei besonderen Gelegenheiten – sagen wir bei einer Hochzeit, im Urlaub oder bei einem feinen Essen – geben sie der Versuchung nach und machen das am nächsten Tag wieder wett. Bei dieser Diät kann man rückfällig werden; stellt man dann fest, dass man ein oder zwei Pfund zugenommen hat, kehrt man einfach in Phase I zurück, bis man sie wieder los ist.

Das Ganze leuchtet natürlich ein, und es funktioniert selbst bei Leuten, die so sehr sündigen, dass sie damit die Arbeit von Wochen oder gar Monaten zunichtemachen. Hin und wieder einmal rückfällig zu werden ist schon in Ordnung, solange man daran denkt, wieder auf den rechten Weg zurückzukehren.

Meine South-Beach-Diät

Steve L.: Wenn man gesündigt hat, macht man das einfach wieder gut.

Ich ging das erste Mal zu Dr. Agatston in die Sprechstunde, nachdem wir nach Florida gezogen waren. Der erste Termin bei ihm war nicht im Untersuchungsraum, sondern in seinem Büro, wo er seinen Laptop hervorzog, eine kleine PowerPoint-Darstellung durchging und sagte: »Wenn wir zusammenarbeiten wollen, dann nach unserem Prophylaxeprotokoll für Herzleiden. Und wenn Sie einen Herzinfarkt bekommen, dann habe ich versagt.«

Herzleiden liegen bei uns in der Familie; deshalb war es mir wichtig, das unter Kontrolle zu kriegen. Ich war immer ein athletischer Typ. Ich bin ziemlich groß, knapp eins neunzig, und wog zu Beginn der Diät etwa 120 Kilo. Das war mein Höchstgewicht. Ich kann es recht gut verbergen, und ich kann mich mit dem Gewicht auch bequem bewegen, aber es war eben nicht allzu gesund. Ich komme aus Minnesota, wo man viel Fleisch und Kartoffeln und viele Kohlenhydrate isst.

Meine große Schwäche sind Brot und Teigwaren. Wir hatten vorher in Seattle gelebt; in unserer Küche hatten wir einen Pizzaofen. Ich war immer auf Kohlenhydrate aus. Nicht auf Süßigkeiten. Aber auf alles andere. Wenn wir in ein Restaurant gingen, konnte ich den Brotkorb durchaus allein leer machen. Ich aß mindestens dreimal am Tag Brot. Ich habe zwar keine besondere Vorliebe für Desserts, doch ich hatte immer Kekse da.

Ein Teil meines Problems war auch eine ziemlich große Portion eigene Unwissenheit. Ich wuchs mit der Vorstellung auf, dass alle Früchte gesund seien. Dann erfuhr ich, dass manches Obst viel Zucker enthält und anderes wieder nicht. Ich wusste zum Beispiel nicht, dass die Wassermelone voller Zucker ist, die Netzmelone hingegen nicht. Eier wiederum sind inzwischen in die positive Kategorie gekommen. Ich bin kein großer Trinker, aber ich trank Bier. Ich habe jetzt seit mehr als zwei Jahren nicht ein Bier getrunken.

Meine Frau und ich kochen gern – und wir essen auch gern. Doch wir verwenden jetzt teilgeschälten statt weißen Reis und Süßkartoffeln statt normale Kartoffeln. Das Wurzelgemüse aufzugeben fiel mir, ehrlich gesagt, nicht so schwer. Wir haben ein paar wirklich tolle Rezepte gefunden, und wir grillen wie verrückt. Bei uns gibt es eine Menge gegrilltes Gemüse. Und viel mehr Fisch als früher. Brot nur in begrenzter Menge. Zum Frühstück esse ich einen halben Hefekringel.

Wenn ich zu Mittag ein Sandwich essen möchte, nehme ich dazu entweder Roggenbrot oder Pumpernickel, und das Ganze besteht dann auch aus weniger Brot und mehr Fleisch als früher.

Ich hatte mein ganzes Leben lang Diäten gemacht. Zu Anfang war ich meistens ganz kribbelig, ich fühlte mich benommen und all solche Dinge. Bei der South-Beach-Diät ging es mir regelrecht gut. Keine Nebeneffekte. Ich nahm zwei Wochen lang auch nichts Koffeinhaltiges zu mir, und dabei bin ich Kaffeetrinker. Für meine Frau waren die ersten beiden Wochen sehr schwer. Doch mir machte es nichts aus. Und wir hielten uns streng daran. Ich nahm zur Arbeit ein paar Pistazien und ein Stück fettarmen Käse für nachmittags mit.

Eine furchtbare Sache war für mich das Brot. In den letzten drei Jahren waren wir zweimal in Italien. Dort bestellten wir uns eine Portion Pasta und teilten sie miteinander, und dann gab es noch ein paar »legale« Gerichte.

In den sechs Monaten, die ich jetzt Diät lebe, habe ich etwa 22 Kilo abgenommen. In letzter Zeit habe ich aus Stress gegessen und deshalb wieder etwas zugenommen, doch ich weiß, dass ich in die strenge Phase zurückgehen und die Pfunde wieder loswerden kann. Wenn wir gelegentlich richtigen Heißhunger auf etwas haben, können wir es – Dr. Agatston sei Dank – einfach essen. Wenn man gesündigt hat, macht man das einfach wieder gut. Wenn wir also zum Abendessen ausgehen, bestellen wir uns hin und wieder auch ein Dessert, vielleicht bei einer von drei Gelegenheiten. Aber dann nur eine Portion für uns beide, und wir nehmen jeder nur einen oder zwei Löffel davon und lassen den Rest dann wieder zurückgehen. Das reicht gerade, um das Essen mit einem süßen Geschmack zu beenden. Und ich trinke nur Rotwein, keinen anderen Alkohol.

Ich habe mittlerweile nicht nur mein Übergewicht verloren, sondern auch alle meine anderen Werte verbessert. Mein Triglyzeridwert zum Beispiel ist nach sechs Wochen von 256 auf 62 gefallen. Und das alles mit der South-Beach-Diät. Meine Cholesterinwerte gehen auch weiter nach unten.

TEIL II

Ernährungspläne und Rezepte

13. Ernährungsplan für Phase I

Die Anfangsphase ist, wie Sie bereits wissen, die strengste Phase der Diät. Sie soll nur zwei Wochen dauern – gerade lange genug, um die Insulinresistenz zu beseitigen, die durch den Verzehr zu vieler ungünstiger (meistens industriell bearbeiteter) Kohlenhydrate verursacht worden ist.

Phase I muss nicht kohlenhydratarm sein, wenn Sie die richtigen Kohlenhydrate zu sich nehmen. Sie ist so geplant, dass sie zur Sättigung und zur Regulierung des Blutzuckergehalts große Portionen Eiweiß, günstige Fette und Kohlenhydrate mit dem niedrigsten glykämischen Index (GI) erlaubt.

Zu den erlaubten Dingen dieser Phase gehören die Gemüsearten mit niedrigem GI, die auch Faser- oder Ballaststoffe, wichtige Nährstoffe wie die für das Herz gesunde Folsäure, Vitamine und Mineralien enthalten. Viele Salate und Gemüse können unbegrenzt verzehrt werden. Auch beim Eiweiß stehen Ihnen viele unterschiedliche Quellen zur Auswahl.

Am Ende dieser Phase ist Ihr ungesunder Heißhunger vor allem nach Süßigkeiten, Backwaren und Stärken im Wesentlichen verschwunden. Auch wenn dies die strengste aller Phasen ist, werden Sie bemerken, dass Ihnen jeder Tag sechs verschiedene Gelegenheiten zum Essen bietet – drei Hauptmahlzeiten, vormittags und nachmittags jeweils eine Zwischenmahlzeit, und zum Abendbrot gibt es sogar ein Dessert. Sie dürften sich also niemals hungrig fühlen, und wenn das doch der Fall sein sollte, dann vielleicht deshalb, weil Sie mit den Portionen zu knausrig waren.

Die South-Beach-Diät verlangt von Ihnen nicht, all das, was Sie zu sich nehmen, nach Gramm und Kalorien zu wiegen und abzumessen; Ihre Essensportionen sollen so groß sein, dass sie Ihren Hunger stillen – aber nicht mehr.

Erster Tag

Frühstück
- 150 ml Gemüsesaft (aus verschiedenen Gemüsearten)
- 2 Gemüsequiches für unterwegs
  (Rezept Seite 226)
- Koffeinfreier Kaffee oder teinfreier Tee mit
  entrahmter Milch und Zuckeraustauschstoff

Zwischenmahlzeit am Vormittag
- 1 Stück fettarmer Käse

Mittagessen
- Gegrillte Hähnchenbrust auf Kopfsalat
- 2 Esslöffel Balsamico-Vinaigrette (Rezept Seite 242)
- Zuckerfreie Götterspeise

Zwischenmahlzeit am Nachmittag
- Mit Schmelzkäse (fettreduziert) gefüllter Sellerie

Abendessen
- Gegrillter Lachs mit Rosmarin (Rezept Seite 260)
- Gedämpfter Spargel
- Verschiedene Blattsalate, grüne Gurke, grüner
  Gemüsepaprika, Kirschtomaten für den Salat
- Olivenöl und Essig nach Geschmack

Dessert
- Vanille-Ricotta-Creme
  (Rezept Seite 284)

Zweiter Tag

Frühstück
- 175 ml Tomatensaft
- 1 Ei
- 2 Scheiben magerer Frühstücksspeck
- Koffeinfreier Kaffee oder teinfreier Tee mit entrahmter Milch und Zuckeraustauschstoff

Zwischenmahlzeit am Vormittag
- 1–2 Putenröllchen (Rezept Seite 280)
- 2 Esslöffel Koriandermayonnaise (Rezept Seite 281)

Mittagessen
- South-Beach-Salat mit Thunfisch (Rezept Seite 232)
- Zuckerfreie Götterspeise

Zwischenmahlzeit am Nachmittag
- Mit Schmelzkäse (fettreduziert) gefüllter Sellerie

Abendessen
- Gebackene Hähnchenbrust
- Aubergine und Paprikaschoten geröstet (Rezept Seite 269)
- Blattsalat, grüne Gurke, grüner Gemüsepaprika, Kirschtomaten für den Salat
- 2 Esslöffel Balsamico-Vinaigrette (Rezept Seite 242)

Dessert
- Mokka-Ricotta-Creme (Rezept Seite 285)

Dritter Tag

Frühstück
- 150 ml Gemüsesaft (aus verschiedenen Gemüsearten)
- Einfaches Spargel-Pilz-Omelett (Rezept Seite 224)
- Koffeinfreier Kaffee oder teinfreier Tee mit entrahmter Milch und Zuckeraustauschstoff

Zwischenmahlzeit am Vormittag
- 1 Stück fettarmer Käse

Mittagessen
- Garnelensalat mit Kräuter-Dill-Sauce (Rezept Seite 235)
- Zuckerfreie Götterspeise

Zwischenmahlzeit am Nachmittag
- 1–2 Putenröllchen (Rezept Seite 280)
- Nach Wunsch 2 Esslöffel Koriandermayonnaise (Rezept Seite 281)

Abendessen
- Gegrilltes Rumpsteak
- Gedämpfter Brokkoli
- Gegrillte Tomaten (Rezept Seite 273)
- Überraschungspüree South-Beach (Rezept Seite 271)

Dessert
- Mandel-Ricotta-Creme (Rezept Seite 283)

Vierter Tag

....

Frühstück
- 175 ml Tomatensaft
- Eier nach Florentiner Art (1 pochiertes Ei und in Olivenöl sautierter Spinat)
- 2 Scheiben magerer Frühstücksspeck
- Koffeinfreier Kaffee oder teinfreier Tee mit entrahmter Milch und Zuckeraustauschstoff

Zwischenmahlzeit am Vormittag
- Mit Schmelzkäse (fettreduziert) gefüllter Sellerie

Mittagessen
- Chefsalat (mindestens je 25 g Schinken, Pute und fettarmer Käse auf gemischtem Blattsalat)
- Olivenöl und Essig nach Geschmack

Zwischenmahlzeit am Nachmittag
- Bis zu 10 Kirschtomaten, gefüllt mit 100 g fettarmem Hüttenkäse

Abendessen
- Magerfisch in Frühlingszwiebel-Ingwer-Sauce (Rezept Seite 262)
- Gedämpfte Zuckererbsen
- In Streifen geschnittener und in Olivenöl sautierter Kohl

Dessert
- Mokka-Ricotta-Creme (Rezept Seite 285)

Fünfter Tag

• •

Frühstück
- 150 ml Gemüsesaft (von verschiedenen Gemüsearten)
- Western-Omelett (Rezept Seite 225)
- Koffeinfreier Kaffee oder teinfreier Tee mit entrahmter Milch und Zuckeraustauschstoff

Zwischenmahlzeit am Vormittag
- 1–2 Putenröllchen (Rezept Seite 280)
- Nach Wunsch 2 Esslöffel Koriandermayonnaise (Rezept Seite 281)

Mittagessen
- Gazpacho (Rezept Seite 243)
- Gegrillter Hamburger aus Roastbeef (ohne Brötchen)
- Verschiedene Blattsalate, grüne Gurke, grüner Gemüsepaprika, Kirschtomaten für den Salat
- Olivenöl und Essig nach Geschmack oder 2 Esslöffel zuckerarm zubereitete Salatsauce

Zwischenmahlzeit am Nachmittag
- Gurkenscheiben mit Lachsaufstrich

Abendessen
- Balsamico-Hähnchen (Rezept Seite 246)
- Geschmorte Tomaten und Zwiebeln (Rezept Seite 272)

Fünfter Tag – Fortsetzung

- Gedämpfter Spinat
- Verschiedene Blattsalate, grüne Gurke, grüner Gemüsepaprika, Kirschtomaten für den Salat
- Olivenöl und Essig nach Geschmack oder 2 Esslöffel zuckerarm zubereitete Salatsauce

Dessert
- Mandel-Ricotta-Creme (Rezept Seite 283)

Sechster Tag

Frühstück
- 150 ml Tomatensaft
- Rühreier mit frischen Kräutern und Pilzen
- 2 Scheiben magerer Schinken
- Koffeinfreier Kaffee oder teinfreier Tee mit entrahmter Milch und Zuckeraustauschstoff

Zwischenmahlzeit am Vormittag
- 1 Stück fettarmer Käse

Mittagessen
- Geflügelsalat Cäsar (ohne Croutons)
- 2 Esslöffel fertige Cäsar-Salatsauce

Zwischenmahlzeit am Nachmittag
- 100 g fettarmer Hüttenkäse mit 50 g klein geschnittener Tomate und Gurke

Abendessen
- Gegrilltes Schwertfischsteak (Rezept Seite 267)
- Im Ofen geröstetes Gemüse (Rezept Seite 268)
- Raukesalat
- 2 Esslöffel Balsamico-Vinaigrette (Rezept Seite 242) oder zuckerarm zubereitete Salatsauce

Dessert
- Ricotta-Creme mit Zitronenschale (Rezept Seite 282)

Siebter Tag

••

Frühstück
- 150 ml Gemüsesaft (aus verschiedenen Gemüsearten)
- Frittata mit Räucherlachs (Rezept Seite 222)
- Koffeinfreier Kaffee oder teinfreier Tee mit entrahmter Milch und Zuckeraustauschstoff

Zwischenmahlzeit am Vormittag
- Mit einer Ecke Schmelzkäse (fettreduziert) gefüllter Sellerie

Mittagessen
- Krabbensalat (Rezept Seite 237)
- Zuckerfreie Götterspeise

Zwischenmahlzeit am Nachmittag
- 2 Scheiben fettarmer Mozzarella mit 2 frischen Tomatenscheiben, mit Balsamico-Essig und Olivenöl beträufelt und mit frisch gemahlenem Pfeffer bestreut

Abendessen
- Marinierte dünne Rindfleischscheiben (Rezept Seite 255)
- Pilze mit Spinatfüllung (Rezept Seite 270)
- Überraschungspüree South-Beach (Rezept Seite 271)

Siebter Tag – Fortsetzung

••

- Verschiedene Blattsalate, grüne Gurke, grüner Gemüsepaprika, Kirschtomaten für den Salat
- Olivenöl und Essig nach Geschmack oder 2 Esslöffel zuckerarm zubereitete Salatsauce

Dessert
- Ricotta-Creme mit Limettenschale (Rezept Seite 286)

Achter Tag

Frühstück
- Spinat-Frittata mit Tomaten-Salsa
  (Rezept Seite 220)
- Koffeinfreier Kaffee oder teinfreier Tee mit
  entrahmter Milch und Zuckeraustauschstoff

Zwischenmahlzeit am Vormittag
- 1 Stück fettarmer Käse

Mittagessen
- In Scheiben geschnittenes Steak (Rest von den
  marinierten dünnen Rindfleischscheiben) auf
  gemischtem Blattsalat
- 2 Esslöffel Balsamico-Vinaigrette
  (Rezept Seite 242) oder 2 Esslöffel
  zuckerarme Salatsauce
- Zuckerfreie Götterspeise

Zwischenmahlzeit am Nachmittag
- Hoummos (Rezept Seite 279) mit rohem
  Gemüse (auch fertig gekaufter Hoummos
  verwendbar)

Abendessen
- Würziges Hähnchen-Sauté
  (Rezept Seite 249)
- Überraschungspüree South-Beach
  (Rezept Seite 271)

Achter Tag – Fortsetzung

- Gedämpfte grüne Bohnen (Frischware)
- Kopfsalat und Pekannüsse für den Salat
- Olivenöl und Essig nach Geschmack

Dessert
- Vanille-Ricotta-Creme
  (Rezept Seite 284)

Neunter Tag

Frühstück
- 150 ml Gemüsesaft (aus verschiedenen Gemüsearten)
- 2 Gemüsequiches für unterwegs (Rezept Seite 226)
- Koffeinfreier Kaffee oder teinfreier Tee mit entrahmter Milch und Zuckeraustauschstoff

Zwischenmahlzeit am Vormittag
- 1–2 Putenröllchen (Rezept Seite 280)
- Nach Wunsch 2 Esslöffel Koriandermayonnaise (Rezept Seite 281)

Mittagessen
- Griechischer Salat (Rezept Seite 229)
- Zuckerfreie Götterspeise

Zwischenmahlzeit am Nachmittag
- Mit einer Ecke Schmelzkäse (fettreduziert) gefüllter Sellerie

Abendessen
- Fisch-Kebab mit Italienischem Spaghetti-Kürbis (Rezepte Seite 265 und 339)
- Gurkenscheiben mit Olivenöl

Dessert
- Ricotta-Creme mit Zitronenschale (Rezept Seite 282)

Zehnter Tag

Frühstück
- 175 ml Tomatensaft
- Eiweißomelett mit klein geschnittenem magerem Frühstücksspeck und Pilzen
- Koffeinfreier Kaffee oder teinfreier Tee mit entrahmter Milch und Zuckeraustauschstoff

Zwischenmahlzeit am Vormittag
- 1 Ecke fettreduzierter Schmelzkäse

Mittagessen
- Salat Niçoise (Rezept Seite 241)

Zwischenmahlzeit am Nachmittag
- 75 g fettarmer Hüttenkäse

Abendessen
- Steak mit grob gemahlenem Pfeffer (Rezept Seite 258)
- Gegrillte Tomaten mit Pesto (Rezept Seite 274)
- Gedämpfter Brokkoli
- Gemischtes Blattgemüse für den Salat
- 2 Esslöffel Balsamico-Vinaigrette (Rezept Seite 242) oder zuckerarm zubereitete Salatsauce

Dessert
- Mandel-Ricotta-Creme (Rezept Seite 283)

Elfter Tag

••

Frühstück
- 175 ml Tomatensaft
- Käse-Frittata
  (Rezept Seite 218)
- Koffeinfreier Kaffee oder teinfreier Tee mit
  entrahmter Milch und Zuckeraustauschstoff

Zwischenmahlzeit am Vormittag
- 1–2 Putenröllchen
  (Rezept Seite 280)
- Nach Wunsch 2 Esslöffel Koriandermayonnaise
  (Rezept Seite 281)

Mittagessen
- Gazpacho
  (Rezept Seite 243)
- Gegrillter Hamburger aus Roastbeef
  (ohne Brötchen)
- Verschiedene Blattsalate, grüne Gurke,
  grüner Gemüsepaprika, Kirschtomaten
  für den Salat
- Olivenöl und Essig nach Geschmack oder
  2 Esslöffel zuckerarm zubereitete
  Salatsauce

Zwischenmahlzeit am Nachmittag
- 1 Stück frischer Mozzarella

Elfter Tag – Fortsetzung

Abendessen
- Hähnchenbrust mit Ingwer
  (Rezept Seite 248)
- Gedämpfte Zuckererbsen
- Orientalischer Kohlsalat (Rezept Seite 278)

Dessert
- Mandel-Ricotta-Creme (Rezept Seite 283)

Zwölfter Tag

- -

Frühstück
- 150 ml Gemüsesaft
  (aus verschiedenen Gemüsearten)
- Frittata mit Brokkoli und Schinken
  (Variante Rezept Seite 222)
- Koffeinfreier Kaffee oder teinfreier Tee mit
  entrahmter Milch und Zuckeraustauschstoff

Zwischenmahlzeit am Vormittag
- 1 Ecke fettreduzierter Schmelzkäse

Mittagessen
- Geflügelsalat mit Pistazien
  (Rezept Seite 233)

Zwischenmahlzeit am Nachmittag
- 1 Stück frischer Mozzarella

Abendessen
- Gedünsteter Lachs mit Gurken-Dill-Sauce
  (Rezept Seite 259)
- Salat aus grünen Sojabohnen (Rezept Seite 277)
- Gegrillte Tomaten mit Pesto (Rezept Seite 274)
- Gedämpfter Spargel

Dessert
- Ricotta-Creme mit Zitronenschale
  (Rezept Seite 282)

Dreizehnter Tag

● ●

Frühstück
- Im Wasserbad gegarte Eier, in Streifen geschnittener magerer Frühstücksspeck
- Koffeinfreier Kaffee oder teinfreier Tee mit entrahmter Milch und Zuckeraustauschstoff

Zwischenmahlzeit am Vormittag
- Mit einer Ecke Schmelzkäse (fettreduziert) gefüllter Sellerie

Mittagessen
- Gedünsteter Lachs auf Spinat (Rest des gedünsteten Lachses vom Vortag; Rezept Seite 259)
- Olivenöl und Essig nach Geschmack oder 2 Esslöffel zuckerarm zubereitete Salatsauce

Zwischenmahlzeit am Nachmittag
- Hoummos (Rezept Seite 279) mit rohem Gemüse (auch fertig gekaufter Hoummos verwendbar)

Abendessen
- Grillsteak mit Tomaten-Relish (Rezept Seite 256)

Dessert
- Mokka-Ricotta-Creme (Rezept Seite 285)

●●●

Frühstück
- Artischocken Benedict (Rezept Seite 227)
- Falsche Holländische Sauce (Rezept Seite 228)
- Koffeinfreier Kaffee oder teinfreier Tee mit entrahmter Milch und Zuckeraustauschstoff

Zwischenmahlzeit am Vormittag
- 1–2 Putenröllchen (Rezept Seite 280)
- nach Wunsch 2 Esslöffel Koriandermayonnaise (Rezept Seite 281)

Mittagessen
- Mit Hüttenkäse und klein geschnittenem Gemüse gefüllte rote Paprikaschote

Zwischenmahlzeit am Nachmittag
- Hoummos (Rezept Seite 279) mit rohem Gemüse (auch fertig gekaufter Hoummos verwendbar)

Abendessen
- Gegrillte Hähnchenbrust mit gegrilltem Gemüse und Fenchel oder Endivie

Dessert
- Zuckerfreie Götterspeise, dazu 1 Esslöffel fettarme Glasurmasse oder Schlagsahne mit Zuckeraustauschstoff nach Geschmack

Das dürfen Sie essen

RINDFLEISCH
Roastbeef
   (auch als Hackfleisch)
Filet
Oberschale
Andere magere Stücke

GEFLÜGEL (OHNE HAUT)
Puten- und
   Hähnchenbrust
Stubenküken
Putenschinken
   (2 Scheiben pro Tag)

MEERESTIERE
Fisch und Schalentiere
   aller Art

SCHWEINEFLEISCH
Kochschinken
Magerer Frühstücksspeck
Lende

KALBFLEISCH
Frikandeau (zarter Teil
   an der inneren Seite
   der Kalbskeule)
Blume
Schnitzel, Kotelett

FRÜHSTÜCKSFLEISCH
Nur fettfrei oder
   fettreduziert

KÄSE (FETTFREI ODER FETTREDUZIERT)
Cheddar
Feta
Mozzarella
Parmesan
Ricotta
Provolone
Rahmkäseersatz
   (ohne Milchbestand-
   teile)
Hüttenkäse mit
   1–2 % Fettgehalt
   oder fettfrei

NÜSSE
30 Pistazien
20 kleine Erdnüsse
15 Pekannusshälften
1 Teelöffel
   Erdnussbutter

EIER
Falls von Ihrem Arzt
   nicht anders verordnet,

ist der Verzehr von Eiern (Eiweiß und Eigelb) unbeschränkt erlaubt. Eiweiß kann ganz nach Wunsch verwendet werden.

TOFU

Verwenden Sie weiche, fettarme Sorten.

GEMÜSE

Luzernesprossen
Artischocken
Spargel
Auberginen
Hülsenfrüchte (Faselbohnen, Limabohnen, Kichererbsen, Grüne Bohnen, Kidneybohnen, Linsen, Strauchbohnen, Sojabohnen, halbe Erbsen und Wachsbohnen)
Brokkoli
Kopfkohl
Blumenkohl
Sellerie
Grünkohl
Zucchini
grüne Gurke
Kopfsalat (alle Arten)
Pilze (alle Arten)
Zuckererbsen
Spinat
Mairüben
Wasserkastanien

FETTE

Rapsöl
Olivenöl

GEWÜRZE UND WÜRZMITTEL

Alle Würzmittel ohne Zuckerzusatz
Brühe
Extrakte (Mandelextrakt, Vanilleextrakt usw.)
Meerrettichsauce
Fettarmer Butterersatz
Pfeffer (schwarzer, roter, weißer und Cayennepfeffer)

SÜSSE GENÜSSE

Auf 75 Kalorien je Tag beschränken
Kakaopulver für Backzwecke

Kakaopulver ohne
  Zuckerzusatz
Zuckerfreies Stieleis
Zuckerfreie Götterspeise

Zuckerfreie feste
  Süßigkeiten
Zuckerfreier Kaugummi
Zuckeraustauschstoff

Das sollten Sie meiden

RINDFLEISCH
Brust
Leber
Andere fette Stücke
Rippenstücke

GEFLÜGEL
Hähnchenflügel und
  -keulen
Ente
Gans
Weiterverarbeitete
  Geflügelerzeugnisse

SCHWEINEFLEISCH
In Honig gebackener
  Schinken

KALBFLEISCH
Brust

KÄSE
Brie

Edamer
Käse mit hohem
  Fettgehalt

GEMÜSE
Rote Bete
Möhren
Mais
Kartoffeln
Tomaten (auf 1 Tomate
  oder 10 Kirschtomaten
  pro Mahlzeit
  beschränken)
Süßkartoffeln
Yamswurzeln

OBST
Meiden Sie während
  der Phase I alle Obst-
  arten und Frucht-
  säfte, darunter auch:
Äpfel
Aprikosen

Beeren
Grapefruit
Netzmelonen
Pfirsiche
Birnen

STÄRKEN UND KOHLENHYDRATE

Meiden Sie während der
Phase I alle stärkehalti-
gen Speisen, darunter
auch:
Brot, alle Arten
Getreideerzeugnisse
Hafergrütze
Reis, alle Arten
Teigwaren, alle Arten

Gebäck und Backwaren,
alle Arten

MOLKEREIERZEUGNISSE

Meiden Sie während
der Phase I alle
Molkereierzeugnisse,
darunter auch:
Tiefgefrorener Joghurt
Eiscreme
Milch
Sojamilch
Joghurt

DIVERSES

Alkohol aller Art,
darunter Bier und Wein

14. Rezepte für Phase I

Da es sich bei Phase I um die strengste Etappe handelt, ist die Palette der Zutaten verhältnismäßig klein. Sie essen zum Frühstück Eier und ansonsten jede Menge Gemüse, fettarmen Käse und Fisch sowie fettarmes Fleisch. Während der ersten zwei Wochen gibt es freilich kein Brot, keine Kartoffeln, kein Obst und keinen Reis. Einen Speiseplan, der Gerichte wie Mariniertes Rumpsteak, Krabbensalat, Hoummos und Ricotta-Creme mit Zitronenschale beinhaltet, kann man jedoch kaum als strapaziös bezeichnen. Und ein Programm, bei dem Sie am Tag sechsmal essen müssen – drei Hauptmahlzeiten, einen Imbiss vormittags und einen nachmittags und ein Abenddessert –, ist wohl eindeutig darauf ausgerichtet, das Unbehagen so gering wie möglich zu halten.

FRÜHSTÜCK

•••

Käse-Frittata

2 Portionen

2 Teelöffel gesunder Brotaufstrich aus Butterersatz
50 g Zwiebel, in Scheiben geschnitten • 50 g roter Gemüse-
paprika, in Ringe geschnitten • 50 g Zucchini, in Scheiben
geschnitten • 2 kleine Eiertomaten, in Würfel geschnitten
1 Esslöffel gehacktes frisches Basilikum • 1 Prise frisch
gemahlener schwarzer Pfeffer • 2 Eier • 100 g praktisch
fettloser Hüttenkäse • 50 ml fettlose ungesüßte Kondens-
milch • 20 g fettarmer Cheddar, geraffelt

———————————

1 Eine Bratpfanne (Durchmesser 30 cm) leicht mit Öl fetten und bei mittlerer Wärmezufuhr erhitzen. In der Pfanne den Brotaufstrich zerlassen. Zwiebel, roten Gemüsepaprika und Zucchini zugeben und bei mittlerer Wärmezufuhr 2–3 Minuten sautieren, bis das Gemüse leicht gebräunt ist.

2 Tomaten, Basilikum und schwarzen Pfeffer in die Pfanne geben und mit dem Gemüse verrühren. 2–3 Minuten garen, bis sich die Aromen vermischt haben und dann vom Herd nehmen.

3 Den Bratofen vorheizen. Im Mixer Eier, Hüttenkäse und Milch cremig rühren. Die Eiermischung über das Gemüse gießen. Zudecken und bei mittlerer Wärmezufuhr garen, bis die Masse stockt und ihre Oberfläche noch etwas feucht ist.

4 Die Pfanne vom Herd in den Bratofen stellen und das Gericht 2–3 Minuten weitergaren, bis die Oberfläche fest ist. Mit Käse bestreuen und nochmals in den Ofen stellen, bis der Käse geschmolzen ist.

Nährwertangaben Je Portion 231 Kalorien, 21 g Eiweiß, 16 g Kohlenhydrate, 10 g Fett, 3 g Fett mit vorwiegend gesättigten Fettsäuren, 480 mg Natrium, 15 mg Cholesterin, 2 g Ballaststoffe

Spinat-Frittata mit Tomaten-Salsa

2 Portionen

Frittata

1 Esslöffel kalt gepresstes Olivenöl (extra vergine)
1 kleine Zwiebel, in Scheiben geschnitten • 2 Knoblauch-
zehen, fein zerkleinert • 300 g Tiefkühl-Spinat,
aufgetaut und gut abgetropft • 2 große Eier • 3 Eiweiß
75 ml fettarme ungesüßte Kondensmilch
100 g geraffelter fettarmer Mozzarella

Salsa

4 Eiertomaten, entkernt und zerkleinert • 2 Frühlingszwie-
beln, fein geschnitten • 1 Knoblauchzehe, fein zerkleinert
2 Esslöffel fein gehackter frischer Koriander • 1 Esslöffel
frischer Limettensaft • 1/4 Teelöffel Salz • 1/8 Teelöffel frisch
gemahlener schwarzer Pfeffer

---

1 Zubereitung der Frittata: Die Backröhre auf 180 °C
(Gas Stufe 4) vorheizen. In einer beschichteten Bratpfanne (Durchmesser 25 cm) bei mittlerer Wärmezufuhr das
Öl erhitzen. Zwiebel und Knoblauch zugeben und 3 Minuten oder so lange, bis beides weich ist, garen; dabei
rühren.

2 Den Spinat mit Zwiebel und Knoblauch verrühren.
Wärmezufuhr auf niedrige Stufe reduzieren. In einer großen Schüssel Eier und Eiweiß mit der Milch verschlagen,
bis die Masse hellgelb und schaumig ist. Die Eiermischung über den Spinat in der Pfanne gießen. 5–7 Minu-

ten garen, bis die Eiermischung am Boden gar und an der Oberfläche nahezu fest ist. Mit Käse bestreuen. 5–10 Minuten im Herd backen, bis die Eiermasse fest und der Käse geschmolzen ist.

3 **Zubereitung der Salsa:** In einer großen Schüssel Tomaten, Frühlingszwiebeln, Knoblauch, Koriander, Limettensaft, Salz und Pfeffer verrühren. Frisch und zimmerwarm auf der Frittata servieren (Tafelfertige Salsa kann auch verwendet werden).

Nährwertangaben Je Portion: 369 Kalorien, 27 g Eiweiß, 28 g Kohlenhydrate, 17 g Fett, 6 g Fett mit vorwiegend gesättigten Fettsäuren, 740 mg Natrium, 230 mg Cholesterin, 8 g Ballaststoffe

Frittata mit Räucherlachs

2 Portionen

8 Stangen frischer Spargel • 1 Esslöffel kalt gepresstes Olivenöl (extra vergine) • ½ Stange Porree • 50 g sonnengetrocknete Tomaten (trocken, nicht in Öl eingelegt) 50 g Räucherlachs • 2 Eier • 50 ml Wasser • 3 Esslöffel entrahmte Trockenmilch • ¼ Teelöffel gehackter frischer Majoran • 1 Prise frisch gemahlener schwarzer Pfeffer

---

1 Eine große Bratpfanne 2 cm hoch mit Wasser füllen, das Wasser zum Kochen bringen. In der offenen Pfanne den Spargel garen, bis er weich ist.

2 Eine feuerfeste Bratpfanne (Durchmesser 20 cm) leicht mit Öl fetten und auf dem Herd bei mittlerer Wärmezufuhr heiß werden lassen. Das Olivenöl hineingießen und darin die Zwiebel sautieren, bis sie weich ist. Spargel und sonnengetrocknete Tomaten zugeben. Räucherlachs zugeben und die Pfanne vom Herd nehmen.

3 Den Bratofen vorheizen. Eier, Wasser, Trockenmilch, Majoran und Pfeffer vermengen und über die Lachsmischung gießen. Zudecken und 7 Minuten oder so lange, bis die Masse fest und ihre Oberfläche noch etwas feucht ist, bei mittlerer Wärmezufuhr garen. Die Pfanne 10–14 cm unterhalb der Wärmequelle in den Bratofen setzen und 2–3 Minuten stehen lassen, bis die Frittata aufgegangen und fest ist.

4 Nach Wunsch obenauf fettlosen Sauerrahm geben und mit Schnittlauch bestreuen. In Stücke schneiden und sofort auftragen.

Zur Abwechslung können Spargel und Lachs auch durch Brokkoli und Schinken ersetzt werden.

Nährwertangaben Je Portion: 241 Kalorien, 19 g Eiweiß, 18 g Kohlenhydrate, 11 g Fett, 2 g Fett mit vorwiegend gesättigten Fettsäuren, 730 mg Natrium, 5 mg Cholesterin, 4 g Ballaststoffe

Einfaches Spargel-Pilz-Omelett

1 Portion

3 Stangen frischer Spargel • 2 Eier • 2 Esslöffel Wasser
50 g weiße Pilze, in Scheiben geschnitten • 50 g fettarmer
Mozzarella, geraffelt

---

1 Eine große Bratpfanne 2 cm hoch mit Wasser füllen, das Wasser zum Kochen bringen. In der offenen Pfanne den Spargel knapp weich werden lassen. In der Zwischenzeit in einer mittelgroßen Schüssel Eier und Wasser mit dem Schneebesen verschlagen. Eiweiß und Eigelb müssen vollständig vermischt sein.

2 Eine beschichtete Bratpfanne (Durchmesser 25 cm) leicht mit Öl fetten. Die Pfanne bei mittlerer Wärmezufuhr gerade so heiß werden lassen, dass ein Tropfen Wasser darin zischt. Die Eiermischung in die Pfanne gießen. Sie muss sofort fest werden. Die Ränder mit einem Holzspachtel anheben, wenn die Mischung zu stocken beginnt, damit der noch flüssige Teil darunterlaufen kann. Ist die Oberfläche fest, eine Hälfte des Omeletts mit Spargel, Pilzen und Käse belegen. Das Omelett mit dem Spachtel über der Füllung auf die Hälfte zusammenlegen. Auf einen Servierteller gleiten lassen. Sofort auftragen.

Nährwertangaben Je Portion: 238 Kalorien, 21 g Eiweiß, 5 g Kohlenhydrate, 15 g Fett, 6 g Fett mit vorwiegend gesättigten Fettsäuren, 260 mg Natrium, 440 mg Cholesterin, 1 g Ballaststoffe

Western-Omelett

1 Portion

1 Esslöffel grüner Gemüsepaprika, klein geschnitten
1 Esslöffel Frühlingszwiebel, klein geschnitten • 1 Esslöffel
roter Gemüsepaprika, klein geschnitten • 2 Eier
3 Esslöffel fettarmer Käse, geraffelt

---

1 Eine mittelgroße Bratpfanne leicht mit Öl fetten. Grünen Paprika, Frühlingszwiebel und roten Paprika sautieren, bis das Gemüse knapp weich ist.

2 Über das Gemüse die Eier gießen. Sind diese schon etwas gestockt, eine Hälfte der Masse mit Käse bestreuen und das Omelett zusammenlegen. Weiter garen lassen, bis das Omelett durch ist.

Nährwertangaben Pro Portion: 169 Kalorien, 20 g Eiweiß, 4 g Kohlenhydrate, 8 g Fett, 3 g Fett mit vorwiegend gesättigten Fettsäuren, 320 mg Natrium, 15 mg Cholesterin, 1 g Ballaststoffe

Gemüsequiches für unterwegs

6 Portionen

---

300 g klein geschnittenen Tiefkühl-Spinat • 3 Eier
100 g geraffelter fettarmer Käse • 50 g fein zerkleinerter
grüner Gemüsepaprika • 50 g fein zerkleinerte Zwiebel
3 Tropfen Tabascosauce (falls gewünscht)

---

1 Den Spinat in der Mikrowelle 2 ½ Minuten auf hoher Stufe garen. Überschüssige Flüssigkeit ablaufen lassen.

2 Zwölf Muffinförmchen mit Papierbackförmchen auskleiden.

3 In einer Schüssel Eier, Käse, Gemüsepaprika, Zwiebeln, Spinat und Tabascosauce (falls gewünscht) gut miteinander vermengen. Die Masse zu gleichen Teilen in die Papierbackförmchen füllen. 20 Minuten bei 180 °C (Gas Stufe 4) oder so lange backen, bis an einem in die Mitte eingestochenen Messer nichts mehr hängen bleibt.

Die Quiches lassen sich einfrieren und in der Mikrowelle wieder aufwärmen. Für das Rezept kann jede Kombination geeigneter Gemüsearten und fettarmer Käsesorten verwendet werden.

Nährwertangaben Je Portion: 77 Kalorien, 9 g Eiweiß, 3 g Kohlenhydrate, 3 g Fett, 2 g Fett mit vorwiegend gesättigten Fettsäuren, 160 mg Natrium, 10 mg Cholesterin, 2 g Ballaststoffe

Artischocken Benedict

2 Portionen

2 mittelgroße Artischocken • 2 Scheiben magerer Frühstücksspeck • 2 Eier • 4 Esslöffel Falsche Holländische Sauce (Rezept Seite 228)

---

1 Die Artischocken waschen. Die Stiele an der Basis abschneiden und die kleinen unteren Blätter entfernen. Die Artischocken aufrecht in eine tiefe Kasserolle mit 5–7 cm hoch stehendem Salzwasser setzen. Zugedeckt 35–45 Minuten köcheln lassen.

2 Die Artischocken mit der Spitze nach unten drehen und abtropfen lassen. Die Blätter wie Blütenblätter nach außen biegen. Mit einem Löffel vorsichtig die inneren Blätter und das Heu von den Artischockenböden entfernen und wegwerfen. Die Artischocken in der Zwischenzeit warm halten.

3 Den Frühstücksspeck in einer Pfanne bräunen und die Eier in kochendem Salzwasser pochieren. In jede Artischocke eine Schinkenscheibe mit einem pochierten Ei und Falscher Holländischer Sauce geben. Sofort auftragen und noch warm genießen.

Nährwertangaben Je Portion: 227 Kalorien, 18 g Eiweiß, 16 g Kohlenhydrate, 12 g Fett, 3 g Fett mit vorwiegend gesättigten Fettsäuren, 540 mg Natrium, 225 mg Cholesterin, 8 g Ballaststoffe

Falsche Holländische Sauce

2 Portionen

1 Ei • 1 Esslöffel gesunder Brotaufstrich als
Butterersatz • 1 Teelöffel frischer Zitronensaft
1/2 Teelöffel Dijonsenf • 1 Prise Paprikapulver

---

1 In einem mikrowellenfesten Messbecher mit einem Viertelliter Fassungsvermögen das Ei und den Brotaufstrich vermengen. Die Mischung 1 Minute auf niedriger Stufe (20 %) in der Mikrowelle garen, nach der Hälfte der Zeit einmal durchrühren, bis der Brotaufstrich gut untergemischt ist.

2 Den Zitronensaft und den Senf in die Eimischung einrühren und in der Mikrowelle 3 Minuten auf niedriger Stufe garen, dabei alle 30 Sekunden umrühren, bis die Mischung dickflüssig ist. Das Paprikapulver unterrühren. (Wird die Mischung flockig, in den Mixer gießen und 30 Sekunden bei niedriger Geschwindigkeit glatt rühren.)

Nährwertangaben Je Portion: 54 Kalorien, 4 g Eiweiß, 2 g Kohlenhydrate, 4 g Fett, 0 g Fett mit vorwiegend gesättigten Fettsäuren, 150 mg Natrium, 5 mg Cholesterin, 0 g Ballaststoffe

MITTAGESSEN

•••

Griechischer Salat

1 Portion

8 Salatblätter, in mundgerechte Stücke zerpflückt • 1 Gurke, geschält, entkernt und in Scheiben geschnitten • 1 Tomate, klein geschnitten • 50 g rote Zwiebeln, in Scheiben geschnitten • 50 g fettarmer Käse, zerkrümelt • 2 Esslöffel kalt gepresstes Olivenöl (extra vergine) • 2 Esslöffel frischer Zitronensaft • 1 Teelöffel getrocknete Oreganoblättchen ½ Teelöffel Salz

---

1 In einer großen Schüssel Salat, Gurke, Tomate, Zwiebel und Käse vermengen.

2 In einer kleinen Schüssel Öl, Zitronensaft, Oregano und Salz mit dem Schneebesen verschlagen. Das Gemüse mit der Mischung begießen und durchrühren, bis alles von der Salatsauce bedeckt ist.

Griechischer Salat passt gut als Beilage zu gegrilltem Hähnchen oder Fisch.

Nährwertangaben Je Portion: 501 Kalorien, 22 g Eiweiß, 25 g Kohlenhydrate, 38 g Fett, 10 g Fett mit vorwiegend gesättigten Fettsäuren, 2300 mg Natrium (1134 mg ohne Salz), 30 mg Cholesterin, 6 g Ballaststoffe

1220 AT THE TIDES

1220 Ocean Drive, Miami Beach
Küchenchef: Roger Ruch

Das von den Kritikern anerkannte Restaurant 1220 At The Tides am Ocean Drive befindet sich neben der Eingangshalle des wunderschön restaurierten Tides Hotel. In ungezwungenem, doch luxuriösem Rahmen kreiert Küchenchef Roger Ruch kulinarische Meisterwerke. Dank seiner gepflegten Eleganz gehört das Tides sowohl bei den Einheimischen als auch bei den Besuchern von South Beach zu den beliebtesten Restaurants.

Forellen-Ceviche*

(Mittag- oder Abendessen für Phase I)
4 Portionen

4 Forellen- oder Barschfilets, grob zerkleinert • Saft von 3 frischen Limetten • ½ Teelöffel Sambal Oelek • 2 reife Eiertomaten, grob zerkleinert • ½ Stange Porree, grob zerkleinert • 2 ½ Esslöffel frischer Koriander, fein gehackt Meersalz • Schwarzer Pfeffer

---

1 Die zerkleinerten Filets drei Stunden in drei Vierteln des Limettensaftes einweichen. Danach die Flüssigkeit abtropfen lassen und weggießen. Den Fisch mit Sambal

Oelek, Tomaten, Porree, Koriander und dem restlichen Limettensaft vermengen.

2 Salzen und pfeffern Sie dieses Gericht ganz nach Geschmack.

Nährwertangaben Je Portion: 225 Kalorien, 36 g Eiweiß, 15 g Kohlenhydrate, 2 g Fett, 1 g Fett mit vorwiegend gesättigten Fettsäuren, 115 mg Natrium, 63 mg Cholesterin, 3 g Ballaststoffe

South-Beach-Salat mit Thunfisch

1 Portion

Salat

1 Dose (185 g) Thunfisch in ölfreiem Aufguss, abgetropft und zerpflückt • 75 g grüne Gurke, klein geschnitten 75 g Tomaten, klein geschnitten • 75 g Avocado, klein geschnitten • 75 g Stangensellerie, klein geschnitten 75 g Radieschen, klein geschnitten • 1 Handvoll Bindesalat, klein geschnitten

Salatsauce

4 Teelöffel kalt gepresstes Olivenöl (extra vergine) 2 Esslöffel frischer Limettensaft • 2 Knoblauchzehen, fein zerkleinert • ½ Teelöffel zerstoßener schwarzer Pfeffer

---

1 Zubereitung des Salates: Thunfisch, klein geschnittene Gurke, Tomaten, Avocado, Stangensellerie, Radieschen und Bindesalat schichtweise in eine dekorative Glasschüssel geben.

2 Zubereitung der Salatsauce: Olivenöl, Limettensaft, Knoblauch und Pfeffer mischen und auf den Salat träufeln.

Nährwertangaben Je Portion: 506 Kalorien, 48 g Eiweiß, 18 g Kohlenhydrate, 28 g Fett, 4 g Fett mit vorwiegend gesättigten Fettsäuren, 640 mg Natrium, 50 mg Cholesterin, 6 g Ballaststoffe.

Geflügelsalat mit Pistazien

4 Portionen

Salat

50 g Pistazien ohne Schale, fein gemahlen
1/2 + 1/4 Teelöffel Salz • 1/2 Teelöffel + 1 Prise frisch
gemahlener schwarzer Pfeffer • 4 Stück Hähnchenbrust
ohne Haut und Knochen • 2 Esslöffel kalt gepresstes
Olivenöl (extra vergine) • 50 g milde weiße Zwiebeln,
klein geschnitten • 1 Kopf Bindesalat

Salatsauce

1 Teelöffel geriebene milde weiße Zwiebel • 1 große
reife Avocado ohne Kern und Schale • 3 Esslöffel
kalt gepresstes Olivenöl (extra vergine) • 3 Esslöffel
frischer Limettensaft • 1 Esslöffel Wasser

---

1 Zubereitung des Salates: Die Backröhre auf 190 °C
(Gas Stufe 5) vorheizen. In einer Pastetenform die Nüsse
mit 1/2 Teelöffel Salz und 1/2 Teelöffel Pfeffer mischen. Das
Hähnchenfleisch in die Nüsse drücken. In einer Bratpfanne 1 Esslöffel Öl erhitzen und darin die mit Nüssen be-
deckten Hähnchenbrüste auf jeder Seite 2 Minuten garen.
Das Fleisch in einer Backform in die Backröhre stellen und
15 Minuten garen oder bis ein in das dickste Fleischstück
gestecktes Thermometer 71 °C anzeigt und der Fleischsaft
klar herausläuft.

2 In einer beschichteten Pfanne den restlichen Esslöffel
Öl bei starker Wärmezufuhr erhitzen. Geschnittene

Zwiebel, ¼ Teelöffel Salz und eine Prise Pfeffer zugeben. Die Zwiebel bräunen lassen. Vier Teller mit Salatblättern belegen.

3 Zubereitung der Salatsauce: Zwiebel, Avocado, Öl, Limettensaft und Wasser im Mixer pürieren.

4 Die Hähnchenbrüste in Scheiben schneiden und je Teller eine Hähnchenbrust auf den Salatblättern anordnen. Mit der Salatsauce auftragen.

Nährwertangaben Je Portion: 481 Kalorien, 33 g Eiweiß, 13 g Kohlenhydrate, 34 g Fett, 5 g Fett mit vorwiegend gesättigten Fettsäuren, 520 mg Natrium, 70 mg Cholesterin, 5 g Ballaststoffe

Garnelensalat mit Kräuter-Dill-Sauce

4 Portionen

Garnelen

*200 ml trockener Weißwein • 1 Teelöffel
Senfkörner • 1/2 Teelöffel zerstoßener roter Pfeffer
2 Lorbeerblätter • 1 Zitrone, in Scheiben geschnitten
700 g große ungekochte Garnelen
(geschält)*

Kräuter-Dill-Sauce

*3 Esslöffel kalt gepresstes Olivenöl (extra vergine)
3 Esslöffel Rotweinessig • 2 Esslöffel Wasser • 2 Esslöffel
gehacktes frisches Basilikum • 2 Esslöffel gehackter
frischer Dill • 1 Teelöffel fein zerkleinerter Knoblauch
1 Teelöffel Dijonsenf • 1/2 mittelgroße Zwiebel, in
Scheiben geschnitten • 1 großer Kopf Bindesalat
4 reife Tomaten, in Achtel geschnitten
6 frische Pilze, in Scheiben geschnitten • frische
Dillstängel (wenn gewünscht, zum Garnieren)*

---

1 **Zubereitung der Garnelen:** In einer großen Kasserolle Wein, Senfkörner, zerstoßenen roten Pfeffer, Lorbeerblätter und Zitrone mischen. Das Gefäß zu zwei Dritteln mit Wasser füllen. Bei starker Wärmezufuhr zum Kochen bringen, die Garnelen zugeben und 3–4 Minuten oder so lange garen, bis die Garnelen eine rosa Färbung angenommen haben und in der Mitte nicht mehr durchscheinen. Abgießen und abkühlen lassen. Die Lorbeerblätter wegwerfen.

2 **Zubereitung der Kräuter-Dill-Sauce:** In einem Glas mit Schraubdeckel Olivenöl, Rotweinessig, Wasser, Basilikum, Dill, Knoblauch, Senf und Zwiebel mischen und gut durchschütteln.

3 Die Garnelen in eine große Schüssel legen und die Salatsauce zugeben. Vorsichtig wenden, das Ganze zudecken und im Kühlschrank stehen lassen, bis der Salat gut gekühlt ist. Die Garnelenmischung auf Bindesalatblättern anrichten, rundum Tomatenachtel und Pilzscheiben legen.

Nährwertangaben Je Portion: 382 Kalorien, 38 g Eiweiß, 16 g Kohlenhydrate, 14 g Fett, 2 g Fett mit vorwiegend gesättigten Fettsäuren, 310 mg Natrium, 260 mg Cholesterin, 4 g Ballaststoffe

Krabbensalat

2 Portionen

6 Hände voll Bindesalat, in mundgerechte Stücke
zerpflückt • 1 Dose (185 g) Krabbenfleisch, abgetropft
200 g reife Tomaten, klein geschnitten, oder
Kirschtomaten, halbiert • 50 g Blauschimmelkäse,
zerbröckelt • 2 Esslöffel magerer Frühstücksspeck
50 ml fertige zuckerarme Salatsauce oder
Olivenöl-Vinaigrette

---

1 Eine große Servierschüssel mit Bindesalat auslegen. Krabbenfleisch, Tomaten, Blauschimmelkäse und Frühstücksspeck in Reihen auf dem Salat anordnen.

2 Kurz vor dem Auftragen etwas Salatsauce gleichmäßig auf den Salat träufeln und die Zutaten wenden. Den Salat auf zwei gekühlte Servierteller verteilen.

Nährwertangaben Je Portion: 267 Kalorien, 27 g Eiweiß, 12 g Kohlenhydrate, 13 g Fett, 4 g Fett mit vorwiegend gesättigten Fettsäuren, 1012 mg Natrium, 95 mg Cholesterin, 4 g Ballaststoffe

CHINA GRILL

404 Washington Avenue, Miami Beach
Küchenchef: Christian Plotczyk

Dieses Lokal, ein sehr erfolgreicher Ableger des anerkannten »China Grill« in New York, ist eine tolle Adresse in South Beach. Obwohl hier im asiatischen Stil gekocht und gewürzt wird, bietet das »China Grill« auch kulinarische Erlebnisse, für die Zutaten aus aller Welt verwendet werden. Kommen Sie nicht allein hierher; die Gerichte sind stets für mehrere Personen gedacht.

Würziger Thunfisch*

(Abendessen für Phase I)
4 Portionen

---

*50 g weißer Pfeffer • 50 g schwarzer Pfeffer
50 g Fenchelsamen • 50 g Koriandersamen • 50 g
gemahlener Kreuzkümmel • 2 Thunfischfilets à 200 g
4 Eigelb • 2 ½ Esslöffel frische Korianderblättchen
2 ½ Esslöffel frischer Schnittlauch • 2 ½ Esslöffel Petersilie
4 grüne Chilischoten ohne Kerne • 200 ml Reisessig
350 ml Olivenöl • 3 rote Paprikaschoten, geröstet
1 grüne Gurke, in dünne Scheiben geschnitten*

---

1 In der auf 170 °C (Gas Stufe 3) vorgeheizten Backröhre weißen und schwarzen Pfeffer, Fenchel- und Koriandersamen 15 Minuten rösten. Mit Kreuzkümmel mischen und im Mixer fein mahlen.

2 Den Thunfisch mit den gerösteten Gewürzen bedecken und rasch braten, bis die Filets schwach durchgebraten sind. Beiseitestellen.

3 Im Mixer aus 2 Eigelb, Koriander, Schnittlauch, Petersilie, Chilischoten und der Hälfte des Reisessigs eine Vinaigrette bereiten. Damit die Flüssigkeit emulgiert, langsam 150 ml Öl zugeben.

4 Im Mixer eine Vinaigrette aus gerösteten Paprikaschoten, 2 Eigelb und dem Rest Reisessig bereiten und dann das übrige Öl zugeben.

5 Auf die eine Hälfte einer großen Platte die Vinaigrette mit grünen Chilis, auf die andere Hälfte die Vinaigrette mit rotem Paprika geben. Die Thunfischfilets in Scheiben schneiden und diese auf die Vinaigrette setzen. Mit Gurkenscheiben garnieren.

Nährwertangaben Je Portion: 626 Kalorien, 37 g Eiweiß, 57 g Kohlenhydrate, 26 g Fett, 4 g Fett mit vorwiegend gesättigten Fettsäuren, 137 mg Natrium, 226 mg Cholesterin, 21 g Ballaststoffe

Gemischter Blattsalat*

*150 g zerpflückter krauser Endiviensalat • 150 g lose
Brunnenkresse • 150 g zerpflückter frischer Spinat
150 g zerpflückter rotblättriger Salat • 70 g in Scheiben
geschnittene Wasserkastanien • 1 rote Paprikaschote,
in Streifen geschnitten • 350 g Krabbenfleisch, frisch
oder aus der Dose • Joe's Senfsauce (Rezept Seite 275)*

---

1 Das Gemüse in einer großen Schüssel gut mischen.
Das Krabbenfleisch zugeben.

2 Den Salat auf vier Servierteller verteilen und obenauf
mit Joe's Senfsauce (Rezept Seite 275) beträufeln.

Nährwertangaben Je Portion: 123 Kalorien, 20 g Eiweiß,
9 g Kohlenhydrate, 1 g Fett, 0 g Fett mit vorwiegend gesättigten Fettsäuren, 338 mg Natrium, 76 mg Cholesterin,
4 g Ballaststoffe

Salat Niçoise

4 Portionen

---

*200 g kleine grüne Bohnen • 200 g kleine reife Tomaten,
geviertelt • 1 grüne Paprikaschote, entkernt und in
Streifen geschnitten • 1 grüne Gurke, in dicke Streifen
geschnitten • 50 g Anchovis aus der Dose, abgetropft
100 g entsteinte schwarze Oliven • 1 Dose (185 g)
Thunfisch in ölfreiem Aufguss, abgetropft und zerpflückt
100 g Wasserkastanien, in Scheiben geschnitten • 4 hart
gekochte Eier, geschält und geviertelt • 5 Esslöffel kalt
gepresstes Olivenöl (extra vergine) • 1 Esslöffel
Weißweinessig • 1 Knoblauchzehe, fein zerkleinert
1 Prise Salz • 1 Prise frisch gemahlener schwarzer Pfeffer
2 Esslöffel fein gehackte glattblättrige Petersilie*

Die Bohnen kurz blanchieren, bis sie knapp weich sind,
und unter fließendem kaltem Wasser abschrecken. Trocken tupfen. Tomaten, Paprika und Gurke in einer großen
Salatschüssel mischen oder in der Schüssel zu kleinen gesonderten Häufchen legen. Anchovis, Oliven, Thunfisch,
Wasserkastanien und Eier darauf anordnen. Eine Salatsauce bereiten; dazu Öl, Essig und Knoblauch mit Salz
und Pfeffer kräftig mischen. Die Sauce über den Salat gießen und das Ganze mit Petersilie bestreuen.

Nährwertangaben Je Portion: 405 Kalorien, 26 g Eiweiß,
14 g Kohlenhydrate, 27 g Fett, 5 g Fett mit vorwiegend gesättigten Fettsäuren, 1010 mg Natrium, 240 mg Cholesterin, 4 g Ballaststoffe

Balsamico-Vinaigrette

150 ml

*70 ml kalt gepresstes Olivenöl (extra vergine) • 70 ml
Balsamico-Essig • 2 Teelöffel gehackter frischer Thymian
1/2 Teelöffel Salz • 1/8 Teelöffel weißer Pfeffer
1 Esslöffel gehacktes frisches Basilikum*

———————————

Olivenöl, Essig, Thymian, Salz, Pfeffer und Basilikum in
ein Glas mit Schraubverschluss geben. Das Glas mit dem
Deckel verschließen und schütteln.

Nährwertangaben Je Portion: 90 Kalorien, 0 g Eiweiß,
2 g Kohlenhydrate, 9 g Fett, 1 g Fett mit vorwiegend gesättigten Fettsäuren, 75 mg Natrium, 0 mg Cholesterin,
0 g Ballaststoffe

Gazpacho

5 Portionen

---

*600 ml Tomaten- oder Gemüsesaft • 200 g geschälte,
entkernte, fein zerkleinerte frische Tomaten
100 g fein zerkleinerter Stangensellerie • 100 g fein
zerkleinerte grüne Gurke • 100 g fein zerkleinerter
grüner Gemüsepaprika • 100 g fein zerkleinerte
Frühlingszwiebeln • 3 Esslöffel Weißweinessig
2 Esslöffel kalt gepresstes Olivenöl (extra vergine)
1 große Knoblauchzehe, fein zerkleinert • 2 Teelöffel fein
gehackte frische glattblättrige Petersilie
1/2 Teelöffel Salz • 1/2 Teelöffel Worcestersauce
1/2 Teelöffel frisch gemahlener
schwarzer Pfeffer*

---

1 Saft, Tomaten, Sellerie, Gurke, Paprika, Zwiebel, Essig, Öl, Knoblauch, Petersilie, Salz, Worcestersauce und schwarzen Pfeffer zusammen in ein großes Glas oder eine Schüssel aus rostfreiem Stahl geben.

2 Zudecken und am besten über Nacht kalt stellen. Die Suppe kalt auftragen.

Nährwertangaben Je Portion: 117 Kalorien, 2 g Eiweiß, 13 g Kohlenhydrate, 6 g Fett, 1 g Fett mit vorwiegend gesättigten Fettsäuren, 690 mg Natrium, 0 mg Cholesterin, 4 g Ballaststoffe

ABENDESSEN

• •

Hähnchen en papilotte*

4 Portionen

4 Stück Hähnchenbrust ohne Haut und Knochen
(ca. 500 g) • 1 Prise Salz • 1 Prise frisch gemahlener
schwarzer Pfeffer • 2 Frühlingszwiebeln, zerkleinert
1 mittelgroße Möhre, schräg in Scheiben geschnitten
1 kleine Zucchini, längs halbiert und quer in 1 cm starke
Stücke geschnitten • 1 Teelöffel getrockneter Estragon
1/2 Teelöffel abgeriebene Orangenschale
von 1 unbehandelten Frucht

———————————

1 Die Backröhre auf 200 °C (Gas Stufe 6) oder, wenn Alu-folie verwendet wird, auf 220 °C (Gas Stufe 7) vorheizen. Vier Bogen Backpapier oder Folie von 60 cm Länge zu-schneiden und jeweils zu einem Quadrat mit 30 cm Kan-tenlänge zusammenfalten.

2 Das Hähnchenfleisch mit Salz und Pfeffer bestreuen. Je eine Hähnchenbrust etwas unterhalb der Mitte auf das Backpapier- bzw. das Foliequadrat legen.

3 In einer kleinen Schüssel Frühlingszwiebeln, Möhre, Zucchini, Estragon und Orangenschale vermengen. Mit einem Löffel auf jede Hähnchenbrust ein Viertel der Mi-schung geben.

4 Backpapier bzw. Alufolie über dem Fleisch zusammenlegen, die Enden fest zusammendrücken und die Päckchen 20 Minuten auf einem Backblech garen. Vor dem Auftragen das Backpapier bzw. die Folie mit der Schere x-förmig einschneiden und aufziehen.

Nährwertangaben Je Portion: 144 Kalorien, 27 g Eiweiß, 4 g Kohlenhydrate, 2 g Fett, 0 g Fett mit vorwiegend gesättigten Fettsäuren, 86 mg Natrium, 65 mg Cholesterin, 1 g Ballaststoffe

Balsamico-Hähnchen

6 Portionen

---

6 Stück Hähnchenbrust ohne Haut und Knochen
1 ½ Teelöffel fein geschnittene frische Rosmarinnadeln
oder ½ Teelöffel getrockneter Rosmarin
2 Knoblauchzehen, fein zerkleinert • ½ Teelöffel frisch
gemahlenen schwarzen Pfeffer • ½ Teelöffel Salz
2 Esslöffel kalt gepresstes Olivenöl (extra vergine)
4–6 Esslöffel Weißwein (wenn gewünscht)
75 ml Balsamico-Essig

---

1 Das Hähnchenfleisch abspülen und trocken tupfen. Rosmarin, Knoblauch, Pfeffer und Salz in eine kleine Schüssel geben und gut vermengen. Das Fleisch in eine große Schüssel legen; mit Öl beträufeln und mit der Gewürzmischung einreiben. Zudecken und über Nacht kalt stellen.

2 Die Backröhre auf 230 °C (Gas Stufe 8) vorheizen. Das Hähnchenfleisch in einer beschichteten Pfanne (oder in einer leicht mit Öl gefetteten gusseisernen Pfanne) 10 Minuten garen. Das Fleisch wenden, 3–4 Esslöffel Wasser oder Weißwein (wenn gewünscht) einrühren, wenn der Bratensaft am Pfannenboden zu haften beginnt.

3 10 Minuten oder so lange backen, bis das Thermometer in der dicksten Fleischportion 71 °C anzeigt und der Fleischsaft klar herausläuft. Ist der Pfannenboden zu trocken, nochmals 1–2 Esslöffel Wasser oder Weißwein einrühren, damit sich der Bratensatz löst.

4 Die Fleischstücke in der Pfanne mit Essig beträufeln. Die Hähnchenbrüste auf die Teller legen. Die Flüssigkeit in der Pfanne verrühren und dann über die Hähnchenbrüste träufeln.

Nährwertangaben Je Portion: 183 Kalorien, 26 g Eiweiß, 4 g Kohlenhydrate, 6 g Fett, 1 g Fett mit vorwiegend gesättigten Fettsäuren, 270 mg Natrium, 65 mg Cholesterin, 0 g Ballaststoffe

Hähnchenbrust mit Ingwer

4 Portionen

*1 Esslöffel frischer Zitronensaft • 1 ½ Teelöffel geriebener
frischer Ingwer • ½ Teelöffel frisch gemahlener
schwarzer Pfeffer • 2 Knoblauchzehen
4 Stück Hähnchenbrust ohne Haut und Knochen*

---

1 Zitronensaft, Ingwer, Pfeffer und Knoblauch zusammen in eine kleine Schüssel geben. Das Hähnchenfleisch in eine tiefe Schüssel legen, die Ingwermischung darübergießen, das Fleisch wenden, damit beide Seiten mit der Mischung bedeckt sind, zudecken und 30 Minuten bis 2 Stunden kalt stellen.

2 Eine große beschichtete Bratpfanne bei mittlerer Wärmezufuhr heiß werden lassen. Das Fleisch in die Pfanne legen und etwa 8 Minuten garen, bis es weich ist. Zwischendurch einmal wenden.

Nährwertangaben Je Portion: 129 Kalorien, 26 g Eiweiß, 1 g Kohlenhydrate, 1 g Fett, 0 g Fett mit vorwiegend gesättigten Fettsäuren, 75 mg Natrium, 65 mg Cholesterin, 0 g Ballaststoffe

Würziges Hähnchen-Sauté

4 Portionen

2 Esslöffel kalt gepresstes Olivenöl (extra vergine)
4 Stück Hähnchenbrust ohne Haut und Knochen
1 große Zwiebel, in Scheiben geschnitten
2 Knoblauchzehen, fein zerkleinert • 1 Esslöffel frische
Rosmarinnadeln, geschnitten • 100 ml fettfreier
Hühnerfond • 1 Prise Salz • 1 Prise frisch gemahlener
schwarzer Pfeffer

---

1 Das Öl in einer großen Pfanne bei mittlerer Wärmezufuhr erhitzen. Darin das Hähnchenfleisch 4 Minuten sautieren, dann wenden und die Zwiebel zugeben. Zudecken und unter gelegentlichem Rühren noch 3 Minuten garen. Knoblauch, Rosmarin und Hühnerfond zugeben.

2 Zudecken und garen, bis die Zwiebel braun zu werden beginnt; unter gelegentlichem Rühren dann noch 5 Minuten garen. Salzen und pfeffern.

Nährwertangaben Je Portion: 217 Kalorien, 28 g Eiweiß, 6 g Kohlenhydrate, 8 g Fett, 1 g Fett mit vorwiegend gesättigten Fettsäuren, 95 mg Natrium, 65 mg Cholesterin, 1 g Ballaststoffe

TUSCAN STEAK

433 Washington Avenue, Miami Beach
Küchenchef: Michael Wagner

Die Toskana, wo das Essen einfach, meist gegrillt und demzufolge schmackhaft ist, hat mit dem »Tuscan Steak« Eingang in South Beach gefunden. Das Lokal, das seinesgleichen sucht, wird treffend als ›ein kultiviertes Grillrestaurant mit toskanischer Küche, die einen Florida-Akzent hat‹ beschrieben.

Kotelett auf Florentiner Art*

4 Portionen

1,5 kg schweres gutes Kotelettstück (mit T-förmigem Knochen) • 2 Esslöffel fein zerkleinerter frischer Knoblauch • 30 g gehackte Petersilie • 30 g gehacktes Basilikum • Salz • frisch gemahlener schwarzer Pfeffer 200 ml kalt gepresstes Olivenöl (extra vergine)

---

1 Das Kotelettstück mit Knoblauch, Petersilie, Basilikum würzen und nach Geschmack salzen und pfeffern. Mit Olivenöl beträufeln und 24 Stunden marinieren.

2 Den Bratofen oder Grill heizen und das Fleisch bei mittlerer Wärmezufuhr insgesamt 1 Stunde garen; zwischendurch alle 10 Minuten wenden. Unterdessen die Backröhre auf 200 °C (Gas Stufe 6) vorheizen. Das fertige Fleisch 20 Minuten ruhen lassen, dann je nach gewünschtem Gargrad 10–30 Minuten in der Backröhre rösten.

3 Nach 1 Stunde im Bratofen oder auf dem Grill und 10 Minuten in der Backröhre ist das Fleisch schwach durchgebraten. Das Fleischthermometer muss dann 63 °C anzeigen.

4 Das Kotelettstück in Scheiben schneiden und mit etwas Olivenölmarinade (jetzt zimmerwarm) beträufeln.

Nährwertangaben Je Portion: 885 Kalorien, 59 g Eiweiß, 5 g Kohlenhydrate, 68 g Fett, 13 g Fett mit vorwiegend gesättigten Fettsäuren, 170 mg Natrium, 105 mg Cholesterin, 1 g Ballaststoffe

Mariniertes Rumpsteak

6 Portionen

1 kleine rote Zwiebel • 70 ml Balsamico-Essig
50 g abgetropfte Kapern • 2 Esslöffel gehackter
frischer Oregano • 3 fein zerkleinerte Knoblauchzehen
700 g Rumpsteak • ¼ Teelöffel Salz
¼ Teelöffel grob gemahlener
schwarzer Pfeffer

---

1 Ein Viertel der Zwiebel in dünne Scheiben schneiden und beiseitestellen. Den Rest der Zwiebel klein schneiden. In einer Schüssel Zwiebelwürfel, Essig, Kapern, Oregano und Knoblauch gründlich miteinander vermischen.

2 Das Rumpsteak auf beiden Seiten mit Salz und Pfeffer bestreuen; mit einer Gabel mehrmals einstechen. Die Hälfte der Zwiebelmischung mit den Zwiebelscheiben vermischen. Das Fleischstück mit der restlichen Würzmischung in einen verschließbaren Frischhaltebeutel legen und mindestens 1 Stunde oder besser noch über Nacht marinieren.

3 Den Grill für direkte Hitze vorbereiten oder den Rost im Bratofen so einrichten, dass das Fleisch auf dem in der Saftpfanne stehenden Bratofenrost 10 cm Abstand von der Wärmequelle hat; den Bratofen vorheizen. Das Fleischstück aus der Marinade nehmen, die Marinade weggießen.

4 Das Fleisch auf den Grill oder auf den Bratofenrost legen. Auf jeder Seite 4–5 Minuten grillen oder braten, damit es schwach durchgebraten ist. 5 Minuten ruhen lassen, danach in Scheiben schneiden.

5 Das Fleisch auf eine Platte legen und die zurückbehaltene Zwiebelmischung darübergießen.

Nährwertangaben Je Portion: 176 Kalorien, 19 g Eiweiß, 3 g Kohlenhydrate, 9 g Fett, 4 g Fett mit vorwiegend gesättigten Fettsäuren, 230 mg Natrium, 50 mg Cholesterin, 1 g Ballaststoffe

Auf dem Rost gebratenes Rumpsteak*

4 Portionen

1 Rumpsteak (500 g) • 100 ml Tomatensaft
50 ml Worcestersauce • 1 kleine Zwiebel, fein geschnitten
1 Esslöffel frischer Zitronensaft • 1 Knoblauchzehe,
fein zerkleinert • 1/2 Teelöffel frisch gemahlener
schwarzer Pfeffer • 1/8 Teelöffel Salz

---

1 Das Rumpsteak in eine 32 x 22 cm große gläserne Backform legen. Tomatensaft, Worcestersauce, Zwiebel, Zitronensaft, Knoblauch, Pfeffer und Salz mischen und auf das Rumpsteak gießen. Zudecken und 2 Stunden kalt stellen; zwischendurch einmal wenden.

2 Das Steak auf den Bratrost legen und mit der Marinade bestreichen. Das Fleisch 7 cm von der Wärmequelle entfernt 5 Minuten auf dem Rost braten. Wenden, mit Marinade bestreichen und 3 Minuten oder so lange garen, bis das Thermometer in der Mitte des Fleischstückes 63 °C anzeigt, das Fleisch also nur ganz schwach durchgebraten ist.

3 Vor dem Servieren das Fleisch diagonal zur Faser in dünne Scheiben schneiden.

Nährwertangaben Je Portion: 265 Kalorien, 29 g Eiweiß, 6 g Kohlenhydrate, 13 g Fett, 6 g Fett mit vorwiegend gesättigten Fettsäuren, 440 mg Natrium, 70 mg Cholesterin, 0 g Ballaststoffe

Marinierte dünne Rindfleischscheiben

8 Portionen

2 Esslöffel kalt gepresstes Olivenöl (extra vergine)
100 ml trockener Rotwein • 3 fein zerkleinerte
Knoblauchzehen • 3 Esslöffel fein gehackte frische
Petersilie • 1 Esslöffel gehackter frischer Oregano
1 Lorbeerblatt • 1/2 Teelöffel frisch gemahlener
schwarzer Pfeffer • 700 g Rindslende oder Rumpsteak

---

1 In einer kleinen Rührschüssel Öl, Wein, Knoblauch, Petersilie, Oregano, Lorbeerblatt und Pfeffer mit dem Schneebesen verschlagen. Das Fleisch in eine tiefe Schüssel legen, mit der Marinade begießen, einmal wenden, damit es von beiden Seiten von der Marinade bedeckt ist, zudecken und mindestens 4 Stunden, möglichst über Nacht kalt stellen.

2 Bratofen vorheizen oder Grill vorbereiten. Die Marinade samt Lorbeerblatt weggießen. Das Fleisch im Bratofen auf jeder Seite 5 Minuten oder so lange braten, bis das in die Mitte des Fleischstückes gesteckte Thermometer 63 °C anzeigt; das Fleisch ist dann schwach durchgebraten. Das Fleisch in dünne diagonale Scheiben quer zur Faser schneiden. Warm oder kalt auftragen.

Nährwertangaben Je Portion: 171 Kalorien, 17 g Eiweiß, 1 g Kohlenhydrate, 10 g Fett, 3 g Fett mit vorwiegend gesättigten Fettsäuren, 50 mg Natrium, 40 mg Cholesterin, 0 g Ballaststoffe

Grillsteak mit Tomaten-Relish

2 Portionen

*2 Lendensteaks à 150 g • 2 mittelgroße Eiertomaten,
längs halbiert • 2 Esslöffel kalt gepresstes Olivenöl
(extra vergine) • 1 mittelgroße Zwiebel, klein geschnitten
1 Knoblauchzehe, fein zerkleinert oder zerdrückt
20 g gehacktes frisches oder 2 Esslöffel getrocknetes
Basilikum • 1 Prise Salz • 1 Prise frisch gemahlener
schwarzer Pfeffer • Basilikumstängel (nach Belieben)*

---

1 Den Grillrost 10–15 cm über ein dichtes Bett aus mittelheißen Kohlen setzen, leicht fetten und darauf die Steaks legen. Das Fleisch garen, bis es außen gebräunt ist und das Thermometer in der Mitte des Fleisches 63 °C (schwach durchgebraten) anzeigt; zwischendurch nach Bedarf wenden. Nach etwa 15 Minuten zur Probe anschneiden.

2 Die Tomaten mit der Schnittfläche nach oben auf den Grill legen und leicht mit 1 Esslöffel Öl bestreichen. Ist die Unterseite nach etwa 3 Minuten gebräunt, wenden und garen lassen, bis die Tomaten auf Druck weich nachgeben.

3 Inzwischen restliches Öl, Zwiebel und Knoblauch in einer mittelgroßen Pfanne mit hitzebeständigem Griff auf die Kohlen oder bei mittlerer Wärmezufuhr auf die Kochplatte setzen. Unter häufigem Rühren etwa 10 Minuten garen, bis die Zwiebel weich und goldbraun ist; Basilikum unterrühren.

4 Weich gegrillte Tomaten in die Zwiebelmischung rühren, dann die Pfanne an eine kühlere Stelle des Grills setzen (oder zudecken und im Herd warm halten).

5 Die garen Steaks auf ein Brett oder in eine flache Schüssel mit einer Vertiefung zum Sammeln des Bratensaftes legen; an das Fleisch Tomaten-Relish geben. Salzen und pfeffern und nach Belieben mit Basilikumstängeln garnieren. Vor dem Auftragen in dünne Scheiben schneiden. Wenn gewünscht, den aufgefangenen Bratensaft in das Relish geben.

Nährwertangaben Je Portion: 366 Kalorien, 31 g Eiweiß, 11 g Kohlenhydrate, 22 g Fett, 5 g Fett mit vorwiegend gesättigten Fettsäuren, 70 mg Natrium, 85 mg Cholesterin, 3 g Ballaststoffe

Steak mit grob gemahlenem Pfeffer

2 Portionen

*1 Esslöffel grob gemahlener Pfeffer • ½ Teelöffel
getrockneter Rosmarin • 2 Rinderfiletsteaks à 100–150 g,
2,5 cm dick • 1 Esslöffel gesunder Brotaufstrich aus
Butterersatz • 1 Esslöffel kalt gepresstes Olivenöl
(extra vergine) • 50 ml Weinbrand oder trockener Rotwein*

---

1 Pfeffer und Rosmarin in eine große Schüssel geben. Das Fleisch von beiden Seiten mit der Mischung würzen.

2 Brotaufstrich und Öl in einer Bratpfanne erhitzen. Die Steaks zugeben und bei mittlerer bis höherer Wärmezufuhr 5–7 Minuten oder so lange braten, bis das Thermometer in der Mitte der Steaks 70 °C anzeigt. Anschließend die Steaks aus der Pfanne nehmen und zum Warmhalten abdecken.

3 Den Weinbrand oder Wein in die Pfanne gießen und bei hoher Wärmezufuhr zum Kochen bringen, dabei den Bratensatz vom Pfannenboden lösen. Etwa 1 Minute oder so lange, bis die Flüssigkeitsmenge auf die Hälfte reduziert ist, kochen lassen. Die Sauce mit einem Löffel über die Steaks gießen.

Nährwertangaben Je Portion: 322 Kalorien, 24 g Eiweiß, 3 g Kohlenhydrate, 21 g Fett, 6 g Fett mit vorwiegend gesättigten Fettsäuren, 55 mg Natrium, 70 mg Cholesterin, 1 g Ballaststoffe

Gedünsteter Lachs mit Gurken-Dill-Sauce

6 Portionen

Lachs

*450 ml Chablis oder anderer trockener Weißwein
450 ml Wasser • ½ Teelöffel gekörnte Hühnerbrühe
6 Pfefferkörner • 4 Stängel frischer Dill
2 Lorbeerblätter • 1 Selleriestange, klein geschnitten
1 kleine Zitrone, in Scheiben geschnitten
6 Lachsfilets, 1 cm dick*

Gurken-Dill-Sauce

*70 g geschälte, entkernte und fein geschnittene
Gurke • 70 ml Sauerrahm • 70 g fettarmer
Naturjoghurt • 2 Teelöffel gehackter frischer Dill
1 Teelöffel Dijonsenf • frische Dillstängel (nach Wunsch)*

———————————————

1 **Zubereitung der Lachsfilets:** Wein, Wasser, Brühe, Pfefferkörner, Dill, Lorbeerblätter, Sellerie und Zitrone in eine Bratpfanne geben. Zum Kochen bringen; zudecken, die Wärmezufuhr drosseln und 10 Minuten köcheln lassen. Den Lachs zugeben und 10 Minuten oder so lange garen, bis der Fisch leicht zu zerpflücken ist. Den Lachs mit dem Fischheber auf einen Teller legen; zudecken und gut kühlen. Die in der Pfanne verbliebene Flüssigkeit weggießen.

2 **Zubereitung der Gurken-Dill-Sauce:** In einer mittelgroßen Schüssel Gurke, Sauerrahm, Joghurt, Dill und Senf mischen.

3 Vor dem Auftragen die Filets auf einzelne Servierteller legen; die Sauce gleichmäßig über die Filets gießen. Nach Wunsch mit frischem Dill garnieren.

Nährwertangaben Je Portion: 260 Kalorien, 24 g Eiweiß, 5 g Kohlenhydrate, 13 g Fett, 3 g Fett mit vorwiegend gesättigten Fettsäuren, 150 mg Natrium, 0 g Ballaststoffe

Gegrillter Lachs mit Rosmarin
4 Portionen

*450 g Lachs • 2 Teelöffel kalt gepresstes Olivenöl
(extra vergine) • 2 Teelöffel frischer Zitronensaft
1/4 Teelöffel Salz • 1 Prise frisch gemahlener
schwarzer Pfeffer • 2 Knoblauchzehen, fein zerkleinert
2 Teelöffel frische Rosmarinnadeln, geschnitten oder
1 Teelöffel getrockneter Rosmarin, geschnitten
Kapern (nach Wunsch) • Frische Rosmarinzweige
(nach Wunsch)*

---

1 Den Fisch in vier gleich große Portionen teilen. Olivenöl, Zitronensaft, Salz, Pfeffer, Knoblauch und frischen oder getrockneten Rosmarin in eine Schüssel geben und die Mischung auf den Fisch streichen.

2 Zur Zubereitung auf dem Grill die Fischportionen auf einen Grillrost legen. Auf mittelheißen Kohlen garen, bis der Fisch leicht zu zerpflücken ist (für 1 cm Dicke 4–6 Minuten Garzeit rechnen). Ist der Fisch dicker als 2,5 cm, nach der halben Garzeit vorsichtig wenden.

3 Zur Zubereitung im Bratofen den Bratrost mit wenig Olivenöl bestreichen und darauf die Fischportionen legen. Den Fisch 10 cm von der Wärmequelle 4–6 Minuten pro 1 cm Dicke garen. Ist der Fisch dicker als 2,5 cm, nach der Hälfte der Garzeit vorsichtig wenden.

4 Vor dem Auftragen den Fisch mit Kapern (nach Wunsch) belegen und mit Rosmarinzweigen (nach Wunsch) garnieren.

Nährwertangaben Je Portion: 231 Kalorien, 23 g Eiweiß, 1 g Kohlenhydrate, 15 g Fett, 3 g Fett mit vorwiegend gesättigten Fettsäuren, 213 mg Natrium, 67 mg Cholesterin, 0 g Ballaststoffe

Magerfisch in Frühlingszwiebel-Ingwer-Sauce

2 Portionen

*75 ml trockener Sherry oder Wermut • 3 Esslöffel
salzarme Sojasauce • 2 Teelöffel Sesamöl
4 Frühlingszwiebeln, fein zerkleinert • 1 Teelöffel
frisch geriebener Ingwer • 1 Teelöffel fein
zerkleinerter Knoblauch • 2 Magerfischfilets (Kabeljau,
Seezunge oder Wittling), ca. 450 g*

---

1 Die Backröhre auf 200 °C (Gas Stufe 6) vorheizen. In einer kleinen Schüssel Sherry oder Wermut, Sojasauce, Sesamöl, Zwiebel, Ingwer und Knoblauch mischen.

2 Die Fischfilets in eine feuerfeste Auflaufform legen. Die Filets mit der Marinade beträufeln und 12 Minuten oder solange backen, bis sich der Fisch leicht zerpflücken lässt.

Nährwertangaben Je Portion: 242 Kalorien, 35 g Eiweiß, 3 g Kohlenhydrate, 6 g Fett, 1 g Fett mit vorwiegend gesättigten Fettsäuren, 1154 mg Natrium, 45 mg Cholesterin, 1 g Ballaststoffe

JOE'S STONE CRAB

11 Washington Avenue, Miami Beach
Küchenchef: André Bienvenue

In Miami Beach wurde 1913 von einem gewissen Joe Weiss ein kleines Mittagsbüfett eröffnet. Seit nunmehr über 90 Jahren gehört zu einem Besuch in Miami Beach unbedingt auch ein Besuch bei Joe's. Das während der Steinkrabbensaison (15. Oktober–15. Mai) geöffnete Restaurant ist für berühmte Leute, die Miami Beach besuchen, ein Muss. Joe's, ein Wahrzeichen von Miami, befindet sich noch heute im Familienbesitz und wird auch von der Familie geführt.

Salat Armand*

6–8 Portionen

1 oder 2 kleine Knoblauchzehen • ¼ Teelöffel Salz
½ Teelöffel Pfeffer • 1 Teelöffel Mayonnaise
50–100 ml frischer Zitronensaft • 1 Teelöffel Rotweinessig
(nach Wunsch) • 80 ml Olivenöl • 1 Kopf Bindesalat
ohne äußere Blätter, gewaschen, getrocknet,
in mundgerechte Stücke zerpflückt und gekühlt
1 kleiner Kopf Eisbergsalat ohne äußere Blätter,
gewaschen, getrocknet, in mundgerechte Stücke
zerpflückt und gekühlt • 30 g gehackte frische Petersilie
Zwiebel • 70 g frisch geriebener Parmesan und eine

kleine Menge zum Bestreuen • grüner Paprika zum Garnieren, in dünne Ringe geschnitten (nach Wunsch)

---

1 Zubereitung der Salatsauce: In einer großen Salatschüssel Knoblauch, Salz und Pfeffer zu einer Paste zerstampfen. Mayonnaise zugeben und das Ganze zu einer glatten Masse verarbeiten. Dann Zitronensaft und Essig (nach Wunsch) untermischen. Nach und nach Olivenöl zugeben und mit dem Schneebesen unterschlagen.

2 Bindesalat, Eisbergsalat, Petersilie, Zwiebel und Parmesan (bis auf einen Rest) zugeben. Vorsichtig untermengen. Den Salat auf flache Salatschalen häufen und mit dem restlichen Parmesan bestreuen. Mit grünem Paprika (nach Wunsch) garnieren und auftragen.

Nährwertangaben Je Portion: 176 Kalorien, 4 g Eiweiß, 4 g Kohlenhydrate, 16 g Fett, 3 g Fett mit vorwiegend gesättigten Fettsäuren, 238 mg Natrium, 6 g Cholesterin, 2 g Ballaststoffe

Fisch-Kebab

4 Portionen

2 Esslöffel kalt gepresstes Olivenöl (extra vergine)
2 Esslöffel frischer Limettensaft • 1 Esslöffel
Dijonsenf • 450 g frisches Heilbutt-, Schwertfisch-,
Lachs- oder Thunfischsteak, 2,5 cm dick geschnitten
½ große rote Zwiebel, längs geviertelt • ½ grüne
Paprikaschote, entstielt, entkernt und
längs geviertelt ½ rote Paprikaschote, entstielt,
entkernt und längs geviertelt • 4 Kirsch-
tomaten, entstielt

---

1 In einer 20 x 20 cm großen gläsernen Backform Öl, Saft und Senf verrühren. Den Fisch in sechzehn 2,5 cm große Würfel schneiden; in einer Schicht in die Marinade legen. Zudecken und 5–10 Minuten im Kühlschrank marinieren. Die Fischwürfel wenden, damit sie gleichmäßig von der Marinade überzogen sind, und nochmals 5 Minuten im Kühlschrank stehen lassen.

2 Den Bratofen vorheizen. Die Fischwürfel abtropfen lassen, die Marinade aufheben. Die Zwiebelschichten leicht voneinander trennen. Fischwürfel im Wechsel mit Zwiebel, Paprika und Tomaten auf vier Spieße stecken. Die Kebabspieße leicht mit der restlichen Marinade bestreichen.

3 Die Spieße auf die Grillschale legen und 6 cm von der Wärmequelle etwa 3 Minuten garen. Die Kebabs wenden und wieder mit der Marinade bestreichen. Weitere 3–4 Minuten oder so lange garen, bis das Fischfleisch nicht mehr durchscheinend und das Gemüse bissfest-knusprig ist. Sofort auf einem Bett aus Italienischem Spaghetti-Kürbis (Rezept Seite 339) auftragen.

Nährwertangaben Je Portion: 216 Kalorien, 25 g Eiweiß, 6 g Kohlenhydrate, 10 g Fett, 1 g Fett mit vorwiegend gesättigten Fettsäuren, 158 mg Natrium, 36 mg Cholesterin, 1 g Ballaststoffe

Gegrilltes Schwertfischsteak

4 Portionen

450 g Schwertfischsteak, frisch oder tiefgekühlt
2 Teelöffel Olivenöl • 2 Teelöffel Zitronensaft
½ Teelöffel Salz • frisch gemahlener Pfeffer
nach Geschmack • 2 zerdrückte Knoblauchzehen
Kapern (nach Wunsch)

---

1 Den Fisch in vier gleich große Portionen schneiden. Die Portionen auf beiden Seiten jeweils mit Olivenöl und Zitronensaft bestreichen. Mit Salz und Pfeffer bestreuen, dann den zerdrückten Knoblauch auf die Fischstücke reiben.

2 Zum Grillen die Fischstücke auf einen Grillrost legen und über mittlerer Hitze 4–6 Minuten pro 1 cm Dicke oder so lange grillen, bis sich das Fischfleisch bei einer Probe mit der Gabel stückweise abspalten lässt.

Ist der Fisch dicker als 2,5 cm, nach der Hälfte der Garzeit vorsichtig wenden.

3 Wenn gewünscht, die Portionen vor dem Auftragen mit Kapern belegen.

Nährwertangaben Je Portion: 120 Kalorien, 21 g Eiweiß, 1 g Kohlenhydrate, 3 g Fett, 1 g Fett mit vorwiegend gesättigten Fettsäuren, 245 mg Natrium, 83 mg Cholesterin, 0 g Ballaststoffe

Im Ofen geröstetes Gemüse

4 Portionen

*1 mittelgroße Zucchini, in mundgerechte Stücke
geschnitten • 1 mittelgroßer Gartenkürbis,
in mundgerechte Stücke geschnitten
1 mittelgroße rote Paprikaschote, in mundgerechte
Stücke geschnitten • 1 mittelgroße gelbe Paprikaschote,
in mundgerechte Stücke geschnitten
450 g frischer Spargel, in mundgerechte Stücke
geschnitten • 1 rote Zwiebel • 3 Esslöffel
kalt gepresstes Olivenöl (extra vergine) • 1 Teelöffel
Salz ½ Teelöffel frisch gemahlener
schwarzer Pfeffer*

---

1 Die Backröhre auf 230 °C (Gas Stufe 8) vorheizen. Zucchini, Kürbis, Paprika, Spargel und Zwiebel in eine große Röstpfanne geben und mit Olivenöl, Salz und Pfeffer mischen, sodass alle Stücke von Öl und Gewürzen überzogen sind.

2 Die Gemüsestücke in einer Schicht auf dem Pfannenboden verteilen. Unter gelegentlichem Rühren 30 Minuten lang rösten, bis das Gemüse leicht gebräunt und weich ist.

Nährwertangaben Je Portion: 170 Kalorien, 5 g Eiweiß, 15 g Kohlenhydrate, 11 g Fett, 2 g Fett mit vorwiegend gesättigten Fettsäuren, 586 mg Natrium, 0 mg Cholesterin, 5 g Ballaststoffe

Aubergine und Paprikaschoten geröstet

4 Portionen

*1 Aubergine, geschält, halbiert und in Scheiben
geschnitten • 2 rote Paprikaschoten, in dicke Streifen
geschnitten • 1 grüne Paprikaschote, in dicke Streifen
geschnitten • 1 Zwiebel, in Scheiben geschnitten
70 ml kalt gepresstes Olivenöl (extra vergine)
frisches Basilikum (nach Wunsch)*

---

1 Die Backröhre auf 180 °C (Gas Stufe 4) vorheizen. Aubergine, Paprika und Zwiebel auf ein beschichtetes Backblech legen.

2 Mit Öl beträufeln und dann 20 Minuten im Herd backen; zwischendurch regelmäßig mit dem ausgetretenen Gemüsesaft begießen.

3 Das Gemüse auf einem Servierteller anordnen und nach Wunsch mit frischem Basilikum garnieren.

Nährwertangaben Je Portion: 193 Kalorien, 2 g Eiweiß, 16 g Kohlenhydrate, 14 g Fett, 2 g Fett mit vorwiegend gesättigten Fettsäuren, 5 mg Natrium, 0 mg Cholesterin, 5 g Ballaststoffe

Pilze mit Spinatfüllung

8 Portionen

300 g klein geschnittener Tiefkühl-Spinat
⅛ Teelöffel Salz • 8 große Pilze
1 Esslöffel kalt gepresstes Olivenöl
(extra vergine)

———————————

1 In einem mittelgroßen Topf 110 ml Wasser zum Kochen bringen. Spinat und Salz zugeben, zudecken und nach Anleitung garen. Die Pilze waschen, Stiele entfernen und deren Enden abschneiden, dann die Stiele klein schneiden.

2 In einer großen Bratpfanne das Olivenöl erhitzen. Die zerkleinerten Pilzstiele zugeben. Etwa 3 Minuten goldbraun sautieren. Aus der Pfanne nehmen. Die Pilzhüte in die Pfanne legen und 4–5 Minuten sautieren. Aus der Pfanne nehmen und auf einen hitzebeständigen Servierteller legen.

3 Den Spinat abtropfen lassen. Die sautierten, klein geschnittenen Pilzstiele unterrühren. Die Spinatmischung auf die Pilzhüte verteilen, die Hüte in die Backröhre stellen und bei geringer Wärmezufuhr warm halten.

Nährwertangaben Je Portion: 33 Kalorien, 2 g Eiweiß, 3 g Kohlenhydrate, 2 g Fett, 0 g Fett mit vorwiegend gesättigten Fettsäuren, 74 mg Natrium, 0 g Cholesterin, 2 g Ballaststoffe

Überraschungspüree South Beach

4 Portionen

*450 g Blumenkohlröschen • 25 g gesunder
Brotaufstrich aus Butterersatz • 30 ml fettloser
Kaffeeweißer • 1 Prise Salz
1 Prise frisch gemahlener schwarzer Pfeffer*

––––––––––––––––––––

Den Blumenkohl dämpfen oder in der Mikrowelle garen, bis er weich ist. In der Küchenmaschine pürieren, »Butter« und Kaffeeweißer nach Geschmack zugeben. Mit Pfeffer und Salz abschmecken.

Nährwertangaben Je Portion: 81 Kalorien, 2 g Eiweiß, 5 g Kohlenhydrate, 6 g Fett, 2 g Fett mit vorwiegend gesättigten Fettsäuren, 82 mg Natrium, 4 mg Cholesterin, 3 g Ballaststoffe

Geschmorte Tomaten und Zwiebeln

6 Portionen

60 g klein geschnittener grüner Paprika
30 g Stangensellerie, in dünne Scheiben geschnitten
1 kleine Zwiebel, klein geschnitten • 1 Knoblauchzehe,
fein zerkleinert • 700 g geschälte, klein geschnittene
Tomaten • 1 Esslöffel Rotweinessig
1/8 Teelöffel frisch gemahlener
schwarzer Pfeffer

---

1 Eine große beschichtete Bratpfanne bei mittlerer bis hoher Wärmezufuhr auf dem Herd heiß werden lassen. Paprika, Sellerie, Zwiebel und Knoblauch in die Pfanne geben. 5 Minuten oder so lange sautieren, bis das Gemüse weich ist.

2 Tomaten und restliche Zutaten hinzufügen. Zum Kochen bringen. Zudecken, Wärmezufuhr reduzieren und 15 Minuten köcheln lassen, dabei gelegentlich umrühren.

Nährwertangaben Je Portion: 29 Kalorien, 1 g Eiweiß, 7 g Kohlenhydrate, 0 g Fett, 0 g Fett mit vorwiegend gesättigten Fettsäuren, 10 mg Natrium, 0 mg Cholesterin, 1 g Ballaststoffe

Gegrillte Tomaten

2 Portionen

2 große reife rote Tomaten, quer halbiert
1 Prise Salz (nach Wunsch) • 1 Prise frisch gemahlener
schwarzer Pfeffer (nach Wunsch)

Die Tomaten mit der Schnittfläche nach oben in die Grillschale setzen. Nach Wunsch mit Salz und Pfeffer bestreu-
en. 7–10 Minuten garen, bis die Tomatenhälften schön
gebräunt sind.

Nährwertangaben Je Portion: 38 Kalorien, 2 g Eiweiß,
8 g Kohlenhydrate, 0 g Fett, 0 g Fett mit vorwiegend
gesättigten Fettsäuren, 16 mg Natrium, 0 mg Cholesterin,
2 g Ballaststoffe

Gegrillte Tomaten mit Pesto

6 Portionen

3 frische Tomaten • 2 Knoblauchzehen
30 g gehackte frische Basilikumblätter
2 Esslöffel kalt gepresstes Olivenöl (extra vergine)
40 g frisch geriebener Parmesan
2 Esslöffel Pinienkerne

---

1 Die Tomaten halbieren. Knoblauch, Basilikum, Olivenöl, Parmesan und Pinienkerne in den Mixer oder die Küchenmaschine geben und zu einer glatten Masse pürieren.

2 Die Mischung auf die Tomatenhälften geben. Die Tomaten im Bratofen rund 7,5 cm von der Wärmequelle etwa 3–5 Minuten grillen, bis sie leicht gebräunt sind.

Nährwertangaben Je Portion: 90 Kalorien, 3 g Eiweiß, 4 g Kohlenhydrate, 7 g Fett, 2 g Fett mit vorwiegend gesättigten Fettsäuren, 68 mg Natrium, 3 mg Cholesterin, 1 g Ballaststoffe

JOE'S STONE CRAB

11 Washington Avenue, Miami Beach
Küchenchef: André Bienvenue

Joe's Senfsauce*

(Gewürzzubereitung für Phase I)
14 Portionen

---

1 Esslöffel + ½ Teelöffel Senfpulver, je nach
Geschmack auch mehr • 200 g Mayonnaise
2 Teelöffel Worcestersauce • 1 Teelöffel Steaksauce
1 Esslöffel besonders fetthaltiger Rahm
1 Esslöffel Milch
1 Prise Salz

---

1 Das Senfpulver in eine normale Rührschüssel oder in die Mixerschüssel schütten. Die Mayonnaise zugeben und 1 Minute schlagen. Worcestersauce, Steaksauce, Rahm, Milch und eine Prise Salz hinzufügen und gut unterschlagen, bis die Mischung cremig ist.

2 Soll der Senfgeschmack noch etwas stärker zur Geltung kommen, noch etwa ½ Teelöffel Senfpulver gut unterrühren. Die Sauce bis zum Auftragen zugedeckt kalt stellen.

Falls Sie nach Miami Beach kommen: Bei Joe's werden die Steinkrabben kalt und ohne Schale serviert. Dazu gibt es kleine Metallbecher mit Senfsauce und zerlassener Butter. Die Meereskrebse sind fantastisch und eignen sich großartig für Phase I.

Nährwertangaben Je Esslöffel: 109 Kalorien, 0 g Eiweiß, 0 g Kohlenhydrate, 12 g Fett, 2 g Fett mit vorwiegend gesättigten Fettsäuren, 87 mg Natrium, 6 mg Cholesterin, 0 g Ballaststoffe

Salat aus grünen Sojabohnen

4 Portionen

450 g grüne Sojabohnen • 50 ml gewürzter Reisessig
1 Esslöffel Pflanzenöl • ¼ Teelöffel Salz
⅛ Teelöffel frisch gemahlener schwarzer Pfeffer
1 Bund Radieschen (200 g), halbiert und
in feine Scheiben geschnitten • 30 g gehackte
frische Korianderblättchen

Sojabohnen, Essig, Öl, Salz, Pfeffer, Radieschen und Koriander in einer großen Schüssel vorsichtig vermengen. Gekühlt oder zimmerwarm auftragen.

Nährwertangaben Je Portion: 224 Kalorien, 15 g Eiweiß, 18 g Kohlenhydrate, 12 g Fett, 1 g Fett mit vorwiegend gesättigten Fettsäuren, 479 g Natrium, 0 mg Cholesterin, 6 g Ballaststoffe

Orientalischer Kohlsalat

4 Portionen

½ kleiner Weißkohl, klein geschnitten • 3 Frühlings-
zwiebeln, klein geschnitten • 2 Esslöffel dunkles
Sesamöl • 2 Esslöffel Reisweinessig • 2 Esslöffel
Sesamsamen, geröstet

Kohl, Frühlingszwiebeln, Öl und Essig gut vermengen.
Bis zum Servieren kalt stellen. Sesamsamen zugeben und
den Salat vor dem Auftragen nochmals vorsichtig vermengen.

Nährwertangaben Je Portion: 103 Kalorien, 2 g Eiweiß,
5 g Kohlenhydrate, 9 g Fett, 1 g Fett mit vorwiegend gesättigten Fettsäuren, 15 mg Natrium, 0 mg Cholesterin,
2 g Ballaststoffe

Hoummos

5 Portionen

*1 Dose (425 g) Kichererbsen • 2 Esslöffel frischer
Zitronensaft • 100 g Sesampaste • 30 g Porree,
klein geschnitten • 3 Knoblauchzehen, zerkleinert
2 Teelöffel kalt gepresstes Olivenöl (extra vergine)
2 Teelöffel gemahlener Kreuzkümmel • 1/8 Teelöffel
gemahlener Paprika • 1/2 Teelöffel Salz
Gehackte frische Petersilie (nach Wunsch)*

---

1 Die Kichererbsen abtropfen lassen, von der Flüssigkeit 50–100 ml beiseitestellen.

2 Kichererbsen, Zitronensaft, Sesampaste, Porree, Knoblauch, Öl, Kümmel, Paprika und Salz in den Mixer oder die Küchenmaschine geben. Zu einer glatten Masse pürieren; bei Bedarf mit der Erbsenflüssigkeit verdünnen.

3 Vor dem Servieren 3–4 Stunden in den Kühlschrank stellen, damit das Ganze gut durchzieht. Wenn gewünscht, mit Petersilie garnieren.

Nährwertangaben Je Portion: 251 Kalorien, 8 g Eiweiß, 23 g Kohlenhydrate, 16 g Fett, 2 g Fett mit vorwiegend gesättigten Fettsäuren, 447 mg Natrium, 5 g Ballaststoffe

Putenröllchen

2 Portionen

4 Scheiben Putenbrust • 4 mittelgroße Kopfsalatblätter
Koriandermayonnaise (Rezept siehe rechts)
4 Frühlingszwiebeln • 4 Streifen roter Paprika

---

1 Die Salatblätter mit Koriandermayonnaise bestreichen und mit je einer Scheibe Putenbrust, einer Frühlingszwiebel und einem Streifen Paprika belegen.

2 Die Blätter mit der Füllung ähnlich wie Zigarren fest zusammenrollen.

Die Putenbrust kann auch durch Schinken ersetzt und die Koriandermayonnaise als Dip statt als Aufstrich verwendet werden.

Nährwertangaben Je Portion: 54 Kalorien, 10 g Eiweiß, 2 g Kohlenhydrate, 1 g Fett, 0 g Fett mit vorwiegend gesättigten Fettsäuren, 604 mg Natrium, 17 mg Cholesterin, 1 g Ballaststoffe

Koriandermayonnaise

10 Portionen

175 g fettarme Mayonnaise • 20 g Korianderblättchen
1 Esslöffel frischer Limettensaft • 1 Teelöffel Sojasauce
1 kleine Knoblauchzehe

Mayonnaise, Koriander, Limettensaft, Sojasauce und Knoblauch im Mixer oder in der Küchenmaschine zu einer glatten Masse verrühren.

Nährwertangaben Je Portion: 36 Kalorien, 0 g Eiweiß, 3 g Kohlenhydrate, 3 g Fett, 1 g Fett mit vorwiegend gesättigten Fettsäuren, 104 mg Natrium, 4 mg Cholesterin, 0 g Ballaststoffe

DESSERTS

•••

Ricotta-Creme mit Zitronenschale

1 Portion

100 g fettarmer Ricotta-Frischkäse • ¼ Teelöffel
abgeriebene Zitronenschale • ¼ Teelöffel Vanilleextrakt
1 Päckchen Zuckeraustauschstoff

————————————

Ricotta, Zitronenschale, Vanilleextrakt und Zuckeraustauschstoff in einer Dessertschüssel mischen. Gekühlt servieren.

Nährwertangaben Je Portion: 178 Kalorien, 14 g Eiweiß, 7 g Kohlenhydrate, 10 g Fett, 6 g Fett mit vorwiegend gesättigten Fettsäuren, 155 mg Natrium, 38 mg Cholesterin, 0 g Ballaststoffe

Mandel-Ricotta-Creme

1 Portion

*100 g fettarmer Ricotta-Frischkäse • ¼ Teelöffel
Mandelextrakt • 1 Päckchen Zuckeraustauschstoff
1 Teelöffel geröstete Mandelsplitter*

Ricotta, Mandelextrakt und Zuckeraustauschstoff in einer Dessertschüssel mischen. Gekühlt und mit gerösteten Mandelsplittern bestreut servieren.

Nährwertangaben Je Portion: 192 Kalorien, 15 g Eiweiß, 8 g Kohlenhydrate, 11 g Fett, 6 g Fett mit vorwiegend gesättigten Fettsäuren, 155 mg Natrium, 38 mg Cholesterin, 0 g Ballaststoffe

Vanille-Ricotta-Creme

1 Portion

100 g fettarmer Ricotta-Frischkäse • ¼ Teelöffel Vanilleextrakt • 1 Päckchen Zuckeraustauschstoff

---

Ricotta, Vanilleextrakt und Zuckeraustauschstoff in einer Dessertschüssel mischen. Gekühlt servieren.

Nährwertangaben Je Portion: 178 Kalorien, 14 g Eiweiß, 7 g Kohlenhydrate, 10 g Fett, 6 g Fett mit vorwiegend gesättigten Fettsäuren, 155 mg Natrium, 38 mg Cholesterin, 0 g Ballaststoffe

Mokka-Ricotta-Creme

1 Portion

*100 g fettarmer Ricotta-Frischkäse • 1/2 Teelöffel
ungesüßtes Kakaopulver • 1/4 Teelöffel Vanilleextrakt
1 Päckchen Zuckeraustauschstoff • 1 Prise
Instant-Espressopulver • 5 Miniplätzchen mit
eingebackenen Schokotröpfchen*

Ricotta, Kakaopulver, Vanilleextrakt und Zuckeraustauschstoff in einer Dessertschüssel mischen. Gekühlt,
mit Instant-Espressopulver und den Miniplätzchen obenauf servieren.

Nährwertangaben Je Portion: 261 Kalorien, 15 g Eiweiß,
17 g Kohlenhydrate, 14 g Fett, 9 g Fett mit vorwiegend gesättigten Fettsäuren, 166 mg Natrium, 42 mg Cholesterin,
0 g Ballaststoffe

Ricotta-Creme mit Limettenschale

1 Portion

100 g fettarmer Ricotta-Frischkäse • 1/4 Teelöffel abgeriebene Limettenschale • 1/4 Teelöffel Vanilleextrakt 1 Päckchen Zuckeraustauschstoff

---

Ricotta, Limettenschale, Vanilleextrakt und Zuckeraustauschstoff in einer Dessertschüssel mischen. Gekühlt servieren.

Nährwertangaben Je Portion: 178 Kalorien, 14 g Eiweiß, 7 g Kohlenhydrate, 10 g Fett, 6 g Fett mit vorwiegend gesättigten Fettsäuren, 155 mg Natrium, 38 mg Cholesterin, 0 g Ballaststoffe

15. Ernährungsplan für Phase II

Wir empfehlen Ihnen, nach zwei Wochen der Phase I zur nächsten, etwas großzügigeren Etappe der Diät überzugehen. In dieser zweiten Phase führen Sie nach und nach wieder bestimmte gesunde Kohlenhydrate in Ihre tägliche Kost ein – Obst, Schrotbrot, teilgeschälten Reis, Vollkornteigwaren, Süßkartoffeln.

Da sich die Gewichtsabnahme in Phase II der South-Beach-Diät ein wenig verlangsamt, bleiben manche Diätpatienten länger als die vorgesehenen zwei Wochen bei der ersten Phase. Wenn Sie es sich zutrauen, dürfen Sie ohne Weiteres noch eine oder zwei weitere Wochen nach dem strengeren Plan leben.

Denken Sie jedoch daran, dass die relativ eingeschränkten Wahlmöglichkeiten in Phase I für eine langfristige Diät ungünstig sind; dann besteht nämlich die Gefahr, dass der Speiseplan allmählich langweilig wird und Sie letzten Endes wieder in Ihre alten Essgewohnheiten verfallen.

In Phase II sollten Sie bleiben, bis Sie Ihr Wunschgewicht erreicht haben. An dieser Stelle wechseln Sie dann zu Phase III.

Im Verlauf des Diätplanes zur Gewichtsabnahme wird es Zeiten geben, in denen Sie rückfällig werden und vielleicht an einem Feiertag oder im Urlaub zu sehr den Süßigkeiten zusprechen. Unter Umständen können auch ein paar anstrengende Tage dafür sorgen, dass Sie wieder einige Pfunde zunehmen.

Für solche Fälle schlagen wir Ihnen vor, kurzfristig in Phase I zurückzugehen, bis die Pfunde wieder verschwunden sind und Sie auf den richtigen Weg zurückgefunden haben.

Und genau so haben wir die South-Beach-Diät geplant – die drei Phasen sollen Ihnen so viel Spielraum und Flexibilität einräumen, dass dabei das wirkliche Leben nicht zu kurz kommt.

Erster Tag

....

Frühstück
- 150 g frische Erdbeeren
- Haferbrei (100 g Haferflocken mit 220 ml Magermilch vermischen, bei geringer Hitze kochen und mit Zimt und 1 Esslöffel gehackten Walnüssen bestreuen)
- koffeinfreier Kaffee oder teinfreier Tee mit Magermilch und Zuckeraustauschstoff

Zwischenmahlzeit am Vormittag
- 1 hart gekochtes Ei

Mittagessen
- Mediterraner Geflügelsalat (Rezept Seite 314)

Zwischenmahlzeit am Nachmittag
- 1 frische Birne und 1 Ecke fettreduzierter Schmelzkäse

Abendessen
- Lachsfilet mit Spinatfüllung (Rezept Seite 336)
- Gemüsepfanne (Rezept Seite 349)
- Bunter Salat (verschiedene Blattsalate)
- Olivenöl und Essig nach Geschmack oder 2 Esslöffel küchenfertiges Salatdressing (zuckerarm)

Dessert
- Erdbeeren im Schokoladenmantel (Rezept Seite 351)

Zweiter Tag

Frühstück
- Joghurt-Beeren-Shake (220 g Magerjoghurt mit Fruchtgeschmack, 70 g Beeren und 70 g zerstoßenes Eis in einem Mixer verrühren)
- Koffeinfreier Kaffee oder teinfreier Tee mit Magermilch und Zuckeraustauschstoff

Zwischenmahlzeit am Vormittag
- 1 hart gekochtes Ei

Mittagessen
- Zitronen-Couscous mit Hähnchen (Rezept Seite 317)
- Tomaten- und Gurkenscheiben

Zwischenmahlzeit am Nachmittag
- 100 g Magerjoghurt

Abendessen
- Putenhackbraten (Rezept Seite 329)
- Gedünsteter Spargel
- In Olivenöl angebratene Champignons
- Mit Olivenöl beträufelte Tomatenscheiben und rote Zwiebelscheiben

Dessert
- 1 Melonenscheibe mit 2 Esslöffeln Ricotta-Käse

Dritter Tag

•••

Frühstück
- 50 g ballaststoffreiches Müsli (z. B. Kleieflocken) mit 150 ml Magermilch
- 100 g frische Erdbeeren
- Koffeinfreier Kaffee oder teinfreier Tee mit Magermilch und Zuckeraustauschstoff

Zwischenmahlzeit am Vormittag
- 1 kleiner Apfel (Granny Smith) mit 1 Esslöffel Erdnussbutter

Mittagessen
- Griechischer Salat (Rezept Seite 229)

Zwischenmahlzeit am Nachmittag
- 100 g Magerjoghurt

Abendessen
- Hähnchenbrust in Kräutermarinade (Rezept Seite 325)
- Gemüse in Aspik (Rezept Seite 344)
- Zucchini und gelber Speisekürbis, fein geschnitten und gegart

Dessert
- 1 frische Birne mit Ricotta-Käse und Walnüssen

Vierter Tag

· ·

Frühstück
- ½ frische Grapefruit
- 1 Scheibe Vollkornbrot mit 30 g Käsescheiben (fettarmer Cheddar) überbacken
- Koffeinfreier Kaffee oder teinfreier Tee mit Magermilch und Zuckeraustauschstoff

Zwischenmahlzeit am Vormittag
- 110 g Magerjoghurt

Mittagessen
- Chef-Salat (jeweils mindestens 30 g Pute, Roastbeef und fettarmer Käse auf gemischtem Blattsalat)
- 2 Esslöffel Balsamico-Vinaigrette (Rezept Seite 242) oder küchenfertiges Dressing (zuckerarm)

Zwischenmahlzeit am Nachmittag
- 1 kleiner Apfel (Granny Smith) mit 1 Ecke Schmelzkäse (fettreduziert)

Abendessen
- Asia-Hähnchenstreifen in Grillfolie (Rezept Seite 327)
- Orientalischer Kohlsalat (Rezept Seite 278)

Dessert
- Mandel-Ricotta-Creme (Rezept Seite 283)

Fünfter Tag

....

Frühstück
- Joghurt-Beeren-Shake (225 g Magerjoghurt mit Fruchtgeschmack, 75 g Beeren und 75 g zerstoßenes Eis in einem Mixer verrühren)
- Koffeinfreier Kaffee oder teinfreier Tee mit Magermilch und Zuckeraustauschstoff

Zwischenmahlzeit am Vormittag
- 1 hart gekochtes Ei

Mittagessen
- 1 Scheibe Schrotbrot, belegt mit 75 g magerem Roastbeef, Salat, Tomate, Zwiebel und Senf

Zwischenmahlzeit am Nachmittag
- 110 g Magerjoghurt

Abendessen
- Hähnchenbrust mit Gemüse (Rezept Seite 322)
- Gemischter Salat (Blattsalate, Gurke, grüner Gemüsepaprika, Kirschtomaten)
- Olivenöl und Essig nach Geschmack oder 2 Esslöffel küchenfertiges Dressing (zuckerarm)

Dessert
- 110 g Dessert-Creme (zucker- und fettfrei) mit 3–4 in Scheiben geschnittenen Erdbeeren

Sechster Tag

Frühstück
- 150 ml Gemüsesaft (aus verschiedenen Gemüsearten)
- 1 pochiertes Ei
- 1 Vollkorn-Muffin
- Koffeinfreier Kaffee oder teinfreier Tee mit Magermilch und Zuckeraustauschstoff

Zwischenmahlzeit am Vormittag
- 1 kleiner Apfel mit 1 Esslöffel Erdnussbutter

Mittagessen
- 110 g Hüttenkäse mit ¼ Netzmelone in Scheiben
- 4 Vollkornkekse
- zuckerfreie Götterspeise

Zwischenmahlzeit am Nachmittag
- Hoummos (Rezept Seite 279) mit rohem Gemüse (es kann auch fertiger Hoummos verwendet werden)

Abendessen
- Hähnchenstreifen in Weinsauce (Rezept Seite 324)
- Italienischer Spaghetti-Kürbis (Rezept Seite 339)
- Salat aus Rauke, Spinat und Walnüssen
- Olivenöl und Balsamico-Essig nach Geschmack oder 2 Esslöffel küchenfertiges Dressing (zuckerarm)

Dessert
- Pistazien-Schokolade (Rezept Seite 353)

Siebter Tag

....

Frühstück
- ¼ Netzmelone
- 1 Scheibe Vollkornbrot mit 30 g fettarmem Cheddar (in Scheiben) überbacken
- Koffeinfreier Kaffee oder teinfreier Tee mit Magermilch und Zuckeraustauschstoff

Zwischenmahlzeit am Vormittag
- 110 g Magerjoghurt

Mittagessen
- Mit Thunfischsalat gefüllte Tomate (90 g Thunfischstücke in Salzlake, 1 Esslöffel gehackter Sellerie und 1 Esslöffel Mayonnaise vermischen, in eine ausgehöhlte Tomate füllen und auf Salatblättern servieren)

Zwischenmahlzeit am Nachmittag
- Baba Ghannouj (Rezept Seite 350) mit rohem Gemüse serviert oder in ein Salatblatt gewickelt

Abendessen
- Mariniertes Rumpsteak (Rezept Seite 252)
- Grüne und gelbe Bohnen mit rotem Gemüsepaprika in Olivenöl gedünstet
- Überraschungspüree South-Beach (Rezept Seite 271)

Siebter Tag – Fortsetzung

- Gemischter Salat (Blattsalate, Gurke, grüner Gemüsepaprika, Kirschtomaten)
- Olivenöl und Essig nach Geschmack oder 2 Esslöffel küchenfertiges Dressing (zuckerarm)

Dessert
- Netzmelone in Scheiben mit Limettenscheibe

Achter Tag

Frühstück
- Früchte-Joghurt-Müsli
  (Rezept Seite 309)
- Koffeinfreier Kaffee oder teinfreier Tee
  mit Magermilch und Zuckeraustausch-
  stoff

Zwischenmahlzeit am Vormittag
- 1 hart gekochtes Ei

Mittagessen
- Geflügelsalat mit Äpfeln und Walnüssen
  (Rezept Seite 313)

Zwischenmahlzeit am Nachmittag
- 110 g Magerjoghurt

Abendessen
- Gegrillte Seezunge in Sahnesauce
  (Rezept Seite 337)
- Gegrillte Tomaten (Rezept Seite 273)
- Grüner Blattsalat
- Olivenöl und Essig nach Geschmack oder
  2 Esslöffel küchenfertiges Dressing (zuckerarm)

Dessert
- Ricotta-Creme mit Zitronenschale
  (Rezept Seite 282)

Neunter Tag

Frühstück
- Eier nach Florentiner Art (1 pochiertes Ei auf 100 g in Olivenöl gedünstetem Spinat)
- Koffeinfreier Kaffee oder teinfreier Tee mit Magermilch und Zuckeraustauschstoff

Zwischenmahlzeit am Vormittag
- 1 kleiner Apfel (Granny Smith) mit 1 Esslöffel Erdnussbutter

Mittagessen
- Couscous-Salat mit Tomate und Basilikum (Rezept Seite 316)

Zwischenmahlzeit am Nachmittag
- 100 g Magerjoghurt

Abendessen
- Salsa-Hähnchen (Rezept Seite 326)
- Gemischter Salat (Blattsalate, Gurke, grüner Gemüsepaprika, Kirschtomaten)
- 2 Esslöffel Balsamico-Vinaigrette (Rezept Seite 242) oder 2 Esslöffel küchenfertiges Dressing (zuckerarm)

Dessert
- Schokoladenbecher (Rezept Seite 354)

Zehnter Tag

....

Frühstück
- Haferflocken-Pfannkuchen
  (Rezept Seite 308)
- Koffeinfreier Kaffee oder teinfreier Tee mit
  Magermilch und Zuckeraustauschstoff

Zwischenmahlzeit am Vormittag
- 1 kleiner Apfel (Granny Smith) mit 1 Esslöffel
  Erdnussbutter

Mittagessen
- Spinatsalat mit Hähnchenstreifen und Himbeeren
  (Rezept Seite 311) – gegebenenfalls Reste der
  Hähnchenbrust vom Vortag (neunter Tag)
  verwenden

Zwischenmahlzeit am Nachmittag
- 100 g Magerjoghurt

Abendessen
- Putenhackbraten
  (Rezept Seite 329)
- Italienischer Spaghetti-Kürbis
  (Rezept Seite 339)

Dessert
- Erdbeeren mit Zuckeraustauschstoff oder einem
  Klecks fettarmer Sauce/Sahne nach Geschmack

Elfter Tag

Frühstück
- 100 g frische Erdbeeren
- 50 g ballaststoffreiches Müsli (z. B. Kleieflocken) mit 150 ml Magermilch
- Koffeinfreier Kaffee oder teinfreier Tee mit Magermilch und Zuckeraustauschstoff

Zwischenmahlzeit am Vormittag
- 1 hart gekochtes Ei

Mittagessen
- Puten-Tomaten-Pitta (1 Vollkorn-Pittabrot, belegt mit 75 g Putenbrustscheiben, 3 Tomatenscheiben, 1 kleine Handvoll zerpflückte Salatblätter, 1 Teelöffel Dijonsenf)

Zwischenmahlzeit am Nachmittag
- 100 g Magerjoghurt

Abendessen
- Kabeljau en papillote (Rezept Seite 338)
- Grüner Blattsalat
- Olivenöl und Balsamico-Essig nach Geschmack oder 2 Esslöffel küchenfertiges Dressing (zuckerarm)

Dessert
- Bratapfel

Zwölfter Tag

....

Frühstück
- ½ Grapefruit
- 1 Ei, nach Wunsch zubereitet
- 2 Scheiben Mehrkornbrot
- Zuckerarme Marmelade oder Konfitüre
- Koffeinfreier Kaffee oder teinfreier Tee mit Magermilch und Zuckeraustausch-stoff

Zwischenmahlzeit am Vormittag
- 1 Stück fettarmer Käse

Mittagessen
- Tomatensuppe (Rezept Seite 321)
- ½ Vollkorn-Pittabrot, belegt mit 1 zerkleinerten Rinderhack-Frikadelle, 1 Scheibe Tomate und 1 Scheibe Zwiebel

Zwischenmahlzeit am Nachmittag
- Baba Ghannouj (Rezept Seite 350) mit rohem Gemüse serviert oder in ein Salatblatt gewickelt

Abendessen
- Gegrillte Hähnchenstreifen mit Zaziki (Rezept Seite 342)
- Gegrillter Spargel, mit Olivenöl beträufelt

Zwölfter Tag – Fortsetzung

- Gemischter Salat (Salatblätter, Gurke, grüner Gemüsepaprika, Kirschtomaten)
- 2 Esslöffel Balsamico-Vinaigrette (Rezept Seite 242) oder 2 Esslöffel fertiges Dressing (zuckerarm)

Dessert
- 1 frische Birne mit Ricotta-Käse und Walnüssen

Dreizehnter Tag

Frühstück
- 110 g Blaubeeren
- 1 Rührei mit Tomaten-Salsa
- Haferbrei (60 g Haferflocken mit 225 ml Magermilch bei schwacher Hitze kochen und mit Zimt und 1 Esslöffel gehackten Walnüssen bestreuen)
- Koffeinfreier Kaffee oder teinfreier Tee mit Magermilch und Zuckeraustauschstoff

Zwischenmahlzeit am Vormittag
- 100 g Magerjoghurt

Mittagessen
- 1 Vollkorn-Pittabrot mit Thunfischsalat (80 g Thunfischstücke in ölfreiem Aufguss, 1 Esslöffel gehackter Sellerie, 1 Esslöffel Mayonnaise) sowie mit 3 Tomatenscheiben und 3 Zwiebelscheiben belegt

Zwischenmahlzeit am Nachmittag
- 1 Stück fettarmer Käse

Abendessen
- Pfannensteak mit Zwiebeln (Rezept Seite 328)
- South-Beach-Salat (Rezept Seite 341)
- Gedünsteter Brokkoli

Dessert
- Erdbeeren im Schokoladenmantel (Rezept Seite 351)

Vierzehnter Tag

....

Frühstück
- 150 ml Gemüsesaft (aus verschiedenen Gemüsearten)
- Spiegeleier auf mageren Schinkenstreifen
- 1 Scheibe Mehrkornbrot, getoastet
- Koffeinfreier Kaffee oder teinfreier Tee mit Magermilch und Zuckeraustausch-stoff

Zwischenmahlzeit am Vormittag
- 100 g Magerjoghurt

Mittagessen
- Überbackene Pilze (Rezept Seite 320)

Zwischenmahlzeit am Nachmittag
- 1 kleiner Apfel (Granny Smith) mit 1 Ecke Käse (fettarm)

Abendessen
- Gegrillter Lachs
- Couscous
- Salat mit weißem Spargel (Rezept Seite 347)

Dessert
- Frische Erdbeeren auf Ricotta-Creme mit Limettenschale (Rezept Seite 286)

Nahrungsmittel, die in Phase II wieder erlaubt sind

OBST
Äpfel
Aprikosen (frisch und
    getrocknet)
Birnen
Blaubeeren, Erdbeeren
Grapefruit
Kirschen
Kiwis, Mangos
Netzmelone
Orangen
Pfirsiche
Pflaumen
Weintrauben

MILCHPRODUKTE
Fettarme Sojamilch
Fettarmer Fruchtjoghurt
Fettarmer oder fettfreier
Naturjoghurt
Magermilch

STÄRKEREICHE
NAHRUNGSMITTEL
(SPARSAM VERWENDEN)
Ballaststoffreiche Müslis
Fladenbrot
Grüne Erbsen

Haferflocken (kein
    Instant-Produkt)
Kleieflocken
Kleie-Muffins, zuckerfrei
    (ohne Rosinen)
Kleine Süßkartoffeln
Kleine Vollkorn-Bagels
Mehrkornbrot
Naturreis
Popcorn
Vollkorn-Fladenbrot
Vollkornkleie-Müsli
Vollkornnudeln
Wildreis

GEMÜSE UND
HÜLSENFRÜCHTE
Gefleckte Feldbohnen
Gerste
Kuhbohnen

SONSTIGES
Zartbitter- oder
    Halbbitterschokolade
    (geringe Mengen)
Fettfreier Pudding
    (ohne Zucker)
Rotwein

Nahrungsmittel, die zu vermeiden oder nur selten zu verzehren sind

STÄRKEREICHE NAHRUNGSMITTEL
Brezeln
Cornflakes
Kekse
Ofenkartoffeln
Reiskekse
Weißbrot
Weißmehl-Nudeln
Weißreis
Weizenbrötchen/
  Weizenbagel

GEMÜSE
Karotten
Kartoffeln
Mais
Rote Bete

OBST
Ananas
Bananen
Dosenobst
Fruchtsäfte
Rosinen
Wassermelone

SONSTIGES
Eiscreme
Honig/Konfitüre

16. Rezepte für Phase II

Jetzt, da Sie Ihre Insulinresistenz beseitigt und an die sechs Kilo abgenommen haben, sind Sie so weit, dass Sie in das langfristige Programm zur Gewichtsreduzierung einsteigen können. Phase II beginnt damit, dass Sie nach und nach wieder Kohlenhydrate in Ihre Ernährung aufnehmen; halten Sie sich dabei zunächst an Nahrungsmittel mit niedrigem glykämischem Index wie beispielsweise Hafergrütze und Couscous. Als Zutaten für die Rezepte in dieser Phase finden Sie noch keine Süßkartoffeln, keine Vollkornteigwaren, kein Vollkornbrot, keinen Vollkornreis oder andere Kohlenhydrate mit hohem glykämischem Index; diese Dinge führen Sie allmählich in Ihre Mahlzeiten ein, sobald Sie es für angebracht halten. Diese Phase erlaubt Ihnen auch wieder größere Freiheiten bei den Desserts, sodass Sie also beispielsweise Erdbeeren im Schokoladenmantel essen können.

••

Haferflocken-Pfannkuchen

1 Portion

60 g Haferflocken • 60 g fettarmer Hüttenkäse
(oder Tofu) • 4 Eiweiß • 1 Teelöffel Vanilleextrakt
¼ Teelöffel Zimt • ¼ Teelöffel Muskat
Backmargarine, fettreduziert

———————————

1 Haferflocken, Hüttenkäse, Eiweiß, Vanilleextrakt, Zimt und Muskat in einem Mixer zu einer glatten Masse verrühren.

2 Die Masse in eine leicht eingefettete Pfanne geben und den Pfannkuchen bei mittlerer Hitze von beiden Seiten leicht anbräunen lassen.

Pfannkuchen nach Wunsch mit einem zuckerarmen Sirup bestreichen.

Nährwertangaben Pro Portion: 288 Kalorien, 28 g Eiweiß, 32 g Kohlenhydrate, 4 g Fett, 1 g Fett mit vorwiegend gesättigten Fettsäuren, 451 mg Natrium, 5 mg Cholesterin, 5 g Ballaststoffe

Früchte-Joghurt-Müsli

2 Portionen

*150 g Erdbeeren (in Scheiben) • 200 g Magerjoghurt
mit Vanille-Geschmack • 50 g Kleieflocken*

Die Erdbeeren, den Joghurt und die Kleieflocken schichtweise in 2 gestielte Dessert-Gläser füllen.

Nährwertangaben Pro Portion: 185 Kalorien, 8 g Eiweiß,
37 g Kohlenhydrate, 1 g Fett, 0 g Fett mit vorwiegend gesättigten Fettsäuren, 102 mg Natrium, 3 mg Cholesterin,
6 g Ballaststoffe

MITTAGESSEN

Gedünsteter Lachs auf Spinat

4 Portionen

Gedünsteter Lachs (Rezept Seite 259)
2 Esslöffel kalt gepresstes Olivenöl (extra vergine)
200 g frischer Spinat • 1/4 Teelöffel Salz
1/4 Teelöffel schwarzer Pfeffer (frisch gemahlen)
60 g zerkleinerte Zwiebel • 3 frische Tomaten
(ca. 550 g), gehäutet, entkernt und in 1 cm große
Würfel geschnitten • 1 Esslöffel grob gehackte
glatte Petersilie (nach Wunsch)

Den Lachs auf einem Teller anrichten. 1 Esslöffel Olivenöl bei mittlerer Hitze in einer Pfanne erhitzen und darin den Spinat 1 1/2 Minuten dünsten. Den Spinat mit Salz und Pfeffer würzen und auf vier Teller verteilen. Das restliche Olivenöl in der Pfanne erhitzen und darin die Zwiebeln und Tomatenstücke bei mittlerer Hitze etwa 5–6 Minuten dünsten, bis die Zwiebeln weich sind. Den Lachs auf dem Spinat anrichten und die Tomaten- und Zwiebelstücke darübergeben. Mit Petersilie garnieren.

Nährwertangaben Pro Portion: 98 Kalorien, 2 g Eiweiß, 9 g Kohlenhydrate, 7 g Fett, 1 g Fett mit vorwiegend gesättigten Fettsäuren, 162 mg Natrium, 0 mg Cholesterin, 2 g Ballaststoffe

Spinatsalat mit Hähnchenstreifen und Himbeeren

4 Portionen

*50 ml Himbeer- oder Weißweinessig • 5 Esslöffel kalt
gepresstes Olivenöl (extra vergine) • 1 Teelöffel Honig
1/2 Teelöffel fein geriebene Orangenschale
1/8 Teelöffel Salz • 1/4 Teelöffel frisch gemahlener
schwarzer Pfeffer • 4 Stück (insgesamt 350 g)
Hähnchenbrust (ohne Haut und Knochen)
8–10 Hände voll zerpflückter Spinat oder gemischte
zerpflückte Salatblätter • 70 g frische Himbeeren
1 Papaya, geschält, entkernt und in Scheiben geschnitten
(oder 2 mittelgroße Nektarinen/Pfirsiche, gehäutet,
entsteint und in Scheiben geschnitten)*

1 4 Esslöffel Olivenöl sowie Essig, Honig, Orangenschale, Salz und Pfeffer in ein Glas mit Schraubdeckel geben, den Deckel gut verschließen und unter kräftigem Schütteln ein Dressing zubereiten. Bis zum Servieren im Kühlschrank kalt stellen.

2 Das restliche Olivenöl in eine mittelgroße Pfanne geben und darin die Hähnchenbrust bei mittlerer Hitze und unter häufigem Wenden etwa 8–10 Minuten lang braten, bis das Fleisch gar und auf allen Seiten gleichmäßig braun ist. Das Fleisch in schmale mundgerechte Streifen schneiden.

3 Die warmen Hähnchenstreifen und den Spinat (bzw. die Salatblätter) in einer großen Schüssel vermischen. Die

Himbeeren und das zuvor gut geschüttelte Dressing vorsichtig unterheben.

4 Den Salat auf vier Teller verteilen und mit den Obstscheiben (Papaya, Nektarine oder Pfirsich) garnieren.

Nährwertangaben Pro Portion: 320 Kalorien, 22 g Eiweiß, 16 g Kohlenhydrate, 19 g Fett, 3 g Fett mit vorwiegend gesättigten Fettsäuren, 199 mg Natrium, 49 mg Cholesterin, 5 g Ballaststoffe

Geflügelsalat mit Äpfeln und Walnüssen

2 Portionen

150 g gegarte Hähnchenbrust, in 1–2 cm große Stücke geschnitten • 50 g Sellerie, in Stücke geschnitten 80 g Apfel, in Stücke geschnitten • 50 g gehackte Walnüsse • 1 Esslöffel Rosinen • 70 ml italienisches Dressing (küchenfertig, zuckerarm) • Grüner Salat

---

Fleisch, Sellerie- und Apfelstücke, Walnüsse und Rosinen in einer mittelgroßen Schüssel vermischen, vorsichtig das Dressing unterheben und auf einem Bett aus Salatblättern anrichten.

Nährwertangaben Pro Portion: 444 Kalorien, 27 g Eiweiß, 33 g Kohlenhydrate, 25 g Fett, 3 g Fett mit vorwiegend gesättigten Fettsäuren, 391 mg Natrium, 63 mg Cholesterin, 8 g Ballaststoffe

Mediterraner Geflügelsalat

6 Portionen

Dressing

*100 ml küchenfertiges italienisches Dressing
(zuckerarm) • 1 Esslöffel scharfe Tabasco-Sauce
1/2 Esslöffel getrocknete Minzblätter
1/4 Esslöffel Senfpulver*

Salat

*450 g Hähnchenbrust (ohne Haut und
Knochen) • 2 Esslöffel kalt gepresstes Olivenöl
(extra vergine) • 350 g Bulgur-Weizen, laut
Angabe auf der Verpackung zubereitet
150 g Gurkenstücke • 300 g Tomatenstücke
100 g fein zerkleinerte Frühlingszwiebeln
30 g fein gehackte frische Petersilie
Salatblätter (Römischer Salat)*

---

1 **Zubereitung des Dressings:** Italienisches Dressing, Tabasco, Minze und Senfpulver in einer kleinen Schüssel gut verrühren. Abdecken und kühl stellen.

2 **Zubereitung des Salats:** Das Olivenöl in einer Pfanne erhitzen und darin die Hähnchenbrust unter häufigem Wenden bei mittlerer Hitze 8–10 Minuten braten, bis das Fleisch gar und auf allen Seiten gleichmäßig braun ist. Fleisch aus der Pfanne nehmen und in kleine mundgerechte Stücke schneiden. Fleisch zunächst abkühlen und danach im Kühlschrank erkalten lassen.

3 Die Hähnchenstücke mit dem nach Packungsanweisung zubereiteten Bulgur, Zwiebeln, Gurken- und Tomatenstücken sowie mit der Petersilie in einer Schüssel vermischen, auf Salatblättern anrichten und mit Dressing beträufelt servieren.

Nährwertangaben Pro Portion: 220 Kalorien, 20 g Eiweiß, 18 g Kohlenhydrate, 8 g Fett, 1 g Fett mit vorwiegend gesättigten Fettsäuren, 279 mg Natrium, 45 mg Cholesterin, 4 g Ballaststoffe

Couscous-Salat mit Tomate und Basilikum

6 Portionen

*150 g Couscous, gekocht • 1 Tomate, in Stücke
geschnitten • 50 g Kichererbsen aus der Dose
(abspülen und abtropfen lassen) • 2 Frühlingszwiebeln,
zerkleinert • 1 Teelöffel kalt gepresstes Olivenöl
(extra vergine) • 1 Esslöffel frischer Zitronensaft
1 Esslöffel frisches Basilikum, gehackt
Salatblätter*

Couscous nach Packungsanweisung zubereiten, mit Kichererbsen, Frühlingszwiebeln, Olivenöl, Zitronensaft und Basilikum in einer Schüssel vermischen und auf einem Bett aus Salatblättern servieren.

Nährwertangaben Pro Portion: 43 Kalorien, 2 g Eiweiß, 7 g Kohlenhydrate, 1 g Fett, 0 g Fett mit vorwiegend gesättigten Fettsäuren, 0 mg Natrium, 0 mg Cholesterin, 1 g Ballaststoffe

Zitronen-Couscous mit Hähnchen

4 Portionen

*250 ml Wasser • 1 Esslöffel kalt gepresstes Olivenöl
(extra vergine) • 350 g Brokkoli-Röschen
175 g Couscous • 350 g Hähnchenbrust, gegart und
in Stücke geschnitten • Saft einer Zitrone (ca. 3 Esslöffel)
¼ Teelöffel geriebene Zitronenschale (von
1 unbehandelten Frucht)*

---

1 Wasser, Öl und Brokkoli in einer großen Pfanne zum Sieden bringen. Couscous, Hähnchenstücke, Zitronensaft und Zitronenschale unterrühren und die Pfanne vom Herd nehmen.

2 Die abgedeckte Pfanne 5 Minuten lang ruhen lassen und den Inhalt danach leicht mit einer Gabel auflockern. Gut abkühlen lassen und kalt servieren.

Nährwertangaben Pro Portion: 311 Kalorien, 24 g Eiweiß, 39 g Kohlenhydrate, 7 g Fett, 1 g Fett mit vorwiegend gesättigten Fettsäuren, 476 mg Natrium, 45 mg Cholesterin, 3 g Ballaststoffe

Aus der Speisekarte des Restaurants

RUMI SUPPER CLUB

330 Lincoln Road, Miami Beach
Küchenchefs: Scott Fredel und J. D. Harris

Der »Rumi Supper Club« mit seiner innovativen Speisekarte und seinem prächtigen Ambiente ist ein Restaurant,
in dem man nach einem feinen Essen am späten Abend
auch tanzen kann. Hier werden Gerichte der modernen
Küche Floridas und der Karibik serviert. Da der Fisch täglich fangfrisch geliefert wird, braucht man in der Küche
des »Rumi« keinen Kühlschrank.

Würziger Salat
mit Zitronen-Vinaigrette*

(Mittagessen oder Abendessen für Phase II)
1 Portion

Salat

1 Rote Bete • 1 roter Gemüsepaprika • 50 ml Sherry-Essig
25 g Pekannüsse • 25 g Kalamata-Oliven
6 Basilikumblätter • 1 Schalotte

Vinaigrette

50 ml Zitronensaft • Salz • Weißer Pfeffer • 1 Ei
1 Teelöffel Dijonsenf • 80 ml Olivenöl • 80 ml Rapsöl
1 Chicorée, in dünne Scheiben geschnitten • 1 Handvoll
Friséeblätter • 1 Orange, geschält und in Spalten geschnitten

1 Zubereitung des Salats: Rote Bete weich dünsten und in kleine Würfel schneiden. Den verbleibenden Rote-Bete-Saft in den Sherry-Essig gießen und zu einer Marinade kochen. Die Marinade abseihen und die Rote-Bete-Würfel darin einlegen. Den Paprika dünsten und in Würfel schneiden. Die Pekannüsse rösten, ein paar Nüsse als Garnitur beiseitelegen und den Rest klein hacken. Die Oliven und die Basilikumblätter in Streifen schneiden und die Schalotte würfeln.

2 Zubereitung der Vinaigrette: Zitronensaft, Salz, Pfeffer, Ei und Senf in einem Mixer verrühren. Das Oliven- und Rapsöl langsam dazugießen, sodass eine cremige Mischung entsteht.

3 Chicorée, Friséeblätter, Orangenspalten, Paprika, Pekannüsse, Oliven, Basilikum und Schalotten mit der Vinaigrette vermischen. Die Rote Bete mit der Marinade auf einem Teller anrichten und den gemischten Salat darübergeben. Mit einer ganzen Pekannuss garnieren.

Nährwertangaben Pro Portion: 338 Kalorien, 2 g Eiweiß, 9 g Kohlenhydrate, 33 g Fett, 4 g Fett mit vorwiegend gesättigten Fettsäuren, 120 mg Natrium, 35 mg Cholesterin, 3 g Ballaststoffe

Überbackene Pilze

2 Portionen

---

1 Teelöffel kalt gepresstes Olivenöl (extra vergine)
1 Knoblauchzehe, grob zerkleinert
175 g Champignonkappen (Portobello), geputzt
1 Prise Salz • 1 Prise frisch gemahlener schwarzer
Pfeffer • 350 g Mozzarella, geraffelt oder in Scheiben
geschnitten • 10 frische Basilikumblätter • 2 frische
Tomaten, in Scheiben geschnitten und gegrillt
Oregano (nach Wunsch)

---

1 Öl und Knoblauch in eine kleine Schüssel geben und die Pilzkappen auf allen Seiten damit einreiben. Die Pilzkappen mit der Oberseite kreisförmig auf ein gefettetes Backblech legen und mit Salz und Pfeffer würzen.

2 Mozzarella, Basilikum und Tomatenscheiben nacheinander darüberlegen und nach Wunsch mit Oregano bestreuen.

3 Im Backofen etwa 3 Minuten bei 230 °C (Gasherd Stufe 8) backen, bis der Mozzarella zerlaufen ist.

Nährwertangaben Pro Portion: 549 Kalorien, 36 g Eiweiß, 14 g Kohlenhydrate, 40 g Fett, 23 g Fett mit vorwiegend gesättigten Fettsäuren, 651 mg Natrium, 133 mg Cholesterin, 3 g Ballaststoffe

Tomatensuppe

2 Portionen

*1 kleine Zwiebel, zerkleinert • 50 g Champignons,
in Scheiben geschnitten • 80 g Schinken, gewürfelt
¼ Teelöffel kalt gepresstes Olivenöl (extra vergine)
1 Knoblauchzehe, fein zerkleinert • ⅛ Teelöffel
süßes Paprikapulver • 1 Prise Piment
425 ml Hühnerbrühe • 1 Dose (400 g) Kichererbsen
3 ganze Tomaten, gehäutet*

---

1 Zwiebeln, Pilze, Schinken, Öl, Knoblauch, Paprika und Piment in einen großen Topf geben und 1 Minute lang anbraten.

2 Hühnerbrühe, Kichererbsen und Tomaten dazugeben und zugedeckt 15 Minuten lang köcheln lassen. Die Suppe in einem Mixer pürieren.

Nährwertangaben Pro Portion: 404 Kalorien, 29 g Eiweiß, 58 g Kohlenhydrate, 7 g Fett, 2 g Fett mit vorwiegend gesättigten Fettsäuren, 1341 mg Natrium, 25 mg Cholesterin, 12 g Ballaststoffe

ABENDESSEN

•••

Hähnchenbrust mit Gemüse

4 Portionen

3 Esslöffel Rapsöl • 200 g gegarte Hähnchenbrust,
schräg in 3 mm dicke Scheiben geschnitten
300 g Mischgemüse (Brokkoli, grüne Bohnen,
roter Gemüsepaprika und Champignons)
2 Esslöffel Wasser • 2 Esslöffel Sojasauce
300 g frischer Spinat

---

1 Eine große Bratpfanne oder einen Wok auf großer Flamme heiß werden lassen. 1 ½ Esslöffel Öl dazugeben und vorsichtig in der Pfanne schwenken, bis sich das Öl gut verteilt hat. Öl heiß werden lassen (es darf aber nicht verbrennen).

2 Hähnchenbrustscheiben dazugeben, unter Rühren 2 Minuten anbraten und danach aus der Pfanne nehmen. Das restliche Öl in die Pfanne geben und erhitzen.

3 Das Mischgemüse dazugeben und unter Rühren etwa 4 Minuten anbraten, bis auch die größeren Gemüsestücke gar sind. Das angebratene Hähnchenfleisch wieder in die Pfanne geben, das Wasser und die Sojasauce hinzugießen und das Ganze weitere 2 Minuten lang unter Rühren garen lassen.

4 Danach den Spinat dazugeben, die Pfanne abdecken und bei mittlerer Hitze zwei Minuten dünsten lassen. Spinat mit einer Zange in der Pfanne wenden, damit er gleichmäßig heiß wird und bei geschlossenem Deckel weitere 2 Minuten garen.

5 Hähnchen und Gemüse mit einem Bratenwender aus der Pfanne nehmen. Die verbleibende Flüssigkeit in kleine Schüsseln geben und als Sauce oder Dip servieren.

Nährwertangaben Pro Portion: 232 Kalorien, 23 g Eiweiß, 7 g Kohlenhydrate, 13 g Fett, 2 g Fett mit vorwiegend gesättigten Fettsäuren, 616 mg Natrium, 48 mg Cholesterin, 4 g Ballaststoffe

Hähnchenstreifen in Weißweinsauce

4 Portionen

4 Esslöffel kalt gepresstes Olivenöl (extra vergine)
1 Knoblauchzehe, zerdrückt • 3 Stück Hähnchenbrust,
ohne Haut und Knochen, in Streifen geschnitten
1/8 Teelöffel Salz • 1/4 Teelöffel grob gemahlener
schwarzer Pfeffer • 100 ml trockener Weißwein
3 mittelgroße Tomaten, in Scheiben geschnitten

---

1 Öl und Knoblauch in einer mittelgroßen Bratpfanne bei mittlerer Hitze heiß werden lassen. Das mit Salz und Pfeffer bestreute Fleisch in die Pfanne geben und 7–10 Minuten braten. Mit Weißwein ablöschen und weitere 2 Minuten köcheln lassen.

2 Die Hähnchenstreifen auf einem Teller anrichten. Die Tomaten in der Pfanne dünsten und danach auf das Fleisch geben. Bratensaft aus der Pfanne darübergießen.

Nährwertangaben Pro Portion: 190 Kalorien, 6 g Eiweiß, 5 g Kohlenhydrate, 15 g Fett, 2 g Fett mit vorwiegend gesättigten Fettsäuren, 117 mg Natrium, 12 mg Cholesterin, 1 g Ballaststoffe

Hähnchenbrust in Kräutermarinade

6 Portionen

6 Stück Hähnchenbrust (ohne Haut und Knochen)
100 ml Weißwein • 2 Esslöffel Rapsöl oder kalt
gepresstes Olivenöl (extra vergine) • 1 Esslöffel
Weißweinessig • 2 Teelöffel Basilikum, getrocknet
1 Teelöffel Oregano oder Estragon, getrocknet
½ Teelöffel Zwiebelpulver • 2 Knoblauchzehen,
fein zerkleinert

---

1 Fleisch in einen verschließbaren Frischhaltebeutel geben. Wein, Öl, Essig, Basilikum, Oregano oder Estragon, Zwiebelpulver und Knoblauch dazugeben. Den Beutel dicht verschließen und auf alle Seiten drehen, damit das Fleisch mariniert wird. Den Beutel danach 5–24 Stunden lang in den Kühlschrank legen und gelegentlich wenden.

2 Das Fleisch aus dem Beutel nehmen und die Marinade auffangen. Auf einen nicht vorgeheizten Grillrost legen und mit der Marinade bestreichen. Das Fleisch auf einer Seite etwa 20 Minuten mit ca. 10–12 cm Abstand vom Feuer grillen, bis es leicht gebräunt ist. Zwischendurch immer wieder Marinade auftragen. Danach wenden und weitere 5–10 Minuten grillen, bis das Fleisch gar ist.

Nährwertangaben Pro Portion: 185 Kalorien, 26 g Eiweiß, 1 g Kohlenhydrate, 6 g Fett, 1 g Fett mit vorwiegend gesättigten Fettsäuren, 75 mg Natrium, 66 mg Cholesterin, 0 g Ballaststoffe

Salsa-Hähnchen

4 Portionen

---

8 Hände voll fein zerpflückte Eisbergsalatblätter
3 Esslöffel Chilipulver • 1 Teelöffel gemahlener
Kreuzkümmel • 450 g Hähnchenbrust (ohne Haut und
Knochen), in 2,5 cm große Stücke geschnitten
2 große Eiweiß • 2 Esslöffel kalt gepresstes Olivenöl
(extra vergine) • 200 g stückige Tomatensalsa
100 g saure Sahne (fettreduziert) • Korianderzweige

Salat auf vier Teller verteilen, abdecken und beiseite stellen. Chili und Kreuzkümmel in einer großen Schüssel vermischen und das Fleisch darin wälzen. Herausnehmen und das überschüssige Würzpulver abschütteln. In Eiweiß tauchen und erneut im Würzgemisch wälzen. Öl in einer großen Pfanne bei mittlerer Hitze heiß werden lassen, das Hähnchenfleisch dazugeben und unter ständigem Rühren anbraten, bis es in der Mitte nicht mehr rosa ist (etwa 5–7 Minuten). Aus der Pfanne nehmen und warm stellen. Tomatensalsa in die Pfanne gießen und bei mittlerer Hitze unter Rühren erhitzen, bis die Sauce leicht angedickt ist. Das Fleisch auf dem Salat anrichten, mit der Tomatensalsa übergießen und einen Klecks saure Sahne daraufgeben. Mit Koriander garnieren.

Nährwertangaben Pro Portion: 226 Kalorien, 32 g Eiweiß, 12 g Kohlenhydrate, 10 g Fett, 2 g Fett mit vorwiegend gesättigten Fettsäuren, 457 mg Natrium, 66 mg Cholesterin, 5 g Ballaststoffe

Asia-Hähnchenstreifen in Grillfolie

4 Portionen

*70 ml trockener Sherry oder Wermut • 3 Esslöffel
Sojasauce (salzarm) • 2 Teelöffel Sesamöl
60 g Frühlingszwiebeln, fein zerkleinert
1 Teelöffel Ingwer, frisch gerieben • 1 Teelöffel Knoblauch,
fein zerkleinert • 4 Stück Hähnchenbrust
(ohne Haut und Knochen), in 1 cm große Streifen
geschnitten • 1 roter Gemüsepaprika, in Scheiben
300 g Zuckererbsen • 300 g Brokkoli-Röschen
1 kleine Dose Wasserkastanien (150 g)*

———————————

Backröhre auf 230 °C (Gasherd Stufe 8) bzw. Elektrogrill auf mittlerer Stufe vorheizen. Sherry oder Wermut, Sojasauce, Öl, Zwiebeln, Ingwer und Knoblauch in einer kleinen Schüssel vermischen. Fleisch, Paprika, Erbsen, Brokkoli und Wasserkastanien dazugeben und gut unterheben. Vier 30 x 45 cm große Stücke aus reißfester Aluminiumfolie zurechtschneiden und jeweils ein Viertel des Fleischgemisches in die Mitte geben. Die Ecken der Folienstücke nach oben falten und fest zu einem Päckchen verschließen. Die Folienpäckchen auf einem Backblech 15–18 Minuten im Ofen backen bzw. 12–14 Minuten auf einem abgedeckten Grill garen.

Nährwertangaben Pro Portion: 244 Kalorien, 32 g Eiweiß, 16 g Kohlenhydrate, 4 g Fett, 1 g Fett mit vorwiegend gesättigten Fettsäuren, 855 mg Natrium, 66 mg Cholesterin, 7 g Ballaststoffe

Pfannensteak mit Zwiebeln

4 Portionen

1 Esslöffel kalt gepresstes Olivenöl (extra vergine)
2 Esslöffel Balsamico-Essig • 1 Esslöffel Worcestersauce
1 Esslöffel Dijonsenf • 2 Knoblauchzehen, fein zerkleinert
450 g Rumpsteak • 1 Esslöffel zerstoßener schwarzer Pfeffer
1/2 Teelöffel Salz • 225 ml entfettete Hühnerbrühe
1 mittelgroße Zwiebel, in 6 mm dicke Ringe geschnitten

Öl, Essig, Worcestersauce, Senf und Knoblauch in einem Behälter (kein Aluminium) vermischen und das Steak darin einlegen. Abgedeckt 30 Minuten oder über Nacht kalt stellen und das Steak zwischendurch wenden. Eine beschichtete, leicht mit Öl gefettete Pfanne bei mittlerer Hitze heiß werden lassen. Das Steak salzen und pfeffern und auf beiden Seiten jeweils 2 Minuten anbraten. Die Hälfte der Brühe dazugießen und das Fleisch auf beiden Seiten weitere 5–6 Minuten garen, bis es halb durchgebraten ist. Danach herausnehmen und warm halten. Die Zwiebelringe in derselben Pfanne bei mittlerer Hitze goldbraun rösten (ca. 4–5 Minuten je Seite) und bei Bedarf die restliche Hühnerbrühe dazugießen, damit die Zwiebeln nicht anbacken. Das Steak quer zur Faser in dünne Scheiben schneiden und mit den Zwiebelringen servieren.

Nährwertangaben Pro Portion: 239 Kalorien, 24 g Eiweiß, 7 g Kohlenhydrate, 12 g Fett, 4 g Fett mit vorwiegend gesättigten Fettsäuren, 580 mg Natrium, 55 mg Cholesterin, 1 g Ballaststoffe

Putenhackbraten

8 Portionen

---

1 Dose (145 g) ungesalzenes Tomatenmark
110 ml trockener Rotwein • 110 ml Wasser
1 Knoblauchzehe, fein zerkleinert • 1/2 Teelöffel
getrocknetes Basilikum • 1/4 Teelöffel getrocknetes Oregano
1/4 Teelöffel Salz • 450 g Hackfleisch von der Putenbrust
100 g Haferflocken • 1 Ei • 50 g Zucchini, geraspelt

Den Backofen auf 180 °C vorheizen (Gasherd Stufe 6). Tomatenmark, Wein, Wasser, Knoblauch, Basilikum, Oregano und Salz in einem kleinen Topf verrühren, zum Kochen bringen und danach 15 Minuten unbedeckt bei schwacher Hitze köcheln lassen. Topf vom Herd nehmen. Putenfleisch, Haferflocken, Ei und Zucchini mit einem Drittel der Tomatensauce in einer großen Schüssel gut vermischen. Die entstandene Masse zu einem Laib formen und in eine ungefettete 20 x 10 cm große Form setzen. Das Fleisch 45 Minuten lang im Ofen braten und die entstandene Bratenflüssigkeit abgießen. Den Braten mit der Hälfte der restlichen Tomatensauce übergießen und weitere 15 Minuten backen. Den fertigen Hackbraten auf eine Platte setzen und vor dem Aufschneiden 10 Minuten abkühlen lassen. Mit der übrigen Tomatensauce servieren.

Nährwertangaben Pro Portion: 188 Kalorien, 12 g Eiweiß, 12 g Kohlenhydrate, 10 g Fett, 3 g Fett mit vorwiegend gesättigten Fettsäuren, 244 mg Natrium, 39 mg Cholesterin, 2 g Ballaststoffe

Aus der Speisekarte des Restaurants

BLUE DOOR AT DELANO

1685 Collins Avenue, Miami Beach
Küchenchefin: Elizabeth Barlow

Das »Blue Door« befindet sich im Delano Hotel, einer der tollsten Adressen in Miami Beach. Es wurde von dem Magazin »Esquire« für das Jahr 1998 als eines der besten neuen Restaurants Amerikas nominiert. Im schicken Art-déco-Ambiente verwöhnen Küchenchefin Elizabeth Barlow und ihr Mitarbeiter Claude Troisgros ihre Gäste mit neuzeitlichen, tropisch beeinflussten Gerichten der französischen Küche.

Kalb mit Tomaten-Senf-Sauce*

(Abendessen für Phase II)
4 Portionen

4 mittelgroße Schalotten, fein zerkleinert
2 Knoblauchzehen, fein zerkleinert • 3 Teelöffel Butter
2 Teelöffel Dijonsenf • 2 Teelöffel Balsamico-Essig
1 Liter Kalbsbrühe oder Rinderbouillon
4 kleine Strauchtomaten, gehäutet, entkernt und
in mittelgroße Würfel geschnitten • 30 g Senfkörner
4 Kalbkoteletts (Fettränder abschneiden) • Salz
Schwarzer Pfeffer, frisch gemahlen • 50 ml Olivenöl
4 frische Rosmarinzweige, 10 Sekunden angeröstet
4 Knoblauchzehen

1 Die Hälfte der Schalotten und den Knoblauch mit einem Teelöffel Butter bei mittlerer Hitze etwa 20–30 Sekunden glasig dünsten. Senf und Essig dazugeben und ca. 1 Minute köcheln lassen, bis der Essig fast verdunstet ist. Die Brühe dazugießen und bis auf die Hälfte (ca. 600 ml) einkochen lassen.

2 Die Tomaten mit den restlichen Schalotten etwa 1½ Minuten in 2 Teelöffeln Butter dünsten. Die Senfkörner dazugeben. Die eingekochte Brühe durch ein Sieb gießen und zu den gedünsteten Tomaten geben. Mit Salz und Pfeffer abschmecken.

3 Die Kalbkoteletts mit Salz und Pfeffer würzen und in einer Pfanne mit Olivenöl auf jeder Seite ca. 1½ Minuten anbraten, sodass sie eine goldbraune Kruste erhalten.

4 Das Fleisch danach bei 180 °C (Gasherd Stufe 6) etwa 8–12 Minuten im Backofen gar werden lassen, aus dem Ofen nehmen und anschließend noch 3–4 Minuten durchziehen lassen.

5 Jeweils ein Kalbskotelett in die Mitte eines Tellers legen, etwas von der Sauce dazugeben und mit einem Rosmarinzweig und einer gerösteten Knoblauchzehe garnieren.

Nährwertangaben Pro Portion: 340 Kalorien, 19 g Eiweiß, 13 g Kohlenhydrate, 24 g Fett, 5 g Fett mit vorwiegend gesättigten Fettsäuren, 958 mg Natrium, 56 mg Cholesterin, 2 g Ballaststoffe

TUSCAN STEAK

431 Washington Avenue, Miami Beach
Küchenchef: Michael Wagner

Gegrillter Gelbflossenthunfisch mit Salat aus weißen Bohnen*

(Abendessen für Phase II)
4 Portionen

175 g Gelbflossenthunfisch (Sushi-Qualität)
Salz • Schwarzer Pfeffer, zerstoßen • 1/4 Teelöffel
Knoblauch, zerdrückt • Saft einer halben Zitrone
50 ml Olivenöl • 50 ml Wasser • 1 Teelöffel
frisches Basilikum, gehackt • 1/2 Esslöffel
getrockneter Oregano • 350 g weiße Bohnen,
gegart • 1 Teelöffel glatte Petersilie,
fein gehackt

---

1 Thunfisch mit Salz und Pfeffer würzen, auf beiden Seiten jeweils 30–45 Sekunden grillen und danach abkühlen lassen.

2 Knoblauch, Zitronensaft, Olivenöl, Wasser, Basilikum und Oregano und die Bohnen in einer kalten Schüssel vermischen und 3 Stunden lang im Kühlschrank durchziehen lassen.

3 Salat vor dem Servieren auf Zimmertemperatur erwärmen lassen und mittig auf Tellern portionieren.

4 Den Thunfisch in dünne Scheiben schneiden und auf dem Bohnensalat anrichten. Mit der gehackten Petersilie garnieren.

Nährwertangaben Pro Portion: 299 Kalorien, 18 g Eiweiß, 23 g Kohlenhydrate, 15 g Fett, 2 g Fett mit vorwiegend gesättigten Fettsäuren, 19 mg Natrium, 19 mg Cholesterin, 10 g Ballaststoffe

JOE'S STONE CRAB

11 Washington Avenue, Miami Beach
Küchenchef: André Bienvenue

Garnelen mit Louis-Dressing*

(Mittagessen oder Abendessen für Phase II;
für Phase I ohne Erbsen)
2 Portionen

Garnelen

350 g Garnelen, klein oder mittelgroß • Salz
Saft einer kleinen Limette • Salatblätter
100 g junge Erbsen aus der Dose
(Flüssigkeit abgießen) • 1 große reife Tomate,
entkernt und in Scheiben geschnitten • 2 Eier,
hart gekocht • 2 Zitronen, halbiert • 4 reife
schwarze Oliven • 4 dünne Ringe vom
grünen Gemüsepaprika

Louis-Dressing

100 g Mayonnaise • 2 Esslöffel Chili-Sauce
1 Esslöffel geriebene Zwiebel • 1 Esslöffel frische
Petersilie, gehackt • Salz • Pfeffer • 1 Esslöffel
extrafette Sahne (etwas mehr bereithalten,
um die Sauce gegebenenfalls zu verdünnen)
¼ Teelöffel Worcestersauce (nach Geschmack
auch mehr) • Einige Tropfen Tabasco

1 Zubereitung der Garnelen: Wasser mit dem Limettensaft und etwas Salz zum Kochen bringen und die Garnelen darin etwa 1–2 Minuten garen, bis sie eine rosa Färbung annehmen. Wasser abgießen, Garnelen etwas abkühlen lassen und danach die Schalen und die schwarzen Darmfäden entfernen. Garnelen in einer mit Frischhaltefolie abgedeckten Schüssel kühl stellen.

2 Die Salatblätter auf zwei großen Tellern anrichten (besonders dekorativ sind ovale Platten). Auf einer Seite jeweils ein Häufchen Garnelen und auf der anderen ein Häufchen Erbsen platzieren. Die Tomatenscheiben, Paprikaringe und geviertelten Eier jeweils abwechselnd um den Tellerrand legen. Die Zitronenhälften kommen jeweils an den unteren Tellerrand und je 2 Oliven an Ober- und Unterseite. Bis zum Servieren kühl stellen.

3 Zubereitung des Dressings: Mayonnaise, Chili-Sauce, Zwiebel, Petersilie, Salz, Pfeffer, Sahne, Worcestersauce und Tabasco gut verrühren. Bis zum Servieren abgedeckt kalt stellen. Falls die Sauce zu dickflüssig ist, etwas Sahne unterrühren. Das Dressing extra servieren.

Das Dressing passt auch zu anderen kalten Meeresfrüchten. Da es viel Mayonnaise enthält, ist es zwar als Dip geeignet, sollte aber nicht in großen Mengen verzehrt werden!

Nährwertangaben Pro Portion: 867 Kalorien, 46 g Eiweiß, 40 g Kohlenhydrate, 58 g Fett, 10 g Fett mit vorwiegend gesättigten Fettsäuren, 1493 mg Natrium, 500 mg Cholesterin, 7 g Ballaststoffe

Lachsfilet mit Spinatfüllung

4 Portionen

4 Lachsfilets (ca. 150 g pro Stück) • 1 Prise Salz
1 Prise schwarzer Pfeffer, frisch gemahlen
300 g junger Spinat, grob gehackt • 2 Esslöffel Pesto
(gebrauchsfertig) • 1 Esslöffel getrocknete Tomaten
(trocken verpackt), klein geschnitten • 1 Esslöffel
Pinienkerne • Backmargarine, fettarm

---

1 Backofen auf 200 °C (Gasherd Stufe 6) vorheizen. Jedes Lachsfilet an einer Seite etwa zwei Drittel weit einschneiden (nicht ganz durchschneiden) und mit Salz und Pfeffer würzen.

2 Spinat, Pesto, Tomaten und Pinienkerne in einer Schüssel vermischen und jeweils ein Viertel der Mischung in die Öffnung der Lachsfilets füllen.

3 Die Filets auf einen gefetteten Grillrost legen und 8–10 Minuten im Backofen grillen, bis die Spinatfüllung gut erhitzt ist.

Nährwertangaben Pro Portion: 329 Kalorien, 32 g Eiweiß, 4 g Kohlenhydrate, 20 g Fett, 4 g Fett mit vorwiegend gesättigten Fettsäuren, 213 mg Natrium, 86 mg Cholesterin, 3 g Ballaststoffe

Gegrillte Seezunge in Sahnesauce

4 Portionen

*3 Esslöffel fettarme Margarine oder etwas
Olivenöl • 100 ml Worcestersauce • 150 ml
fettfreie Kaffeesahne • 4 Seezungenfilets*

---

1 Margarine in einen mittelgroßen Topf geben, die Worcestersauce unterschlagen, zum Kochen bringen und die Sauce leicht einkochen lassen. Die Kaffeesahne unterrühren und das Ganze warm stellen.

2 Unterdessen den Grill vorheizen und die Fischfilets auf einen nicht erhitzten Grillrost legen. Die Filets 2–6 Minuten mit 10–15 cm Abstand vom Feuer grillen, bis sie gar sind. Filets auf einer Platte anrichten und mit der Sauce übergießen.

Nährwertangaben Pro Portion: 262 Kalorien, 27 g Eiweiß, 12 g Kohlenhydrate, 11 g Fett, 3 g Fett mit vorwiegend gesättigten Fettsäuren, 860 mg Natrium, 76 mg Cholesterin, 0 g Ballaststoffe

Kabeljau en papillote

2 Portionen

*2 Kabeljausteaks, 2,5 cm dick (à 600 g) • 2 Esslöffel
Zitronensaft • 100 g Champignons, in dünne Scheiben
geschnitten • ¹/₂ kleine Zucchini, in feine Streifen
geschnitten • ¹/₂ kleiner roter Gemüsepaprika,
in feine Streifen geschnitten • ¹/₂ kleine Zwiebel,
in dünne Scheiben geschnitten • 2 Esslöffel fettarme
Margarine • ¹/₄ Teelöffel getrockneter Estragon
1 Prise frisch gemahlener schwarzer Pfeffer*

Aus Backpapier zwei 60 cm lange Stücke schneiden und
zu einem 30 cm großen Quadrat zusammenfalten. Wieder
aufklappen und jeweils 1 Kabeljausteak auf eine Hälfte legen. Fisch mit der Hälfte des Zitronensafts beträufeln, mit
den Pilzen, Paprika- und Zucchinistreifen sowie Zwiebelringen belegen und jeweils mit der Hälfte der Margarine
betupfen. Das Backpapier darüberklappen und an den
Rändern zusammenfalten. In eine mikrowellenfeste Form
(32 x 22 x 5 cm) legen. In der Mikrowelle 6 Minuten auf
höchster Stufe garen und dabei die Form nach 3 Minuten
um 180 Grad drehen. Jedes Päckchen mit einer Schere
überkreuz einschneiden und aufreißen. Mit Estragon und
Pfeffer bestreuen.

Nährwertangaben Pro Portion: 370 Kalorien, 56 g Eiweiß, 7 g Kohlenhydrate, 12 g Fett, 2 g Fett mit vorwiegend gesättigten Fettsäuren, 260 mg Natrium, 130 mg
Cholesterin, 2 g Ballaststoffe

Italienischer Spaghetti-Kürbis

4 Portionen

1 kg Spaghetti-Kürbis • 2 Esslöffel Olivenöl mit Zitrone
1 mittelgroße rote Zwiebel, in dünne Scheiben geschnitten
1 Zucchini (200 g), in 1 cm große Würfel geschnitten
4 mittelgroße Tomaten, gewürfelt • ¼ Teelöffel Salz
¼ Teelöffel gemahlener Pfeffer • 70 g geriebener Parmesan-
käse (nach Wunsch) • 1 kleine Zitrone, in Scheiben

Den Kürbis längs halbieren und entkernen. Die Kürbis-
hälften mit der Schnittfläche nach unten in eine gläserne
Backform legen und 50 ml Wasser zugießen. Abdecken
und 8–10 Minuten auf höchster Stufe in der Mikrowelle
garen, leicht abkühlen lassen. Unterdessen 1 Esslöffel Öl
in einer Pfanne erhitzen und die Zwiebel bei mittlerer
Hitze etwa 3 Minuten glasig dünsten. Die Zucchiniwürfel
dazugeben und 4–5 Minuten leicht anbräunen. Tomaten,
Salz und Pfeffer untermischen und bei geringer Hitze 10
Minuten köcheln lassen. Fruchtfleisch mit einer Gabel
herausschaben und in einer Schüssel mit dem restlichen
Öl vermischen. Die Kürbisstreifen auf 4 Teller häufen und
die Gemüsemischung rundherum verteilen. Auf Wunsch
mit etwas Öl beträufeln und mit Parmesan bestreuen. Mit
Zitronenscheiben garnieren.

Nährwertangaben Pro Portion: 190 Kalorien, 5 g Eiweiß,
28 g Kohlenhydrate, 9 g Fett, 1 g Fett mit vorwiegend gesättigten Fettsäuren, 199 mg Natrium, 0 mg Cholesterin,
6 g Ballaststoffe

Gebackene Tomaten mit Basilikum und Parmesan

6 Portionen

6 Fleischtomaten (etwa 700 g), halbiert
3 Esslöffel frische Kräuter (Basilikum, Petersilie,
Majoran), fein gehackt • 50 g Semmelbrösel
70 g Parmesan, gerieben • 2 Knoblauchzehen,
fein gehackt • 1 Prise Salz • 1 Prise schwarzer
Pfeffer, frisch gemahlen • 3 Esslöffel kalt
gepresstes Olivenöl (extra vergine)

---

1 Backofen auf 180 °C (Gasherd Stufe 4) vorheizen. Die Tomatenhälften mit der Schnittseite nach oben auf ein beschichtetes Backblech legen.

2 Kräuter, Semmelbrösel, Käse, Knoblauch, Salz, Pfeffer und Öl in einer kleinen Schüssel vermischen.

3 Das Gemisch gleichmäßig auf die Tomaten verteilen und im Ofen 30 Minuten lang knusprig backen. Danach sind die Tomaten zwar weich, aber noch immer formstabil.

Nährwertangaben Pro Portion: 132 Kalorien, 4 g Eiweiß, 9 g Kohlenhydrate, 9 g Fett, 2 g Fett mit vorwiegend gesättigten Fettsäuren, 161 mg Natrium, 5 mg Cholesterin, 1 g Ballaststoffe

South-Beach-Salat

6 Portionen

Vinaigrette

3 Esslöffel kalt gepresstes Olivenöl (extra vergine)
3 Esslöffel Pflanzenöl • 3 Esslöffel Weinessig
1/2 Teelöffel Dijonsenf • 1/2 Teelöffel Salz
1/2 Teelöffel frisch gemahlener schwarzer Pfeffer

Salat

1 Dose (400 g) Palmherzen (abtropfen lassen und
in Scheiben schneiden) • 50 g grüner Gemüsepaprika,
klein geschnitten • 1 Dose (400 g) Artischockenherzen
(abtropfen lassen und vierteln) • 50 g roter
Gemüsepaprika, klein geschnitten • 10 Oliven mit
Paprikafüllung, halbiert • 1 Kopfsalat • 2 hart
gekochte Eier, geviertelt • 12 Kirschtomaten, halbiert

---

1 **Zubereitung der Vinaigrette:** Olivenöl, Pflanzenöl, Essig, Senf, Salz und Pfeffer in ein Gefäß mit Schraubdeckel füllen. Den Deckel schließen und das Ganze durch kräftiges Schütteln vermischen.

2 **Zubereitung des Salats:** Palmherzen, grüner und roter Paprika, Artischockenherzen und Oliven in einer Schüssel vermischen, die Vinaigrette gut unterheben und mindestens 1 Stunde lang in den Kühlschrank stellen. Zum Servieren den Salat auf einem Bett aus Salatblättern anrichten und mit den Eiern und Kirschtomaten garnieren.

Nährwertangaben Pro Portion: 226 Kalorien, 7 g Eiweiß, 15 g Kohlenhydrate, 17 g Fett, 2 g Fett mit vorwiegend gesättigten Fettsäuren, 710 mg Natrium, 71 mg Cholesterin, 6 g Ballaststoffe

Gegrillte Hähnchenstreifen mit Zaziki
4 Portionen

Hähnchen
30 ml kalt gepresstes Olivenöl (extra vergine)
2 Teelöffel frischer Zitronensaft • 1 Teelöffel Oregano
1/4 Teelöffel Meersalz • 1 Teelöffel schwarzer Pfeffer,
zerstoßen • 4 Stück Hähnchenbrust (ohne Haut und
Knochen)

Zaziki
200 g Magerjoghurt, natur • 70 g Gurke, geschält,
entkernt und gewürfelt • 3/4 Teelöffel Knoblauch, fein
zerkleinert • 1 Esslöffel kalt gepresstes Olivenöl (extra
vergine) • 1 Esslöffel Weißweinessig • 2 Esslöffel frischer
Dill, gehackt • 2 Esslöffel frische Minze • 1/4 Teelöffel
Meersalz • 4 Hände voll Eisbergsalat, zerkleinert
1 Fleischtomate (150 g), klein geschnitten

---

1 **Zubereitung des Hähnchenfleisches:** Öl, Zitronensaft, Oregano, Salz und Pfeffer in einer flachen Schüssel vermischen, die Hähnchenbrust dazugeben und 2–3 Stunden in den Kühlschrank stellen. Danach die Marinade abgießen und das Fleisch auf dem Grill oder im Back-ofen braten, bis ein an der dicksten Stelle eingeführtes Thermometer 71°C anzeigt und klarer Fleischsaft austritt. Hähnchen anschließend im Kühlschrank erkalten lassen.

2 Zubereitung des Zaziki: Joghurt, Gurke, Knoblauch, Öl, Essig, Dill, Minze und Salz mit einem Handrührgerät oder in einem Mixer gut verrühren und im Kühlschrank erkalten lassen.

3 Die Hähnchenbrust in feine Streifen schneiden und auf dem Eisbergsalat anrichten. Die Tomatenstücke darüber-geben und mit dem Zaziki servieren.

Nährwertangaben Pro Portion: 281 Kalorien, 30 g Ei-weiß, 10 g Kohlenhydrate, 14 g Fett, 2 g Fett mit vorwie-gend gesättigten Fettsäuren, 355 mg Natrium, 67 mg Cholesterin, 1 g Ballaststoffe

Gemüse in Aspik

6 Portionen

1 Päckchen Gelatine, geschmacksneutral
110 ml + 280 ml Wasser • 50 g Zuckeraustauschstoff
50 ml Weißweinessig • 1/2 Teelöffel Salz
50 g Weißkohl, klein geschnitten • 75 g Sellerie,
klein geschnitten • 1 roter Spanischer Pfeffer,
klein geschnitten

---

1 Die Gelatine in einem Topf mit 110 ml Wasser aufweichen und bei schwacher Hitze unter Rühren auflösen. Topf vom Herd nehmen, das restliche Wasser, Zuckeraustauschstoff, Essig und Salz unterrühren. Kalt stellen, bis die Mischung die Konsistenz von rohem ungeschlagenem Eiweiß angenommen hat.

2 Kohl, Sellerie und Gewürzpaprika unterheben und die Mischung in eine 850 ml große Form oder 6 einzelne Förmchen füllen und im Kühlschrank fest werden lassen.

Nährwertangaben Pro Portion: 44 Kalorien, 2 g Eiweiß, 9 g Kohlenhydrate, 0 g Fett, 0 g Fett mit vorwiegend gesättigten Fettsäuren, 219 mg Natrium, 0 mg Cholesterin, 1 g Ballaststoffe

MACALUSO'S

1747 Alton Road, Miami Beach
Küchenchef/Inhaber: Michael D'Andrea

Macaluso's – das einzige Restaurant in Südflorida, in dem italienische Speisen nach Hausmacherart von Staten Island (New York) serviert werden.

Salat Macaluso*

(Mittagessen für Phase II)

2 Portionen

2–3 Salatherzen (Römischer Salat), in 2,5 cm große Stücke geschnitten • 1 rote Paprikafrucht, in 2,5 cm große Stücke geschnitten • 1 Gurke, in feine Scheiben geschnitten • 1 mittelgroße Tomate, in Achtel geschnitten • 30 g rote Zwiebel, dünne Scheiben in 2,5 cm lange Stücke geschnitten 50 ml kalt gepresstes Olivenöl (extra vergine) 50 ml Rotweinessig (beste Qualität) • 3 Teelöffel Pecorino-Käse • Salz • Schwarzer Pfeffer, frisch gemahlen 50 g Kichererbsen aus der Dose

————————————

1 Salatherzen, Paprika, Gurke, Tomate und Zwiebeln in einer Salatschüssel vermischen.

2 Olivenöl, Rotweinessig, Käse, Salz und Pfeffer in ein dichtes Glas mit Schraubverschluss füllen. Glas gut verschließen und kräftig schütteln. Das Dressing über den Salat gießen, die abgetropften Kichererbsen dazugeben und gut unterheben.

Nährwertangaben Pro Portion: 389 Kalorien, 9 g Eiweiß, 25 g Kohlenhydrate, 30 g Fett, 5 g Fett mit vorwiegend gesättigten Fettsäuren, 153 mg Natrium, 3 mg Cholesterin, 9 g Ballaststoffe

Salat mit weißem Spargel

4 Portionen

*1 Teelöffel frischer Estragon, gehackt • 100 g Tomaten,
entkernt und fein gehackt • 70 ml kalt gepresstes
Olivenöl (extra vergine) • 1 Knoblauchzehe, fein gehackt
2 Esslöffel Weißweinessig • Salatblätter
1 Dose/Glas weiße Spargelspitzen (350 g),
Flüssigkeit abgießen*

Estragon, Tomaten, Öl, Knoblauch und Essig in einer kleinen Schüssel verrühren. Die Salatblätter auf einzelnen Tellern anrichten, jeweils mit 4–6 Spargelspitzen belegen und etwa 3 Esslöffel der Vinaigrette über den Spargel geben.

Nährwertangaben Pro Portion: 193 Kalorien, 2 g Eiweiß, 5 g Kohlenhydrate, 19 g Fett, 3 g Fett mit vorwiegend gesättigten Fettsäuren, 247 mg Natrium, 0 mg Cholesterin, 2 g Ballaststoffe

Zucchinistreifen mit Dill

4 Portionen

*4 mittelgroße Zucchini (etwa 700 g), längs in schmale
Streifen geschnitten • 2 Esslöffel geriebener Parmesan
2 Esslöffel frischer Dill, gehackt • 1 Esslöffel kalt
gepresstes Olivenöl (extra vergine)
1 Teelöffel getrocknete Chiliflocken/Peperoniflocken*

---

1 Wasser in einem Topf zum Kochen bringen. Die Zucchinistreifen dazugeben, 30–60 Sekunden bissfest garen und danach das Wasser abgießen.

2 Die Zucchinistreifen in eine Servierschüssel geben. Käse, Dill, Öl und Chiliflocken vorsichtig unterheben, bis alles gut verteilt ist.

Nährwertangaben Pro Portion: 68 Kalorien, 3 g Eiweiß, 5 g Kohlenhydrate, 5 g Fett, 1 g Fett mit vorwiegend gesättigten Fettsäuren, 52 mg Natrium, 2 mg Cholesterin, 2 g Ballaststoffe

Gemüsepfanne

4 Portionen

---

1 mittelgroße Zucchini, in mundgerechte Stücke zerteilt • 1 mittelgroßer Gartenkürbis, in mundgerechte Stücke zerteilt • 1 mittelgroße rote Paprikafrucht, in mundgerechte Stücke zerteilt 1 mittelgroße gelbe Paprikafrucht, in mundgerechte Stücke zerteilt • 450 g frischer grüner Spargel, in mundgerechte Stücke zerteilt • 4 Esslöffel Olivenöl 1 Teelöffel Salz • ½ Teelöffel frisch gemahlener schwarzer Pfeffer

---

1 Backofen auf 230 °C vorheizen. Das Gemüse in eine große Bratpfanne geben. Olivenöl, Salz und Pfeffer gut untermischen.

2 Das Gemüse flach in der Pfanne verteilen und unter gelegentlichem Umrühren 30 Minuten lang im Backofen bissfest garen und leicht anbräunen lassen.

Nährwertangaben Pro Portion: 169 Kalorien, 5 g Eiweiß, 15 g Kohlenhydrate, 11 g Fett, 2 g Fett mit vorwiegend gesättigten Fettsäuren, 590 mg Natrium, 0 mg Cholesterin, 5 g Ballaststoffe

Baba Ghannouj

1 Portion

1 mittelgroße Aubergine • 1 Knoblauchzehe,
fein zerkleinert • 1 Esslöffel Tahini (Sesampaste)
⅛ Teelöffel gemahlener Kreuzkümmel
Verschiedene rohe Gemüse

1 Grill vorheizen. Die Aubergine quer in 1 cm dicke Scheiben schneiden. Die Scheiben auf ein Backblech legen und mit 7 cm Abstand vom Feuer grillen, bis sie weich sind und sich auf der Oberfläche Wassertropfen bilden. Scheiben abkühlen lassen und Schalen entfernen.

2 Danach die Auberginenscheiben zusammen mit der Sesampaste, dem Knoblauch und Kreuzkümmel in einem Mixer pürieren, im Kühlschrank erkalten lassen und zum Gemüse servieren.

Nährwertangaben Pro Portion: 213 Kalorien, 8 g Eiweiß, 32 g Kohlenhydrate, 9 g Fett, 1 g Fett mit vorwiegend gesättigten Fettsäuren, 20 mg Natrium, 0 mg Cholesterin, 12 g Ballaststoffe

DESSERTS

Erdbeeren im Schokoladenmantel

2 Portionen

2 Stück (je 25 g) dunkle Schokolade, zerkleinert
½ Esslöffel Schlagsahne • 1 Spritzer Mandelextrakt
8 Erdbeeren

---

1 Schokolade und Schlagsahne in eine Schüssel geben und 1 Minute lang auf mittlerer Stufe in der Mikrowelle erhitzen, bis die Schokolade geschmolzen ist. Nach den ersten 30 Sekunden einmal kräftig umrühren. Den Mandelextrakt unterrühren und alles leicht abkühlen lassen.

2 Die Erdbeeren einzeln in die geschmolzene Schokolade tauchen, die überschüssige Schokolade abtropfen lassen.

3 Die Erdbeeren auf ein mit Backpapier ausgelegtes Backblech legen und etwa 15 Minuten in den Kühl- oder Gefrierschrank stellen, bis sich die Schokolade verfestigt hat.

Nährwertangaben Pro Portion: 175 Kalorien, 3 g Eiweiß, 24 g Kohlenhydrate, 9 g Fett, 6 g Fett mit vorwiegend gesättigten Fettsäuren, 1 mg Natrium, 5 mg Cholesterin, 4 g Ballaststoffe

Vanille-Joghurt mit Erdbeeren

1 Portion

100 g Magerjoghurt mit Vanille-Geschmack
100 g klein geschnittene Erdbeeren

Den Joghurt in eine Dessert-Schale füllen, die Erdbeeren unterrühren und sofort servieren.

Nährwertangaben Pro Portion: 85 Kalorien, 4 g Eiweiß, 16 g Kohlenhydrate, 0 g Fett, 0 g Fett mit vorwiegend gesättigten Fettsäuren, 66 mg Natrium, 3 mg Cholesterin, 2 g Ballaststoffe

Pistazien-Schokolade

Ergibt 450 g, etwa 18 Portionen

12 Stückchen dunkle Schokolade
150 g geröstete Pistazien (ohne Schale)

———————————

1 Die Schokolade in eine mikrowellenfeste Schüssel geben und 2 Minuten auf höchster Stufe in der Mikrowelle erhitzen. Dabei nach der ersten Minute umrühren.

2 Danach weiterrühren, bis die Schokolade vollständig geschmolzen ist. Die Pistazien untermischen und die Masse auf ein mit fettdichtem Papier ausgelegtes Backblech geben.

3 Im Kühlschrank 1 Stunde lang fest werden lassen und danach in mundgerechte Stücke brechen.

Nährwertangaben Pro Portion (25 g): 150 Kalorien, 3 g Eiweiß, 16 g Kohlenhydrate, 10 g Fett, 4 g Fett mit vorwiegend gesättigten Fettsäuren, 0 mg Natrium, 0 mg Cholesterin, 2 g Ballaststoffe

Schokoladenbecher

8 Portionen

Becher

*8 Backförmchen aus Papier (passend für eine
Muffin-Backform) • 450 g Halbbitterschokolade,
in Stücken • 1 Esslöffel fettarme Margarine*

Füllung

*2 Päckchen (à 40 g) Vanille-Puddingpulver
ohne Zucker mit Magermilch (nach Angabe
auf der Verpackung zubereiten)
Etwas Kakaopulver zum Bestäuben*

---

1 Die 8 Papierförmchen in die Vertiefungen der Muffin-Backform setzen.

2 Die Schokoladenstücke zusammen mit der Margarine in eine Schüssel geben. Die Schüssel 5 Minuten lang auf einen Topf mit heißem (nicht kochendem) Wasser setzen und gelegentlich umrühren, bis alles geschmolzen ist.

3 Die Schokoladenmischung mit einem Teelöffel vom oberen Rand der Papierförmchen nach unten laufen lassen, sodass das Papier von innen mit der Schokolade ausgekleidet wird.

4 Zum Auskleiden einer Muffin-Form sind etwa 3 Teelöffel Schokolade ausreichend. Die Schokoladenbecher anschließend etwa 30 Minuten lang in den Kühlschrank stellen und fest werden lassen.

5 Den Pudding mit der Milch zubereiten und mit einem Löffel in die verfestigten Schokoladenbecher füllen. Mit Kakaopulver bestreuen.

Nährwertangaben Pro Portion: 99 Kalorien, 2 g Eiweiß, 17 g Kohlenhydrate, 3 g Fett, 1 g Fett mit vorwiegend gesättigten Fettsäuren, 206 mg Natrium, 5 mg Cholesterin, 0 g Ballaststoffe

17. Ernährungsplan für Phase III

Zu diesem Zeitpunkt sollten Sie Ihr Idealgewicht erreicht haben. Wenn Sie nicht von der Diät abgewichen sind, haben sich auch Ihre Blutwerte verbessert. Jetzt folgt der Teil des Diätplans, der Ihnen helfen soll, das in Phase I und II Erarbeitete zu sichern und zu bewahren. So werden Sie sich für den Rest Ihres Lebens ernähren. Phase III ist die großzügigste Etappe, denn es geht inzwischen nicht mehr um ein Programm zur Gewichtsabnahme, sondern nur noch um *einen* wichtigen Gesichtspunkt – um eine gesunde Lebensweise. An dieser Stelle sollten Sie genügend über die Wirkungsweise der Diät und die Reaktion Ihres Körpers wissen, um die Flexibilität des Planes richtig auskosten zu können. Mit anderen Worten, wenn Sie es wollen und damit nicht all Ihre Opfer zunichtemachen, setzen Sie die Sache fort und genießen Sie. Es wird immer Gelegenheiten geben, da Sie es ein wenig übertreiben, selbst wenn Sie schon Jahre nach der South-Beach-Diät leben. Dann kehren Sie für eine oder zwei Wochen in Phase I zurück. Dort stellen Sie den vorherigen Zustand wieder her und machen anschließend mit Phase III weiter. Halten Sie das nicht etwa für einen Rückfall; wir haben die Diät so geplant, dass normale Menschen danach essen können, was sie möchten. Wenn das für Sie bedeutet, dass Sie sich hin und wieder ein paar Desserts zu viel genehmigen, dann genießen Sie sie auch richtig.

Erster Tag

Frühstück
- ½ Grapefruit
- 2 Gemüsequiches für unterwegs
  (Rezept Seite 226)
- Haferbrei (60 g Haferflocken mit
  200 ml Magermilch bei schwacher
  Hitze kochen und mit Zimt und 1 Esslöffel
  gehackten Walnüssen bestreuen)
- Koffeinfreier Kaffee oder teinfreier Tee
  mit Magermilch und Zuckeraustauschstoff

Mittagessen
- Roastbeef-Wrap (Rezept Seite 378)
- 1 frischer Apfel

Abendessen
- Marokkanische Hähnchenbrust
  (Rezept Seite 379)
- Gedünsteter Spargel
- Couscous
- Mediterraner Salat
  (Rezept Seite 400)
- Olivenöl und Essig nach Geschmack oder
  2 Esslöffel küchenfertiges Dressing (zuckerarm)

Dessert
- Vanille-Joghurt mit Erdbeeren
  (Rezept Seite 352)

Zweiter Tag

Frühstück
- 1 frische Orange, in Scheiben geschnitten
- 1 Ei
- 2 Scheiben magerer Schinken
- Koffeinfreier Kaffee oder teinfreier Tee mit Magermilch und Zuckeraustauschstoff

Mittagessen
- South-Beach-Salat mit Thunfisch (Rezept Seite 232)
- Zuckerfreie Götterspeise

Abendessen
- Hähnchenbrust mit Gemüse (Rezept Seite 322)
- Krautsalat mit Sesamöl

Dessert
- Ricotta-Creme mit Zitronenschale (Rezept Seite 282)

Dritter Tag

Frühstück
- ½ Grapefruit
- 1 Eiweiß-Omelett mit Salsa
- 1 Scheibe Mehrkornbrot
- Koffeinfreier Kaffee oder teinfreier Tee mit Magermilch und Zuckeraustauschstoff

Mittagessen
- 1 Scheibe Roggenbrot, mit Schinken und Schweizer Käse belegt
- 1 frischer Apfel

Abendessen
- Gegrilltes Rinderlendensteak
- Rahmspinat (Rezept Seite 394)
- Überraschungspüree South-Beach (Rezept Seite 271)
- Tomaten-Mozzarella-Salat (Rezept Seite 395)

Dessert
- In Schokolade getauchte Aprikosen (Rezept Seite 410)

Vierter Tag

Frühstück
- $1/2$ Grapefruit
- Haferbrei (100 g Haferflocken mit 200 ml Magermilch bei schwacher Hitze kochen und mit Zimt und 1 Esslöffel gehackten Walnüssen bestreuen)
- 1 pochiertes Ei
- 1 Scheibe Mehrkornbrot
- 1 Esslöffel zuckerarme Marmelade oder Konfitüre
- Koffeinfreier Kaffee oder teinfreier Tee mit Magermilch und Zuckeraustauschstoff

Mittagessen
- mit Geflügelsalat gefüllte Tomate
- 1 Scheibe frische Melone
- 100 g Magerjoghurt

Abendessen
- Schnapper- oder Forellenfilets auf provenzalische Art (Rezept Seite 388)
- Gedünstete Zuckererbsen mit Reis-Pilaw
- Gemischter Salat (verschiedene Blattsalate, Gurke, grüner Gemüsepaprika, Kirschtomaten)
- Olivenöl und Essig nach Geschmack oder 2 Esslöffel küchenfertiges Dressing (zuckerarm)

Dessert
- Gedünstete Birne mit Schokoladenfüllung (Rezept Seite 409)

Fünfter Tag

Frühstück
- ½ Grapefruit
- Western-Omelett
  (Rezept Seite 225)
- ½ Vollkorn-Muffin
- Koffeinfreier Kaffee oder
  teinfreier Tee mit Magermilch und Zuckeraustauschstoff

Mittagessen
- Griechischer Salat
  (Rezept Seite 229)
- 100 g Magerjoghurt mit
  Himbeergeschmack

Abendessen
- Kebab aus Rindfleisch,
  Paprika und Champignons
  (Rezept Seite 387)
- Naturreis
- Avocado-Tomaten-Salat
- Olivenöl und Essig
  nach Geschmack

Dessert
- Mandel-Ricotta-Creme
  (Rezept Seite 283)

Sechster Tag

Frühstück
- Frische Blaubeeren
- Zimt-Überraschung
  (Rezept Seite 373)
- Koffeinfreier Kaffee oder teinfreier Tee
  mit Magermilch und Zuckeraustausch-
  stoff

Mittagessen
- Geflügelsalat Cäsar, ohne Croutons
- 2 Esslöffel küchenfertiges Cäsar-Dressing

Abendessen
- Würzige Garnelen auf Wildreis
  (Rezept Seite 391)
- Salatrauke
- 2 Esslöffel Balsamico-Vinaigrette
  (Rezept Seite 242) oder küchenfertiges
  Dressing (zuckerarm)

Dessert
- Schokoladenfondue (Bitter- oder
  Halbbitterschokolade) mit frischen
  Erdbeeren

Siebter Tag

Frühstück
- 1 frische Orange, in Scheiben geschnitten
- Tomaten-Kräuter-Frittata (Rezept Seite 372)
- 1 Scheibe Mehrkorn-Toast
- 1 Esslöffel zuckerarme Marmelade oder Konfitüre
- Koffeinfreier Kaffee oder teinfreier Tee mit Magermilch und Zuckeraustauschstoff

Mittagessen
- Thunfischsalat mit Zitronen-Dill-Dressing (Rezept Seite 377)
- Zuckerfreie Götterspeise

Abendessen
- Stubenküken mit Aprikosenglasur (Rezept Seite 385)
- Couscous
- Grüner Blattsalat
- Olivenöl und Essig nach Geschmack oder 2 Esslöffel küchenfertiges Dressing (zuckerarm)

Dessert
- Schokoladen-Biskuitkuchen (Rezept Seite 407)

Achter Tag

Frühstück
- 150 ml Gemüsesaft (aus verschiedenen Gemüsesorten)
- 1 Ei
- 2 Scheiben magerer Schinken
- ½ Vollkorn-Muffin
- 1 Teelöffel zuckerreduzierte Marmelade oder Konfitüre
- Koffeinfreier Kaffee oder teinfreier Tee mit Magermilch und Zuckeraustauschstoff

Mittagessen
- Salat mit gegrilltem Hähnchen
- 2 Esslöffel Balsamico-Vinaigrette (Rezept Seite 242) oder küchenfertiges Dressing (zuckerarm)

Abendessen
- Grillsteak mit Rosmarin (Rezept Seite 386)
- Gedünstete frische grüne Bohnen
- Gebackene Tomaten mit Basilikum und Parmesan (Rezept Seite 340)
- Raukesalat mit Wasserkresse (Rezept Seite 396)
- 2 Esslöffel Balsamico-Vinaigrette (Rezept Seite 242) oder küchenfertiges Dressing (zuckerarm)

Dessert
- Schokoladenbecher (Rezept Seite 354), mit frischen Erdbeeren und Blaubeeren gefüllt

Neunter Tag

....

Frühstück
- 1 frische Orange, in Scheiben geschnitten
- 2 Gemüsequiches für unterwegs (Rezept Seite 226)
- 1 Scheibe Mehrkorn-Toast
- Koffeinfreier Kaffee oder teinfreier Tee mit Magermilch und Zuckeraustauschstoff

Mittagessen
- Couscous-Salat mit würzigem Joghurt-Dressing (Rezept Seite 374)
- 1 frische Nektarine

Abendessen
- Folienfisch mit Zitronenscheiben (Rezept Seite 389)
- Zucchinistreifen mit Dill (Rezept Seite 348)
- Tomate, in Scheiben geschnitten
- Netzmelone, in Scheiben geschnitten

Dessert
- Erdbeeren in Balsamico-Essig (Rezept Seite 402)

Zehnter Tag

Frühstück
- ½ Grapefruit
- Haferflocken-Pfannkuchen
  (Rezept Seite 308)
- Koffeinfreier Kaffee oder teinfreier Tee
  mit Magermilch und Zuckeraustauschstoff

Mittagessen
- 1 Scheibe Schrotbrot, belegt mit
  70 g magerem Roastbeef, Salatblatt,
  Tomate, Zwiebel und Senf
- 1 kleiner Apfel (Granny Smith)

Abendessen
- Gebackene Hähnchenbrust
- Italienischer Spaghetti-Kürbis
  (Rezept Seite 339)
- Gemischter Salat (verschiedene Blatt-
  salate, Gurke, grüner Gemüsepaprika,
  Kirschtomaten)
- Küchenfertiges italienisches Dressing
  (zuckerarm)

Dessert
- Nektarinenstücke und frische
  Blaubeeren auf 110 g Magerjoghurt
  mit Vanillegeschmack

Elfter Tag

....

Frühstück
- Joghurt-Beeren-Shake (200 g Magerjoghurt mit Fruchtgeschmack, 70 g Beeren und 70 g zerstoßenes Eis in einem Mixer schaumig rühren)
- Koffeinfreier Kaffee oder teinfreier Tee mit Magermilch und Zuckeraustauschstoff

Mittagessen
- Friséesalat mit Pekannüssen (Rezept Seite 376)
- Puten-Tomaten-Pitta (1 Vollkorn-Pittabrot, belegt mit 70 g Putenbrustscheiben, 3 Tomatenscheiben, 1 Handvoll zerkleinerte Salatblätter, 1 Teelöffel Dijonsenf)
- 100 g Magerjoghurt mit Zitronengeschmack

Abendessen
- Marinierte dünne Rindfleischscheiben (Rezept Seite 255)
- Spargel und Paprikaschoten, gegrillt
- Kräuter-Ofenkartoffeln (Rezept Seite 401)
- Gemischter Salat (verschiedene Blattsalate, Gurke, grüner Gemüsepaprika, Kirschtomaten)
- Olivenöl und Essig nach Geschmack oder 2 Esslöffel küchenfertiges Dressing (zuckerarm)

Dessert
- Limetten-Käseküchlein (Rezept Seite 405)

Zwölfter Tag

••

Frühstück
- ½ frische Grapefruit
- Tex-Mex-Eier (2 Rühreier mit geriebenem Cheddar und würziger Salsa)
- 1 Scheibe Schrotbrot, getoastet
- Koffeinfreier Kaffee oder teinfreier Tee mit Magermilch und Zuckeraustauschstoff

Mittagessen
- Roastbeef-Wrap (Rezept Seite 378) – restliche Rindfleischscheiben vom Vortag (elfter Tag) verwenden
- 1 frische Nektarine

Abendessen
- Gegrillter Lachs mit Tomaten-Salsa
- Gegrillter grüner Spargel
- Gemischter Salat (verschiedene Blattsalate, Gurke, grüner Gemüsepaprika, Kirschtomaten)
- Olivenöl und Essig nach Geschmack oder 2 Esslöffel küchenfertiges Dressing (zuckerarm)

Dessert
- In Schokolade getauchte Aprikosen (Rezept Seite 410)

Dreizehnter Tag

Frühstück
- ½ Grapefruit
- Spinat-Frittata mit Tomaten-Salsa (Rezept Seite 220)
- Koffeinfreier Kaffee oder teinfreier Tee mit Magermilch und Zuckeraustauschstoff

Mittagessen
- Rote Paprikaschote, gefüllt mit Hüttenkäse und klein geschnittenem Gemüse
- Netzmelonenscheiben mit Blaubeeren

Abendessen
- Tandoori-Stubenküken (Rezept Seite 383)
- Friséesalat mit Pekannüssen (Rezept Seite 376)
- Couscous
- Hoummos (Rezept Seite 279) mit getoastetem Pittabrot und frischem Gemüse (es kann auch fertiger Hoummos verwendet werden)

Dessert
- Birne, in trockenem Rotwein pochiert

Vierzehnter Tag

●●●

Frühstück
- South-Beach-Plinse (1 Ei und 70 g zerkrümelten Hüttenkäse mit dem Schneebesen verrühren, mit Zuckeraustauschstoff abschmecken und in einer leicht gefetteten beschichteten Omelett-Pfanne braten)
- Koffeinfreier Kaffee oder teinfreier Tee mit Magermilch und Zuckeraustauschstoff

Mittagessen
- Chef-Salat (jeweils mindestens 30 g Schinken, Pute und fettarmer Schweizer Käse auf gemischten Salatblättern)
- Olivenöl und Essig nach Geschmack oder 2 Esslöffel küchenfertiges Dressing (zuckerarm)
- 1 Scheibe Schrotbrot

Abendessen
- Fischfilets mit Limettensaft (Rezept Seite 390)
- Gegrillte Tomaten (Rezept Seite 273)
- Gedünsteter Rosenkohl
- Artischockensalat (kalte gegarte Artischockenherzen mit halbierten Kirschtomaten und klein geschnittenen Frühlingszwiebeln)
- 2 Esslöffel Balsamico-Vinaigrette (Rezept Seite 242) oder küchenfertiges Dressing (zuckerarm)

Dessert
- Erdbeeren im Schokoladenmantel (Rezept Seite 351)

18. Rezepte für Phase III

Haben Sie Ihr Ziel erreicht, gehen Sie zu den Rezepten der Phase III über, bei denen Sie nun auch Nahrungsmittel wie Mehrkornbrot, Tortillas und teilgeschälten Reis verwenden dürfen. Sie sind an einem Punkt angekommen, an dem Sie wissen, welche Kohlenhydrate Sie verzehren können, ohne zuzunehmen, und so haben Sie diese bereits in Ihre Diät eingebaut. Sie werden bemerken, dass wir in dieser neuen Phase mit den beiden Zwischenmahlzeiten aufhören; Sie sollten inzwischen so weit sein, dass Sie diese Happen nicht mehr brauchen, um sich zwischen den Hauptmahlzeiten satt zu fühlen. Dafür dürfen Sie jetzt auch Schokoladen-Bisquitkuchen essen, was eigentlich ein guter Tausch ist.

• •

Tomaten-Kräuter-Frittata

2 Portionen

100 g Eiertomaten, klein geschnitten
30 g Frühlingszwiebeln, klein geschnitten
3 Basilikumblätter, gehackt • 1 Esslöffel fettarme Butter
4 Eier, geschlagen

---

1 Eine Bratpfanne (Durchmesser 30 cm) leicht mit Olivenöl fetten und bei mittlerer Hitze heiß werden lassen. Tomaten, Frühlingszwiebeln und Basilikum in der Pfanne anbraten. Die Hitze verringern und die geschlagenen Eier gleichmäßig über das Gemüse gießen. Pfanne abdecken und alles 5–7 lang Minuten garen lassen, bis das Gemisch am Boden fest und an der Oberfläche noch leicht flüssig ist.

2 Danach die Pfanne in den Backofen stellen und das Ganze weitere 2–3 Minuten backen, bis auch die Oberfläche fest ist. Die fertige Frittata auf einer Servierplatte anrichten und in Stücke schneiden.

Nährwertangaben Pro Portion: 169 Kalorien, 16 g Eiweiß, 5 g Kohlenhydrate, 9 g Fett, 2 g Fett mit vorwiegend gesättigten Fettsäuren, 278 mg Natrium, 1 mg Cholesterin, 1 g Ballaststoffe

Zimt-Überraschung

1 Portion

50 g fettarmer Hüttenkäse • 1 Scheibe Mehrkornbrot
Zimtpulver

Den Hüttenkäse auf die Brotscheibe streichen, mit Zimt bestreuen und 2–3 Minuten rösten, bis der Käse zerlaufen ist und Blasen bildet.

Nährwertangaben Pro Portion: 87 Kalorien, 9 g Eiweiß, 12 g Kohlenhydrate, 1 g Fett, 0 g Fett mit vorwiegend gesättigten Fettsäuren, 347 mg Natrium, 5 mg Cholesterin, 3 g Ballaststoffe

MITTAGESSEN

Couscous-Salat mit würzigem Joghurt-Dressing

4 Portionen

Couscous

1 Esslöffel kalt gepresstes Olivenöl (extra vergine)
1 kleine Zwiebel, fein zerkleinert • 1 kleine
Selleriestange, fein zerkleinert • 250 g Couscous
400 ml Wasser

Joghurt-Dressing

3 Esslöffel frischer Zitronensaft • 3 Esslöffel
Magerjoghurt, natur • 1 Esslöffel kalt gepresstes
Olivenöl (extra vergine) • 2 Teelöffel frisch
geriebener Ingwer • 1 zerdrückte Knoblauchzehe
1 Teelöffel gemahlener Kreuzkümmel
1 Teelöffel gemahlener Koriander • 1 Prise frisch
gemahlener schwarzer Pfeffer

Salat

70 g Rosinen oder Korinthen • 70 g Kichererbsen
aus der Dose (abspülen und abtropfen lassen)
70 g roter Gemüsepaprika, klein geschnitten
70 g grüner Gemüsepaprika, klein geschnitten
2 Esslöffel frischer Koriander (oder Petersilie),
gehackt • 2 Esslöffel Ringe einer mittelgroßen
Frühlingszwiebel • 1 Zitrone, in Spalten geschnitten
(nach Wunsch)

1 **Zubereitung des Couscous:** Das Öl in einer Pfanne (2 Liter Fassungsvermögen) bei mittlerer Hitze heiß werden lassen. Zwiebeln und Sellerie darin 2–3 Minuten lang bissfest garen und dabei gelegentlich umrühren. Danach den Couscous unterrühren, sodass alles mit Öl bedeckt ist, und 1 Minute unter ständigem Rühren leicht anbraten.

2 Das Wasser hinzugießen und unter vorsichtigem Rühren zum Kochen bringen. Die Pfanne vom Herd nehmen und zugedeckt 30 Minuten stehen lassen, bis der Couscous die Flüssigkeit aufgesogen hat. Den Couscous zwischendurch gelegentlich mit einer Gabel auflockern.

3 **Zubereitung des Joghurt-Dressings:** Zitronensaft, Joghurt, Öl, Ingwer, Knoblauch, Kreuzkümmel, Koriander und Pfeffer in einer großen Schüssel vermischen. Vor dem Servieren mit einem Schneebesen schaumig schlagen.

4 **Zubereitung des Salats:** Den Couscous in eine große Servierschüssel füllen. Rosinen, Erbsen, roten und grünen Gemüsepaprika, Koriander und Frühlingszwiebeln jeweils in getrennten Häufchen um den Couscous herum anordnen. Das Joghurt-Dressing extra servieren. Am Tisch werden dann alle Zutaten in der Schüssel miteinander vermischt, auf 4 Teller verteilt und auf Wunsch mit einer Zitronenspalte garniert.

Nährwertangaben Pro Portion: 393 Kalorien, 12 g Eiweiß, 69 g Kohlenhydrate, 9 g Fett, 1 g Fett mit vorwiegend gesättigten Fettsäuren, 31 mg Natrium, 1 mg Cholesterin, 8 g Ballaststoffe

Friséesalat mit Pekannüssen

6 Portionen

3 Hände voll Kopfsalatblätter • 1 Zwiebel, in
Scheiben geschnitten • 3 Hände voll Friséeblätter
¼ Teelöffel frisch gemahlener schwarzer Pfeffer
90 g Pekannüsse, geröstet und grob gehackt
50 ml Rotweinessig • ¼ Teelöffel Salz

Salatblätter, Zwiebeln, Friséeblätter und Pfeffer in einer großen Schüssel vermischen und beiseitestellen. Pekannüsse, Essig und Salz in einer Pfanne bei schwacher Hitze heiß werden lassen, über den Salat geben und vorsichtig unterheben.

Nährwertangaben Pro Portion: 118 Kalorien, 2 g Eiweiß, 7 g Kohlenhydrate, 10 g Fett, 1 g Fett mit vorwiegend gesättigten Fettsäuren, 101 mg Natrium, 0 mg Cholesterin, 3 g Ballaststoffe

Thunfischsalat mit Zitronen-Dill-Dressing

4 Portionen

Zitronen-Dill-Dressing

50 ml kalt gepresstes Olivenöl (extra vergine) • 3 Esslöffel frischer Zitronensaft • 1–2 Esslöffel gehackter frischer Dill ½ Teelöffel Salz • ½ Teelöffel gemahlener Pfeffer

Salat

1 mittelgroße Gurke, klein geschnitten • 1 rote Paprikafrucht, klein geschnitten • 2 Dosen (je 185 g) weiße Thunfischstücke (abtropfen lassen und zerkleinern) Salatblätter (Römischer Salat) • 1 kleine Zitrone, geschält, entkernt und in Scheiben geschnitten

---

1 Zubereitung des Zitronen-Dill-Dressings: Olivenöl, Zitronensaft, Dill, Salz und Pfeffer in einer kleinen Schüssel mit einem Schneebesen verrühren.

2 Zubereitung des Salats: Gurke, Paprika und Thunfisch in einer großen Schüssel vermischen und beiseitestellen. Die Salatblätter auf vier Teller verteilen und die Thunfischmischung mitten auf den Salatblättern anrichten. Die Zitronenscheiben um den Tellerrand legen und alles mit dem Dressing beträufeln.

Nährwertangaben Pro Portion: 282 Kalorien, 24 g Eiweiß, 9 g Kohlenhydrate, 17 g Fett, 3 g Fett mit vorwiegend gesättigten Fettsäuren, 640 mg Natrium, 39 mg Cholesterin, 2 g Ballaststoffe

Roastbeef-Wrap

4 Portionen

50 g fettarmer Frischkäse • 4 Weizentortillas (je 22–30 cm Durchmesser), Fertigprodukt • ½ rote Zwiebel, in Ringe geschnitten • 4 Spinatblätter, gewaschen 200 g Roastbeef, in Scheiben geschnitten

1 Jede Weizentortilla mit Frischkäse bestreichen. Darüber die Zwiebelringe, jeweils ein Spinatblatt und zum Schluss das Roastbeef legen.

2 Die Tortillas jeweils auf zwei gegenüberliegenden Seiten zur Mitte hin etwa 4 cm einschlagen und von unten her zusammenrollen, sodass ein Wrap entsteht.

Nährwertangaben Pro Portion: 300 Kalorien, 13 g Eiweiß, 42 g Kohlenhydrate, 9 g Fett, 3 g Fett mit vorwiegend gesättigten Fettsäuren, 659 mg Natrium, 21 mg Cholesterin, 3 g Ballaststoffe

ABENDESSEN

Marokkanische Hähnchenbrust

4 Portionen

---

50 ml kalt gepresstes Olivenöl (extra vergine) • 1 Teelöffel getrockneter Oregano • ½ Teelöffel gemahlener Piment ½ Teelöffel gemahlener Kreuzkümmel • ½ Teelöffel gemahlene Gewürznelken • 3 Knoblauchzehen, fein zerkleinert 3 Stück Hähnchenbrust (ohne Haut und Knochen) 170 g Couscous • Rote Paprikasauce (Rezept Seite 380)

---

1 Öl, Oregano, Piment, Kreuzkümmel, Nelken und Knoblauch vermischen und das Fleisch darin wälzen. Auf einem vorgeheizten Grill bei mittlerer Hitze etwa 30 Minuten lang grillen, bis beim Hineinstechen klarer Fleischsaft austritt. Vom Grill nehmen und warm halten.

2 Den Couscous laut Packungsanweisung und auf 4 Teller verteilen. Die Hähnchenbrusthälften in dünne Scheiben schneiden, die Scheiben fächerförmig auf dem Couscous anrichten und zum Schluss jeweils mit 2 Teelöffeln roter Paprikasauce beträufeln.

Nährwertangaben Pro Portion: 429 Kalorien, 32 g Eiweiß, 37 g Kohlenhydrate, 16 g Fett, 2 g Fett mit vorwiegend gesättigten Fettsäuren, 89 mg Natrium, 66 mg Cholesterin, 4 g Ballaststoffe

Rote Paprikasauce*

8 Portionen

*100 ml roter Gewürzpaprika aus dem Glas
(abtropfen lassen) • 2 Esslöffel Zitronensaft*

Paprika und Zitronensaft 30–45 Sekunden lang in einem
Mixer pürieren, bis eine glatte Sauce entsteht. Die Sauce
in einen verschließbaren Behälter gießen. Bei Zimmertemperatur servieren.

Nährwertangaben Pro Portion: 10 Kalorien, 0 g Eiweiß,
2 g Kohlenhydrate, 0 g Fett, 0 g Fett mit vorwiegend
gesättigten Fettsäuren, 4 mg Natrium, 0 mg Cholesterin,
0 g Ballaststoffe

RUMI SUPPER CLUB

330 Lincoln Road, Miami Beach
Küchenchefs: Scott Fredel und J. D. Harris

Grillhähnchen mit süßem Knoblauch, gegarten Zwiebeln und Pomeranzensauce

(Abendessen für Phase III)
6 Portionen

1,5 kg Hähnchen • 20 mittelgroße Knoblauchzehen, geschält • 225 ml + 3 Esslöffel Olivenöl 1 Bund glatte Petersilie • Schale einer Orange Schale einer Limette • 450 g Yuca[1], geschält 2 Gemüsezwiebeln, in dünne Scheiben geschnitten • 450 ml Pomeranzensaft[2] 225 ml Hühnerbrühe

---

1 Hähnchen halbieren und Knochen entfernen. Die Knoblauchzehen mit 50 ml Öl in einer Pfanne dünsten. Die Hälfte der abgekühlten Knoblauchzehen zusammen mit der Petersilie, der Orangen- und der Limettenschale und den restlichen 175 ml Öl in einem Mixer pürieren.

2 Das Hähnchen mit dem Knoblauchgemisch bestreichen und einen Tag lang durchziehen lassen. Die Yuca in Salzwasser garen und danach abtropfen lassen. Die

Zwiebeln in etwas Wasser langsam weich kochen und beiseitestellen.

3 Den Pomeranzensaft bei schwacher Hitze dickflüssig werden lassen. Die Hühnerbrühe dazugießen und so lange kochen, bis alles leicht eingedickt ist. Die Sauce beiseitestellen.

4 Das Hähnchen im Backofen bei 180 °C (Gasherd Stufe 4) 45 Minuten oder so lange garen, bis es durch ist. Die Yuca mit den restlichen 3 Esslöffeln Olivenöl knusprig anbraten. Die gegarten Zwiebeln und die Knoblauchmischung dazugeben, alles mit dem Hähnchenfleisch auf einem Teller anrichten und zum Schluss mit der Pomeranzensauce übergießen.

Nährwertangaben Pro Portion: 630 Kalorien, 25 g Eiweiß, 50 g Kohlenhydrate, 37 g Fett, 8 g Fett mit vorwiegend gesättigten Fettsäuren, 240 mg Natrium, 85 mg Cholesterin, 4 g Ballaststoffe

[1] Yuca (auch bekannt als Cassava-Wurzel) ist ein Wurzelgemüse, das vor allem in der Karibik und in Südamerika verbreitet ist. Wer abnehmen oder sein Gewicht halten will, sollte das Öl nach dem Anbraten gut abtupfen und das Gemüse nur als Garnitur verwenden. Nicht vergessen: nur anbraten, nicht frittieren!

[2] Ist Pomeranzensaft nicht erhältlich, mischen Sie 300 ml Orangensaft mit 100 ml Zitronensaft.

Tandoori-Stubenküken

6 Portionen

3 Stubenküken, etwa 450 g pro Stück (Tiefkühlware auftauen lassen) • 1 ½ Teelöffel Chilipulver ½ Teelöffel Salz (nach Wunsch) • 1 Prise frisch gemahlener schwarzer Pfeffer • 3 Esslöffel frischer Limettensaft • 200 g Magerjoghurt, natur 3 Knoblauchzehen, zerkleinert • 2,5 cm frischer Ingwer, gerieben • 1 kleine Zwiebel, grob zerkleinert 1 Teelöffel Kreuzkümmelsamen • ½ Teelöffel gemahlene Kurkuma • 1 Limette, in Spalten geschnitten (auf Wunsch) • Frische Korianderstängel oder Petersilie (auf Wunsch)

---

1 Die Stubenküken waschen, gegebenenfalls ausnehmen und trocken tupfen. Die Haut mehrmals einschneiden und danach jedes Küken am Brustbein halbieren.

2 1 Teelöffel Chilipulver, Salz, Pfeffer und Limettensaft vermischen, das Geflügel damit bestreichen und 15 Minuten durchziehen lassen.

3 Joghurt, Knoblauch, Ingwer, Zwiebeln, Kreuzkümmel, Kurkuma und den restlichen ½ Teelöffel Chilipulver in einem Mixer pürieren. Die Geflügelhälften in eine Schüssel geben, mit der Joghurtmischung übergießen und alles gut vermengen. Die Schüssel danach abgedeckt mindestens 8 Stunden im Kühlschrank stehen lassen, das Fleisch gelegentlich wenden.

4 Den Backofen auf 220 °C vorheizen (Gasherd Stufe 6). Die Kükenhälften mit der Hautseite nach oben in einen Bräter legen und die Joghurtmarinade mit einem Löffel darübergeben. Das Fleisch danach 45–60 Minuten im Backofen braten, bis es richtig weich geworden ist. Dies ist der Fall, wenn beim Hineinstechen in die Schenkel klarer Fleischsaft austritt. Die Geflügelhälften heiß servieren. Vor dem Verzehr die Haut entfernen und auf Wunsch mit Limettenspalten und Korianderstängeln oder Petersilie garnieren.

Nährwertangaben Pro Portion: 150 Kalorien, 22 g Eiweiß, 8 g Kohlenhydrate, 4 g Fett, 1 g Fett mit vorwiegend gesättigten Fettsäuren, 100 mg Natrium, 90 mg Cholesterin, 1 g Ballaststoffe

Stubenküken mit Aprikosenglasur

4 Portionen

100 g zuckerfreie Aprikosenmarmelade
70 ml frischer Orangensaft • 2 Esslöffel kalt
gepresstes Olivenöl (extra vergine)
4 Stubenküken (Tiefkühlware auftauen lassen)
1 Prise Salz • 1 Prise frisch gemahlener
schwarzer Pfeffer

---

1 Aus der Marmelade, dem Orangensaft und dem Olivenöl eine Glasur anrühren. Die aufgetauten Stubenküken abwaschen, trocken tupfen und die Innenseiten mit Salz und Pfeffer einreiben.

2 Die Küken mit der Brust nach oben in einen Bräter legen, sodass sie sich nicht berühren. Mit der Glasur übergießen und im Backofen bei 180 °C (Gasherd Stufe 4) etwa 1 Stunde lang braten, bis sie richtig gar sind. Zwischendurch alle 10 Minuten mit Bratensaft begießen.

3 Die Küken sind gar, wenn beim Hineinstechen in die Schenkel klarer Fleischsaft austritt. Die Küken anschließend aus dem Backofen nehmen und vor dem Servieren 10 Minuten durchziehen lassen.

Nährwertangaben Pro Portion: 449 Kalorien, 22 g Eiweiß, 26 g Kohlenhydrate, 28 g Fett, 7 g Fett mit vorwiegend gesättigten Fettsäuren, 171 mg Natrium, 126 mg Cholesterin, 1 g Ballaststoffe

Grillsteak mit Rosmarin

4 Portionen

*4 Rumpsteaks • 2 Esslöffel frische Rosmarinnadeln,
fein geschnitten • 2 Knoblauchzehen, fein zerkleinert
1 Esslöffel kalt gepresstes Olivenöl (extra vergine)
1 Teelöffel grob gemahlener schwarzer Pfeffer
1 Teelöffel geriebene Zitronenschale (von
1 unbehandelten Frucht) • Frische Rosmarinzweige
(nach Wunsch)*

---

1 Die Steaks auf beiden Seiten rautenförmig einschneiden. Die geschnittenen Rosmarinnadeln mit Knoblauch, Öl, Zitronenschale und schwarzem Pfeffer in einer kleinen Schüssel verrühren.

2 Die Steaks mit der angerührten Mischung bestreichen und zugedeckt 1 Stunde lang in den Kühlschrank stellen.

3 Das Fleisch danach auf den Grill legen, bis es halb durchgebraten ist. Dies ist der Fall, wenn ein in die Mitte hineingestecktes Küchenthermometer 60 °C anzeigt.

4 Die Steaks schräg in 1 cm dicke Scheiben schneiden und auf Wunsch mit den Rosmarinzweigen garnieren.

Nährwertangaben Pro Portion: 247 Kalorien, 21 g Eiweiß, 1 g Kohlenhydrate, 17 g Fett, 6 g Fett mit vorwiegend gesättigten Fettsäuren, 50 mg Natrium, 60 mg Cholesterin, 0 g Ballaststoffe

Kebab aus Rindfleisch, Paprika und Champignons

4 Portionen

*1 Esslöffel frischer Zitronensaft • 1 Esslöffel kalt
gepresstes Olivenöl (extra vergine) • 1 Esslöffel Wasser
2 Teelöffel Dijonsenf • ½ Teelöffel gehackter
frischer Oregano • ¼ Teelöffel frisch gemahlener
schwarzer Pfeffer • 450 g Rinderlendensteak, in 2,5 cm
große Stücke geschnitten • 1 große rote Paprikafrucht,
in 2,5 cm große Stücke geschnitten • 12 große Champignons
200 g Naturreis • 30 g geröstete Pinienkerne*

---

1 Zitronensaft, Öl, Wasser, Senf, Oregano und Pfeffer in einer großen Schüssel verquirlen. Das Fleisch, den Paprika und die Pilze darin einlegen. Das Fleisch, der Paprika und die Pilze können zuvor auch abwechselnd auf 4 Metallspieße gesteckt werden.

2 Den Reis nach Anleitung auf der Verpackung zubereiten und warm halten. Unterdessen die Kebabs auf einen Holzkohlegrill (oder Elektrogrill – mittlere Hitze) legen und unbedeckt 8–10 Minuten braten, bis das Fleisch halb durchgebraten ist (Küchenthermometer zeigt 60 °C an). Zwischendurch wenden. Die Pinienkerne unter den Reis mischen. Die Kebabs auf dem Reis servieren.

Nährwertangaben Pro Portion: 493 Kalorien, 33 g Eiweiß, 50 g Kohlenhydrate, 18 g Fett, 5 g Fett mit vorwiegend gesättigten Fettsäuren, 125 mg Natrium, 75 mg Cholesterin, 4 g Ballaststoffe

Schnapperfilets auf provenzalische Art*

4 Portionen

50 ml kalt gepresstes Olivenöl (extra vergine)
750 g frische Schnapper- oder Forellenfilets
70 g Kalamata-Oliven • 2 ½ Esslöffel Kapern
200 g Dosentomaten • 3 Esslöffel Schalotten,
klein geschnitten • ½ Esslöffel Knoblauch, fein zerkleinert
½ Esslöffel frische Rosmarinnadeln • 75 ml Weißwein

---

1 Den Backofen auf 230 °C vorheizen (Gasherd Stufe 8). Eine große Pfanne mit hohem Rand bei großer Hitze 2–3 Minuten heiß werden lassen. Das Öl hineingießen und schwenkend in der Pfanne verteilen. Den Fisch dazugeben, bei mittlerer Hitze 6–10 Minuten sautieren und zwischendurch einmal wenden. Die sautierten Filets danach vorsichtig aus der Pfanne auf ein Backblech gleiten lassen und im Backofen warm halten.

2 Oliven, Kapern, Tomaten und Schalotten in die Pfanne geben, den Rosmarin und den Knoblauch unterrühren, danach den Wein dazugießen und alles 5 Minuten sautieren. Die Filets aus dem Backofen nehmen, auf einer Servierplatte anrichten und mit dem sautierten Gemüse übergießen.

Nährwertangaben Pro Portion: 362 Kalorien, 36 g Eiweiß, 6 g Kohlenhydrate, 19 g Fett, 3 g Fett mit vorwiegend gesättigten Fettsäuren, 543 mg Natrium, 63 mg Cholesterin, 1 g Ballaststoffe

Folienfisch mit Zitronenscheiben

4 Portionen

4 große Magerfischfilets • 30 g Karotten, gewürfelt
30 g Sellerie, gewürfelt • 30 g Frühlingszwiebeln,
klein geschnitten • 2 Esslöffel gehackte frische Petersilie
2 Zitronen, in dünne Scheiben geschnitten

---

1 Den Backofen auf 180 °C (Gasherd Stufe 4) vorheizen. Vier 60 cm lange Stücke Aluminiumfolie zurechtschneiden und jedes in der Mitte zu einem 30 cm großen Quadrat zusammenfalten. Die Quadrate wieder aufklappen und ein Fischfilet auf eine Hälfte knapp unter den Mittelfalz legen.

2 Die einzelnen Filets jeweils mit einem Viertel der Karotten- und Selleriewürfel sowie der Frühlingszwiebeln und Petersilie bestreuen und zum Schluss mit den Zitronenscheiben belegen.

3 Die Aluminiumfolie über den einzelnen Filets zusammenklappen und an den Rändern leicht zusammenfalten. Die in der Folie eingeschlossenen Fischfilets auf ein Backblech legen und 15–20 Minuten im Ofen backen, bis sie gar sind.

Nährwertangaben Pro Portion: 119 Kalorien, 22 g Eiweiß, 5 g Kohlenhydrate, 1 g Fett, 0 g Fett mit vorwiegend gesättigten Fettsäuren, 97 mg Natrium, 65 mg Cholesterin, 1 g Ballaststoffe

Fischfilets mit Limettensaft

2 Portionen

200 g frische Fischfilets • 50 ml frischer Limettensaft
1 Teelöffel Estragonblätter • 30 g klein geschnittene
Frühlingszwiebeln (nur die Spitzen)

Die Fischfilets in eine Auflaufform legen, mit dem Limettensaft beträufeln und mit den Estragonblättern und Frühlingszwiebeln bestreuen. Zugedeckt 15–20 Minuten bei 170 °C (Gasherd Stufe 3) im Ofen backen, bis die Filets gar sind.

Nährwertangaben Pro Portion: 114 Kalorien, 22 g Eiweiß, 4 g Kohlenhydrate, 1 g Fett, 0 g Fett mit vorwiegend gesättigten Fettsäuren, 80 mg Natrium, 65 mg Cholesterin, 1 g Ballaststoffe

Würzige Garnelen auf Wildreis

4 Portionen

*200 g Wildreis • 450 g ungekochte Garnelen
(schälen und entdarmen) • 2 Teelöffel Paprikapulver • 1/2 Teelöffel weißer Pfeffer • 1/2 Teelöffel
Salz • 1/2 Knoblauchzehe, fein zerkleinert
1 Esslöffel kalt gepresstes Olivenöl
(extra vergine) • 100 g Kirschtomaten, halbiert
Frische glatte Petersilie, fein gehackt
(nach Wunsch)*

---

1 Den Wildreis laut Anleitung auf der Verpackung zubereiten. Garnelen, Paprika, Pfeffer, Salz und Knoblauch
in einer großen Schüssel gut vermischen und beiseitestellen.

2 Das Olivenöl in einer Bratpfanne erhitzen, die Garnelen dazugeben und bei mittlerer Hitze 30 Sekunden braten. Die Garnelen danach unter ständigem Rühren weitere 45 Sekunden braten, bis ihr Fleisch nicht mehr
durchscheint.

3 Die Garnelen vom Herd nehmen und mit den Tomaten
und der Petersilie auf dem Wildreis anrichten.

Nährwertangaben Pro Portion: 368 Kalorien, 32 g Eiweiß, 46 g Kohlenhydrate, 6 g Fett, 1 g Fett mit vorwiegend gesättigten Fettsäuren, 467 mg Natrium, 172 mg
Cholesterin, 4 g Ballaststoffe

Aus der Speisekarte des Restaurants

CHINA GRILL

404 Washington Avenue, Miami Beach
Küchenchef: Christian Plotczyk

Asiatischer Birnensalat*

(Mittagessen oder Dessert für Phase III)
4 Portionen

---

4 Japanische Birnen (Nashi-Birnen), geschält, entkernt
und klein geschnitten + 1 Birne zum Garnieren
1 Schalotte, fein zerkleinert • 2 ½ Teelöffel frischer
Ingwer, gerieben • 450 ml Wasser • 1 Vanilleschote,
längs halbiert • 3 Esslöffel Sherry-Essig
2 Esslöffel Reisessig • 50 ml Sojaöl oder Olivenöl
Salz • Schwarzer Pfeffer
200 g kleine Schnittsalatblätter
1 geraspelte Möhre (nach Wunsch)

---

1 Birnenstücke, Schalotten, Ingwer und Wasser bei mittlerer Hitze in einem Topf (1 Liter) kochen, bis die Birnen weich sind, danach abseihen und abkühlen lassen. Das auf Zimmertemperatur abgekühlte Gemisch im Mixer pürieren und durch ein Sieb pressen.

2 Die Samen aus der Vanilleschote schaben und unter das Püree mischen. Den Sherry- und den Reisessig dazugießen und alles in der Küchenmaschine oder mit dem Mixer gut verrühren. Dabei langsam das Öl zugießen, sodass ein cremiges Gemisch entsteht. Mit Salz und Pfeffer abschmecken. Die Birne für die Garnitur in Würfel schneiden.

3 Die Salatblätter unter das Birnenpüree heben und auf 4 bis 6 Teller verteilen. Mit geriebener Möhre (nach Wunsch) und mit Birnenwürfeln garnieren.

Dieser Salat wird im Restaurant »China Grill« in Miami Beach zu den beliebten Lammrippchen vom Grill serviert. Durch seine delikate Zusammensetzung ist dieser ungewöhnliche Salat für die South-Beach-Diät bestens geeignet.

Nährwertangaben Pro Portion: 200 Kalorien, 2 g Eiweiß, 17 g Kohlenhydrate, 14 g Fett, 2 g Fett mit vorwiegend gesättigten Fettsäuren, 20 mg Natrium, 0 mg Cholesterin, 5 g Ballaststoffe

Rahmspinat

6 Portionen

600 g Tiefkühlspinat, aufgetaut • 2 kleine Schalotten,
fein zerkleinert • 1 Knoblauchzehe, fein zerkleinert
50 g saure Sahne ohne Fett • ½ Teelöffel Salz
¼ Teelöffel grob gemahlener schwarzer Pfeffer

---

1 Den Spinat in einer Pfanne bei mittlerer Hitze etwa 5 Minuten erhitzen, bis die Flüssigkeit verdunstet ist. Die Schalotten und den Knoblauch dazugeben und weich kochen.

2 Bei geringer Hitze Salz und Pfeffer dazugeben und die saure Sahne unterrühren, bis sie geschmolzen ist. Nicht aufkochen lassen.

Nährwertangaben Pro Portion: 35 Kalorien, 3 g Eiweiß, 6 g Kohlenhydrate, 0 g Fett, 0 g Fett mit vorwiegend gesättigten Fettsäuren, 282 mg Natrium, 0 mg Cholesterin, 3 g Ballaststoffe

Tomaten-Mozzarella-Salat

4 Portionen

2 mittelgroße reife Tomaten, in Scheiben geschnitten
100 g frischer Mozzarella, in Scheiben geschnitten
30 g frische Basilikumblätter • 1 Basilikum-Blattrosette
2 Esslöffel kalt gepresstes Olivenöl (extra vergine)
2 Esslöffel Balsamico-Essig • 1 Teelöffel zerstoßener
schwarzer Pfeffer

---

1 Die Tomatenscheiben, Mozzarellascheiben und Basilikumblätter abwechselnd in Kreisform auf einem großen Servierteller anordnen und die Basilikumrosette in die Tellermitte legen.

2 Das Olivenöl mit dem Essig vermischen und über den Salat träufeln. Mit Pfeffer bestreuen.

Nährwertangaben Pro Portion: 163 Kalorien, 6 g Eiweiß, 5 g Kohlenhydrate, 13 g Fett, 5 g Fett mit vorwiegend gesättigten Fettsäuren, 114 mg Natrium, 22 mg Cholesterin, 1 g Ballaststoffe

Raukesalat mit Wasserkresse

4 Portionen

Erdbeer-Chutney

150 g Erdbeeren, entstielt und in Scheiben geschnitten
1 Esslöffel Balsamico-Essig • 1 1/2 Esslöffel Wasser
1/2 Esslöffel zerstoßener schwarzer Pfeffer

Vinaigrette

1 1/4 Esslöffel frischer Zitronensaft • 1 1/4 Esslöffel
Weißweinessig • 100 ml kalt gepresstes Olivenöl
(extra vergine) • 1 1/4 Esslöffel zerstoßener
schwarzer Pfeffer

Salat

2 große Hände voll Salatraukeblätter
2 große Hände voll Wasserkresse • 16 Erdbeeren,
entstielt und halbiert • 1 Prise frisch gemahlener
schwarzer Pfeffer

---

1 **Zubereitung des Erdbeer-Chutneys:** Erdbeeren, Essig, Wasser und Pfeffer in einem Topf bei mittlerer Hitze zum Kochen bringen und anschließend bei geringer Hitze 25 Minuten lang köcheln lassen, bis alles leicht eingedickt ist. Zwischendurch gelegentlich umrühren. Das Erdbeer-Chutney abkühlen lassen, in eine Schüssel füllen und zugedeckt kalt stellen.

2 **Zubereitung der Vinaigrette:** Zitronensaft und Essig in einer mittelgroßen Schüssel verrühren, Öl und Pfeffer dazugeben und alles schaumig schlagen. Schüssel abdecken und beiseitestellen. Vor dem Servieren nochmals schaumig schlagen.

3 Anrichten des Salats: Raukeblätter und Wasserkresse in einer großen Schüssel mit der Vinaigrette vermischen (4 Esslöffel Vinaigrette zurückbehalten). Den Salat auf vier Teller verteilen. 4 Erdbeerhälften mit der Schnittfläche in den Pfeffer tauchen und im Wechsel mit 4 weiteren Erdbeerhälften (ohne Pfeffer) um jeden Tellerrand legen. Auf jeden Teller einen Esslöffel von der restlichen Vinaigrette sowie 2 Esslöffel Erdbeer-Chutney geben.

Nährwertangaben Pro Portion: 308 Kalorien, 2 g Eiweiß, 13 g Kohlenhydrate, 28 g Fett, 4 g Fett mit vorwiegend gesättigten Fettsäuren, 22 mg Natrium, 0 mg Cholesterin, 4 g Ballaststoffe

Aus der Speisekarte des Restaurants

MACALUSO'S

1747 Alton Road, Miami Beach
Küchenchef/Inhaber: Michael D'Andrea

Gegrilltes Kalbfleisch mit Stielmus*

(Abendessen für Phase I, II und III)
2 Portionen

Gegrilltes Kalbfleisch

1 Teelöffel gehacktes frisches Basilikum
2 fein zerkleinerte Knoblauchzehen • 1/4 Teelöffel
Paprikapulver • Salz • Frisch gemahlener schwarzer Pfeffer
3 Esslöffel kalt gepresstes Olivenöl (extra vergine)
2 flach geklopfte Kalbfilets (je 100–150 g)

Stielmus

300 g Stielmus (ein gesundes Blattstiel-Kohlgemüse)
50 ml kalt gepresstes Olivenöl (extra vergine)
1/4 Teelöffel frisch gemahlener schwarzer Pfeffer
1/4 Teelöffel Salz • 1 Prise zerstoßener roter Pfeffer
4 ganze Knoblauchzehen (geschält)

---

1 Zubereitung der Kalbfilets: Basilikum, Knoblauch, Paprika, Salz und Pfeffer mit dem Olivenöl zu einer Marinade verrühren und die Filets darin wälzen. Das Fleisch danach auf den Grill legen und die restliche Marinade darübergießen. Bei mittlerer Hitze etwa 3 Minuten auf jeder Seite grillen, bis es durchgebraten ist.

2 Zubereitung des Stielmus: Das Stielmus mit kaltem Wasser abspülen und gut abtropfen lassen. Öl, Pfeffer, Salz, Knoblauch und roten Pfeffer in einen hohen Topf geben und bei mittlerer Hitze heiß werden lassen. Das Stielmus in den Topf geben und zugedeckt 4–7 Minuten bissfest kochen. Das Stielmus auf einem Servierteller anrichten und die gegrillten Kalbfilets darüberlegen.

Anstelle von Stielmus kann auch Spinat oder Grünkohl verwendet werden.

Nährwertangaben Pro Portion: 357 Kalorien, 25 g Eiweiß, 9 g Kohlenhydrate, 25 g Fett, 4 g Fett mit vorwiegend gesättigten Fettsäuren, 380 mg Natrium, 100 mg Cholesterin, 0 g Ballaststoffe

Mediterraner Salat

4 Portionen

*4 Hände voll Römischer Salat, gewaschen und
in mundgerechte Stücke zerpflückt • 70 g schwarze
Oliven, in Scheiben geschnitten • 50 g Feta-Käse,
zerkrümelt • 110 ml Balsamico-Vinaigrette
(Rezept Seite 242) oder küchenfertiges
Dressing (zuckerarm)*

Den Salat und die schwarzen Oliven in einer großen Schüssel gut vermischen und auf vier Teller verteilen. Mit dem Feta bestreuen und der Vinaigrette beträufeln.

Nährwertangaben Pro Portion: 101 Kalorien, 2 g Eiweiß, 11 g Kohlenhydrate, 5 g Fett, 1 g Fett mit vorwiegend gesättigten Fettsäuren, 716 mg Natrium, 8 mg Cholesterin, 1 g Ballaststoffe

Kräuter-Ofenkartoffeln

4 Portionen

*650 g kleine rotschalige Kartoffeln • 2 Esslöffel kalt
gepresstes Olivenöl (extra vergine)
3/4 Teelöffel getrocknete Rosmarinnadeln, geschnitten
3/4 Teelöffel Senfpulver • 1/2 Teelöffel getrockneter
Salbei • 1/2 Teelöffel getrockneter Thymian
1/4 Teelöffel Pfeffer*

---

1 Backofen auf 230 °C vorheizen oder Grill vorbereiten.
Mit einem Sparschäler von jeder Kartoffel einen dünnen
Streifen Schale um die Mitte herum entfernen. Öl, Rosmarin, Senfpulver, Salbei, Thymian und Pfeffer in einer
großen Schüssel vermischen, die Kartoffeln dazugeben
und gut unterheben.

2 Vier 12 cm große Quadrate aus Aluminiumfolie zurechtschneiden. Die Kartoffelmischung gleichmäßig auf
die Folienquadrate verteilen und die Folienstücke fest um
die Kartoffeln herum verschließen.

3 Die Folienpäckchen 30–35 Minuten in den Backofen
oder 25–30 Minuten auf den Grill legen, bis die Kartoffeln
weich sind. Zwischendurch einmal wenden.

Nährwertangaben Pro Portion: 183 Kalorien, 5 g Eiweiß,
30 g Kohlenhydrate, 7 g Fett, 1 g Fett mit vorwiegend
gesättigten Fettsäuren, 0 mg Natrium, 0 mg Cholesterin,
4 g Ballaststoffe

DESSERT

• •

Erdbeeren in Balsamico-Essig

4 Portionen

*650 g Erdbeeren, entstielt und halbiert • 2 Päckchen
Zuckeraustauschstoff (Pulver) • 3 Esslöffel
Balsamico-Essig • Grob gemahlener schwarzer Pfeffer
Frische Minzeblätter (nach Wunsch)*

------

1 Erdbeeren, Zuckeraustauschstoff und Balsamico-Essig
in einer mittelgroßen Schüssel vermischen und bis zum
Servieren bei Zimmertemperatur durchziehen lassen.

2 Die Balsamico-Erdbeeren auf vier Dessertschälchen
verteilen, mit etwas schwarzem Pfeffer bestreuen und
nach Wunsch mit Minzeblättern garnieren.

Nährwertangaben Pro Portion: 59 Kalorien, 1 g Eiweiß,
14 g Kohlenhydrate, 1 g Fett, 0 g Fett mit vorwiegend
gesättigten Fettsäuren, 5 mg Natrium, 0 mg Cholesterin,
4 g Ballaststoffe

Pochierte Birnen*

4 Portionen

*1 Päckchen (für 4 Portionen) Götterspeise mit
Himbeer- oder Erdbeergeschmack • 500 ml kochendes
Wasser (bzw. Menge nach Anleitung auf der Verpackung)
4 kleine Birnen, geschält und entkernt*

---

1 Das Wasser in einem Topf zum Kochen bringen und das Götterspeisepulver darin auflösen. Die Birnen dazugeben und zugedeckt 8–10 Minuten köcheln lassen. Die Birnen zwischendurch mehrmals drehen, sodass sie eine gleichmäßige Rotfärbung annehmen.

2 Die Birnen sind gar, wenn sich ein Zahnstocher ohne Widerstand in das Fruchtfleisch einstechen lässt (nicht zu weich kochen).

3 Das Obst danach mit einem Kloßlöffel aus dem Topf nehmen, abkühlen und anschließend im Kühlschrank erkalten lassen.

4 Die restliche Götterspeise in 4 kleine Förmchen gießen und bis zum Erstarren in den Kühlschrank stellen. Mit den Birnen servieren.

Nährwertangaben Pro Portion: 199 Kalorien, 11 g Eiweiß, 25 g Kohlenhydrate, 1 g Fett, 0 g Fett mit vorwiegend gesättigten Fettsäuren, 549 mg Natrium, 0 mg Cholesterin, 4 g Ballaststoffe

Ingwerbirnen*

8 Portionen

---

4 mittelgroße Birnen (geschält, halbiert und entkernt)
50 ml frischer Orangensaft • 50 g Ingwerkekse,
fein zerstoßen • 2 Esslöffel gehackte Walnüsse
2 Esslöffel Margarine, zerlassen

---

1 Backofen auf 180 °C (Gasherd Stufe 4) vorheizen. Die Birnenhälften mit der Schnittseite nach oben in eine Auflaufform legen (30 x 19 x 5 cm) und mit Orangensaft beträufeln.

2 Ingwerkekse, Walnüsse und die zerlassene Margarine in einer kleinen Schüssel verrühren und ebenfalls über die Birnen geben. Die Birnen 20–25 Minuten im Ofen garen, bis sie weich sind.

Nährwertangaben Pro Portion: 110 Kalorien, 1 g Eiweiß, 16 g Kohlenhydrate, 5 g Fett, 1 g Fett mit vorwiegend gesättigten Fettsäuren, 55 mg Natrium, 0 mg Cholesterin, 2 g Ballaststoffe

Limetten-Käseküchlein

12 Portionen

---

*12 runde Vanille-Waffeln • 175 g fettloser
Hüttenkäse • 225 g weicher Neufchâtel-Käse
100 g Zucker • 2 Eier • 1 Esslöffel geriebene
Limettenschale • 1 Esslöffel frischer Limettensaft
1 Teelöffel Vanille-Extrakt • 50 g Magerjoghurt
mit Vanillegeschmack • 2 mittelgroße
Kiwis, geschält, längs halbiert und in
Scheiben geschnitten*

---

1 Die 12 Vertiefungen eines Muffinbackblechs mit Papierförmchen auslegen und jeweils eine Waffel auf den Boden der Papierförmchen legen.

2 Den Hüttenkäse im Mixer oder mit dem Handrührgerät schaumig schlagen und in einer mittelgroßen Schüssel zusammen mit dem Neufchâtel-Käse auf mittlerer Stufe cremig rühren.

3 Nach und nach den Zucker zugeben und gut unterrühren. Danach die Eier, die Limettenschale, den Limettensaft und den Vanilleextrakt dazugeben und alles schaumig schlagen.

4 Die Masse mit einem Löffel zu gleichen Teilen in die Muffinförmchen füllen und im Ofen bei 180 °C (Gasherd Stufe 4) 20 Minuten lang backen, bis die Käseküchlein nahezu fest sind (nicht zu lange backen).

5 Die Käseküchlein vollständig auskühlen lassen, aus den Vertiefungen nehmen und im Kühlschrank erkalten lassen. Die Käseküchlein zum Servieren gleichmäßig mit Vanille-Joghurt bestreichen und mit je drei Kiwischeiben belegen.

Nährwertangaben Pro Portion: 129 Kalorien, 5 g Eiweiß, 13 g Kohlenhydrate, 7 g Fett, 3 g Fett mit vorwiegend gesättigten Fettsäuren, 161 mg Natrium, 51 mg Cholesterin, 1 g Ballaststoffe

Schokoladen-Biskuitkuchen

10 Portionen

---

7 Eiweiße • ⅛ Teelöffel Weinstein-Backpulver
175 g Zucker • 3 Eigelbe • 1 Teelöffel Vanilleextrakt
100 g Mehl, gesiebt • 3 Esslöffel Butter (zerlassen und nur
noch lauwarm) • 35 g dunkle Schokolade
2 Esslöffel Pflanzenmargarine

---

1 Backofen auf 180 °C (Gasherd Stufe 4) vorheizen. Die Eiweiße mit dem Weinstein-Backpulver in einer großen Schüssel schaumig schlagen. Den Zucker esslöffelweise unterschlagen, bis der Eischnee steif wird, aber keine trockenen Spitzen bildet.

2 Die Eigelbe und den Vanilleextrakt in einer anderen großen Schüssel verrühren. Ein Drittel des steifen Eischnees unterheben. Danach den restlichen Eischnee gründlich unterheben, bis keine weißen Streifen mehr zu sehen sind. Das Mehl über die Mischung streuen und unterheben. Danach ganz vorsichtig die zerlassene Butter unterheben (nicht zu stark verrühren).

3 Die Teigmasse gleichmäßig in eine 25 cm große Rundform füllen und 40–45 Minuten backen, bis ein in die Mitte eingeführtes Holzstäbchen beim Herausziehen keine Teigreste mehr aufweist. Den fertig gebackenen Biskuitteig an den Rändern mit einem Messer von der Backform lösen, auf ein Kuchengitter setzen und vollständig auskühlen lassen.

5 Die Schokolade zusammen mit der Pflanzenmargarine in eine Schüssel geben. Die Schüssel auf einen Topf mit heißem (nicht kochendem) Wasser setzen und den Inhalt gelegentlich umrühren, bis alles geschmolzen ist. Die leicht abgekühlte Schokolade gleichmäßig auf der Oberseite des Biskuitteigs verteilen und den Überschuss an den Seiten hinablaufen lassen.

Nährwertangaben Pro Portion: 197 Kalorien, 4 g Eiweiß, 26 g Kohlenhydrate, 91 g Fett, 4 g Fett mit vorwiegend gesättigten Fettsäuren, 76 mg Natrium, 73 mg Cholesterin, 0 g Ballaststoffe

Gedünstete Birnen mit Schokoladenfüllung*

2 Portionen

2 reife Birnen (Bartlett oder Comice), gewaschen
10 zartbittere Schokoladenchips (Flocken oder Tropfen)

---

1 Von jeder Birne kurz über der dicksten Stelle das obere Stück abschneiden. Aus dem Inneren mit einem scharfkantigen Löffel das Gehäuse herausschälen. Die ausgehöhlten Birnenböden jeweils mit 5 Schokoladenchips füllen, die abgeschnittenen Stücke wieder aufsetzen und jede Birne aufrecht in eine kleine feuerfeste Auflaufform setzen.

2 Die beiden Formen in einen mittelgroßen Topf stellen, den Topf 2,5 cm hoch mit Wasser füllen und das Ganze bei mittlerer Hitze zum Sieden bringen. Den Topf zudecken und die Birnen darin etwa 20 Minuten lang dünsten lassen, bis das Fruchtfleisch durchscheinend aussieht. Heiß servieren.

Nährwertangaben Pro Portion: 179 Kalorien, 2 g Eiweiß, 35 g Kohlenhydrate, 5 g Fett, 2 g Fett mit vorwiegend gesättigten Fettsäuren, 0 mg Natrium, 1 mg Cholesterin, 4 g Ballaststoffe

In Schokolade getauchte Aprikosen

8 Portionen

50 g dunkle Schokolade • 24 getrocknete Aprikosen
1 Esslöffel gehackte Pistazien

---

1 Die Schokolade in eine mikrowellenfeste Schüssel geben und in der Mikrowelle bei höchster Stufe 2 Minuten lang erhitzen. Zwischendurch einmal leicht durchrühren. Danach so lange rühren, bis die Schokolade vollständig geschmolzen ist.

2 Die Aprikosen bis zur Hälfte in die Schokolade tauchen und den Überschuss abtropfen lassen. Die Aprikosen danach auf fettdichtes Papier legen, die Schokoladenhälften mit den Pistazien bestreuen und die Aprikosen in den Kühlschrank stellen, bis sich die Schokolade verfestigt hat.

Nährwertangaben Pro Portion: 99 Kalorien, 1 g Eiweiß, 17 g Kohlenhydrate, 3 g Fett, 2 g Fett mit vorwiegend gesättigten Fettsäuren, 1 mg Natrium, 0 mg Cholesterin, 2 g Ballaststoffe

Rezeptnachweis

Forellen-Ceviche, Seite 230 (Mittagessen oder Abendessen für Phase I)
1220 At The Tides, 1220 Ocean Drive, Miami Beach, Küchenchef: Roger Ruch

Würziger Thunfisch, Seite 238 (Abendessen für Phase I)
Asiatischer Birnensalat, Seite 392 (Mittagessen oder Dessert für Phase III)
China Grill, 404 Washington Avenue, Miami Beach,
    Küchenchef: Christian Plotzczyk

Kotelett auf Florentiner Art, Seite 250 (Abendessen für Phase I)
Gegrillter Gelbflossenthunfisch mit Salat aus weißen Bohnen,
    Seite 332 (Abendessen für Phase II)
Tuscan Steak, 433 Washington Avenue, Miami Beach,
    Küchenchef: Dewey Lo Sasso

Salat Armand, Seite 263 (Mittagessen oder Abendessen für Phase I)
Joe's Senfsauce, Seite 275 (Würzmischung für Phase I)
Garnelen mit Louis-Dressing, Seite 334 (Mittagessen oder Abendessen
    für Phase II; ohne Erbsen für Phase I)
Joe's Stone Crab, 11 Washington Avenue, Miami Beach,
    Küchenchef: André Bienvenue

Kalb mit Tomaten-Senf-Sauce, Seite 330 (Abendessen für Phase II)
Blue Door at Delano, 1685 Collins Avenue, Miami Beach,
    Küchenchefin: Elizabeth Barlow

Würziger Salat mit Zitronen-Vinaigrette, Seite 318
    (Mittagessen oder Abendessen für Phase II)
**Grillhähnchen mit süßem Knoblauch, gegarten Zwiebeln
und Pomeranzensauce**, Seite 381
    (Abendessen für Phase III)
Rumi Supper Club, 330 Lincoln Road, Miami Beach,
    Küchenchef: Scott Fredel, Zweiter Küchenchef: J. D. Harris

Salat Macaluso, Seite 345 (Mittagessen für Phase II)
Gegrilltes Kalbfleisch mit Stielmus, Seite 398 (Abendessen für Phase I,
    II und III)
Macaluso's, 1747 Alton Road, Miami Beach,
    Küchenchef/Inhaber: Michael D'Andrea

Weltbild Buchverlag
– Originalausgaben –
Taschenbuchausgabe 2008
© 2003 by Arthur Agatston, M.D. All rights reserved.
Published by arrangement with Rodale Inc., Emmaus, PA, USA.
© 2004 der deutschsprachigen Ausgabe by
Verlagsgruppe Weltbild GmbH,
Steinerne Furt, 86167 Augsburg.
Alle Rechte vorbehalten

Projektleitung: Bettina Spangler
Medizinische Prüfung: Dr. Gabi Hoffbauer, München
Umschlag: Andrea Göttler
Satz: Lydia Kühn
Gesetzt aus der: Palatino Light 10,7/13,9 pt
Druck und Bindung: CPI Moravia Books s.r.o., Pohorelice

Gedruckt auf chlorfrei gebleichtem Papier

Printed in the EU

ISBN 978-3-86800-072-6

Von A bis Z